NOVAS TENDÊNCIAS EM
PSIQUIATRIA

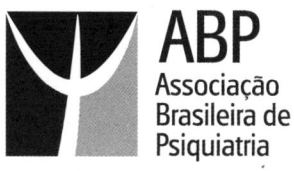

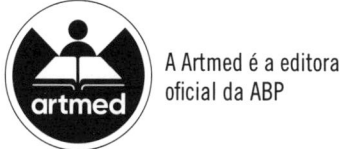

A Artmed é a editora oficial da ABP

Nota: A Medicina é uma ciência em constante evolução. À medida que novas pesquisas e a própria experiência clínica ampliam o nosso conhecimento, são necessárias modificações na terapêutica, onde também se insere o uso de medicamentos. Os autores desta obra consultaram as fontes consideradas confiáveis, num esforço para oferecer informações completas e, geralmente, de acordo com os padrões aceitos à época da publicação. Entretanto, tendo em vista a possibilidade de falha humana ou de alterações nas ciências médicas, os leitores devem confirmar estas informações com outras fontes. Por exemplo, e em particular, os leitores são aconselhados a conferir a bula completa de todo medicamento que pretendam administrar, para se certificar de que a informação contida neste livro está correta e de que não houve alteração na dose recomendada nem nas precauções e contraindicações para o seu uso. Essa recomendação é particularmente importante em relação a medicamentos introduzidos recentemente no mercado farmacêutico ou raramente utilizados.

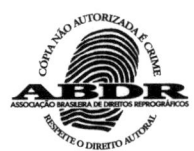 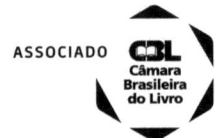

N936   Novas tendências em psiquiatria : reflexões e desafios / Organizadores, Maurizio Pompili... [et al.]; tradução: Daniel Bueno ; revisão técnica: Antonio Egidio Nardi. – Porto Alegre : Artmed, 2023.
xii, 228 p. : il. ; 25 cm.

ISBN 978-65-5882-083-3

1. Psiquiatria. I. Pompili, Maurizio.

CDU 616.89

Catalogação na publicação: Karin Lorien Menoncin – CRB 10/2147

Maurizio **Pompili**
Roger **McIntyre**
Andrea **Fiorillo**
Norman **Sartorius**
(Orgs.)

NOVAS TENDÊNCIAS EM **PSIQUIATRIA**

Reflexões e desafios

Tradução
Daniel Bueno

Revisão técnica
Antonio Egidio Nardi

Psiquiatra. Professor titular da Faculdade de Medicina – Instituto de Psiquiatria – da Universidade Federal do Rio de Janeiro (UFRJ).
Membro titular sênior da Associação Brasileira de Psiquiatria (ABP).
Membro titular da Academia Nacional de Medicina e da Academia Brasileira de Ciências.

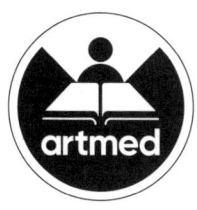

Porto Alegre
2023

Obra originalmente publicada sob o título *New directions in psychiatry*, 1st edition

ISBN 9783030426361

Edited by Maurizio Pompili, Roger S. McIntyre, Andrea Fiorillo and Norman Sartorius, edition: 1
Copyright © Springer Nature Switzerland AG, 2020
This edition has been translated and published under licence from Springer Nature Switzerland AG.
Springer Nature Switzerland AG takes no responsibility and shall not be made liable for the accuracy of the translation.

Gerente editorial
Letícia Bispo de Lima

Colaboraram nesta edição:

Coordenadora editorial
Cláudia Bittencourt

Editora
Paola Araújo de Oliveira

Capa
Paola Manica | Brand&Book

Preparação de originais
Camila Wisnieski Heck

Editoração
Ledur Serviços Editoriais Ltda.

Reservados todos os direitos de publicação, em língua portuguesa, ao
GRUPO A EDUCAÇÃO S.A.
(Artmed é um selo editorial do GRUPO A EDUCAÇÃO S.A.)
Rua Ernesto Alves, 150 – Bairro Floresta
90220-190 – Porto Alegre – RS
Fone: (51) 3027-7000

SAC 0800 703 3444 – www.grupoa.com.br

É proibida a duplicação ou reprodução deste volume, no todo ou em parte, sob quaisquer formas ou por quaisquer meios (eletrônico, mecânico, gravação, fotocópia, distribuição na Web e outros), sem permissão expressa da Editora.

IMPRESSO NO BRASIL
PRINTED IN BRAZIL

Autores

Maurizio Pompili. Department of Neurosciences, Mental Health and Sensory Organs, Sapienza University of Rome, Roma, Itália.

Roger McIntyre. University Health Network, University of Toronto, Toronto, Canadá.

Andrea Fiorillo. Department of Psychiatry, University of Campania "Luigi Vanvitelli", Nápoles, Itália.

Norman Sartorius. Association for the Improvement of Mental Health Programmes (AMH), Genebra, Suíça.

Alessandro Cuomo. Department of Molecular Medicine, Division of Psychiatry, University of Siena, Siena, Itália. Department of Mental Health, Division of Psychiatry, Lombardy Health System, Mantova, Itália.

Allan Tasman. Department of Psychiatry and Behavioral Sciences, University of Louisville School of Medicine, Louisville, Estados Unidos.

Andrea Fagiolini. Department of Molecular Medicine, Division of Psychiatry, University of Siena, Siena, Itália.

Arianna Goracci. Department of Molecular Medicine, Division of Psychiatry, University of Siena, Siena, Itália.

Benedetta Pocai. Department of Psychiatry, University of Campania "Luigi Vanvitelli", Nápoles, Itália.

Bianca Nguyen. Department of Psychiatry, Columbia University Irving Medical Center and the New York State Psychiatric Institute, Nova York, Estados Unidos.

Brooke Linden. Department of Public Health Sciences, Queen's University, Kingston, Canadá.

Cristina Mei. Orygen, Parkville, Austrália. Centre for Youth Mental Health, The University of Melbourne, Parkville, Austrália.

Despoina Koukouna. Department of Mental Health, Division of Psychiatry, Lombardy Health System, Mantova, Itália.

Gaia Sampogna. Department of Psychiatry, University of Campania "Luigi Vanvitelli", Nápoles, Itália.

Gustavo H. Vázquez. International Consortium for Bipolar & Psychotic Disorders Research, McLean Hospital, Belmont, Estados Unidos. Department of Psychiatry, Queen's University School of Medicine, Kingston, Canadá.

Hans-Jürgen Möller. Department of Psychiatry, Ludwig-Maximilians-Universität Munich, Munique, Alemanha.

Hartej Gill. Mood Disorders Psychopharmacology Unit, University Health Network, Toronto, Canadá. Institute of Medical Science, University of Toronto, Toronto, Canadá.

Heather Stuart. Department of Public Health Sciences, Queen's University, Kingston, Canadá.

Herbert Y. Meltzer. Department of Psychiatry and Behavioral Sciences, Pharmacology and Physiology, Northwestern Feinberg School of Medicine, Chicago, Estados Unidos.

Howard Ryland. Department of Psychiatry, University of Oxford, Oxford, Reino Unido.

Hussien Elkholy. Neurology and Psychiatry Department, Faculty of Medicine, Ain Shams University, Cairo, Egito.

Joel Paris. Department of Psychiatry, McGill University, Montreal, Canadá. Department of Psychiatry, SMBD-Jewish General Hospital, Montreal, Canadá.

Leonardo Tondo. Department of Psychiatry, Harvard Medical School, Boston, Estados Unidos. International Consortium for Bipolar & Psychotic Disorders Research, McLean Hospital, Belmont, Estados Unidos. Lucio Bini Mood Disorder Center, Cagliari, Sardenha, Itália.

Luke Baker. Royal Navy, Institute of Naval Medicine, Alverstoke, Reino Unido.

Marc H. M. Hermans. Clínica particular, Sint-Niklaas, Bélgica.

Mariana Paim Santos. Centro de Pesquisa em Álcool e Drogas (CPAD), Universidade Federal do Rio Grande do Sul (UFRGS), Porto Alegre, Brasil.

Mariana Pinto da Costa. Hospital de Magalhães Lemos, Porto, Portugal. Instituto de Ciências Biomédicas Abel Salazar (ICBAS), Universidade do Porto, Porto, Portugal. Unit for Social and Community Psychiatry (WHO Collaborating Centre for Mental Health Services Development), Queen Mary University of London, Londres, Reino Unido.

Mario Luciano. Department of Psychiatry, University of Campania "Luigi Vanvitelli", Nápoles, Itália.

Melissa R. Arbuckle. Department of Psychiatry, Columbia University Irving Medical Center and the New York State Psychiatric Institute, Nova York, Estados Unidos.

Patrick D. McGorry. Orygen, Parkville, Austrália. Centre for Youth Mental Health, The University of Melbourne, Parkville, Austrália.

Pier Francesco Laurenzi. Department of Molecular Medicine, Division of Psychiatry, University of Siena, Siena, Itália.

Roger Ng. Department of Psychiatry, Kowloon Hospital, Kowloon City, Hong Kong.

Ross J. Baldessarini. Department of Psychiatry, Harvard Medical School, Boston, Estados Unidos. International Consortium for Bipolar & Psychotic Disorders Research, McLean Hospital, Belmont, Estados Unidos.

Ross Runciman. General Adult Psychiatry, 2gether NHS Foundation Trust, Gloucester, Reino Unido.

Simone Bolognesi. Department of Molecular Medicine, Division of Psychiatry, University of Siena, Siena, Itália.

Tando A. S. Melapi. Psychiatry, University of the Witwatersrand, Johanesburgo, África do Sul.

Terence A. Ketter. Psychiatry and Behavioral Sciences, Stanford University School of Medicine, Stanford, Estados Unidos.

Valeria Del Vecchio. Department of Psychiatry, University of Campania "Luigi Vanvitelli", Nápoles, Itália.

Vicenzo Giallonardo. Department of Psychiatry, University of Campania "Luigi Vanvitelli", Nápoles, Itália.

Prefácio

Apesar dos esforços despendidos no cuidado de pacientes psiquiátricos e no tratamento de transtornos mentais, ainda existem várias necessidades não atendidas em diversos domínios dos principais transtornos mentais, incluindo transtornos afetivos unipolares e bipolares, esquizofrenia e risco de suicídio. Erros de diagnóstico, resistência, não adesão ao tratamento e efeitos adversos são alguns dos exemplos relatados com mais frequência na prática clínica. Além disso, a prática psiquiátrica vem passando por grandes mudanças, seguindo os recentes avanços na ciência, na sociedade e na medicina. Muitas dessas transformações são comuns a outras especialidades médicas, mas várias são específicas da psiquiatria, e estas são abordadas nos capítulos deste livro.

No que diz respeito às necessidades não satisfeitas, tem sido repetidamente demonstrado que as necessidades dos pacientes, dos familiares, da comunidade em geral e dos órgãos governamentais coincidem apenas parcialmente. Por exemplo, os pacientes e suas famílias estão mais preocupados com qualidade de vida, tratamento, autonomia, vida independente, e assim por diante, enquanto os órgãos governamentais costumam estar mais preocupados com prevenção de recaída e redução de internações. Desse modo, um livro destinado a preencher a lacuna entre noções teóricas e compreensão prática dos aspectos não tratados dos transtornos psiquiátricos é muito necessário.

Longe de se concentrar na descrição tradicional da psicopatologia e em critérios diagnósticos, este livro enfoca questões controversas da psiquiatria moderna e fornece uma análise aprofundada das necessidades atendidas e não atendidas no manejo de diversos transtornos psiquiátricos, orientando o leitor em meio aos problemas comuns enfrentados pelos clínicos em sua prática diária e suas possíveis soluções, preenchendo a lacuna entre evidência e experiência.

Ele se concentra em novas abordagens na classificação de transtornos mentais conforme proposto pelo *Manual diagnóstico e estatístico de transtornos mentais* (DSM-5) e pela *Classificação internacional de doenças e problemas relacionados à saúde* (CID-11), considerando também propostas modernas que reúnem os conhecimentos advindos da genética, da neuroimagem e de ensaios clínicos.

Além disso, também discute problemas polêmicos, como a avaliação e o tratamento da agitação psicomotora, o manejo de pacientes suicidas e o apoio aos sobreviventes. Esses aspectos, que não são propriamente transtornos mentais, porém atravessam todos os problemas de saúde mental, são apresentados em dois capítulos específicos, que adotam uma abordagem de saúde pública clínica e preventiva.

O livro inclui, ainda, um capítulo dedicado ao manejo de pacientes no início de seu transtorno mental, com foco na necessidade de repensar o paradigma dos serviços de intervenção precoce para psicoses em direção a uma abordagem mais geral da saúde mental dos jovens.

Embora o manejo do paciente, em todos os ramos da medicina, enfrente o problema da não adesão ao tratamento, seu impacto na prática psiquiátrica assume proporções significativas, especialmente considerando o ônus dos transtornos mentais – como no caso do transtorno depressivo maior (TDM) e do transtorno bipolar (TB). O primeiro está com frequência relacionado à resistência ao tratamento, e o segundo, às recaídas e à adesão parcial.

Esta obra também traz cobertura dos problemas mais comuns com os quais os residentes se deparam durante os anos de programas de treinamento de residência.

Somos gratos aos nossos coautores, todos especialistas em seus respectivos campos, que desenvolveram seus capítulos com agilidade, a despeito de suas agendas ocupadas.

Este livro certamente será útil não apenas para psiquiatras, mas também para psicólogos, outros profissionais da saúde mental e médicos de outras especialidades, que desejam se manter atualizados sobre abordagens modernas de pacientes com transtornos mentais ou com problemas de saúde mental.

Maurizio Pompili
Andrea Fiorillo

Sumário

Prefácio ... ix
Maurizio Pompili e Andrea Fiorillo

1. Necessidades não atendidas na prática psiquiátrica moderna ... 1
   Gaia Sampogna, Mario Luciano, Valeria Del Vecchio, Vicenzo Giallonardo, Benedetta Pocai, Maurizio Pompili e Andrea Fiorillo

2. Necessidades não atendidas em pacientes com esquizofrenia ... 13
   Herbert Y. Meltzer

3. Necessidades não atendidas para transtorno depressivo maior ... 24
   Roger McIntyre e Hartej Gill

4. Necessidades não atendidas em psiquiatria: depressão bipolar ... 36
   Ross J. Baldessarini, Leonardo Tondo e Gustavo H. Vázquez

5. Necessidades não atendidas em estados mistos ... 82
   Terence A. Ketter

6. Necessidades não atendidas no tratamento de transtornos da personalidade ... 100
   Joel Paris

7. Necessidades não atendidas na avaliação e no tratamento da agitação psicomotora ... 108
   Alessandro Cuomo, Simone Bolognesi, Arianna Goracci, Despoina Koukouna, Pier Francesco Laurenzi e Andrea Fagiolini

8. Necessidades não atendidas no manejo do risco de suicídio ... 124
   Maurizio Pompili

9	Necessidades não atendidas na formação em psiquiatria *Melissa R. Arbuckle, Bianca Nguyen, Marc H. M. Hermans,* *Roger Ng e Allan Tasman*	135
10	Necessidades não atendidas durante os programas de formação de residência em psiquiatria *Howard Ryland, Mariana Pinto da Costa, Luke Baker, Hussien Elkholy,* *Tando A. S. Melapi, Mariana Paim Santos e Ross Runciman*	157
11	Necessidades não atendidas na saúde mental dos jovens: transformando modelos de atendimento para melhorar resultados *Patrick D. McGorry e Cristina Mei*	179
12	Sistemas de classificação dos transtornos mentais: onde foi que erramos? *Hans-Jürgen Möller*	190
13	Estigma: uma antiga necessidade não atendida na prática psiquiátrica *Heather Stuart, Brooke Linden e Norman Sartorius*	202

1
Necessidades não atendidas na prática psiquiátrica moderna

*Gaia Sampogna, Mario Luciano,
Valeria Del Vecchio, Vicenzo Giallonardo,
Benedetta Pocai, Maurizio Pompili e Andrea Fiorillo*

CONTEXTUALIZAÇÃO

As mudanças sociais, econômicas e científicas que ocorreram nos últimos anos tiveram, e continuam tendo, impacto significativo na prática psiquiátrica[1] e na apresentação clínica de muitos transtornos mentais. Na realidade, enquanto algumas síndromes tradicionais parecem ter desaparecido, novas formas de problemas de saúde mental estão indo à consulta psiquiátrica. O sofrimento psicossocial causado pela crise econômica no bem-estar da população em geral, ou o uso inadequado das novas tecnologias por parte da geração mais jovem, são bons exemplos de fatores psicossociais que causam novos problemas de saúde mental.[2-4] Psiquiatras e outros profissionais da saúde mental ainda não estão adequadamente preparados para manejá-los, o que representa grandes necessidades não atendidas na prática clínica moderna.[5]

Outras mudanças estão relacionadas à introdução de novas estratégias de tratamento farmacológico e psicossocial, as quais vêm aumentando a possibilidade de tratar ou mesmo prevenir o pleno estabelecimento de transtornos mentais. Contudo, apesar dessas mudanças significativas, a psiquiatria, como profissão, ainda fundamenta seu ensino, pesquisa e prática em um saber formado ao longo dos últimos dois séculos.[6] Algumas das mudanças mais significativas que estão transformando o papel dos psiquiatras e dos profissionais da saúde mental na sociedade moderna estão resumidas no Quadro 1.1 e serão discutidas neste capítulo.

QUADRO 1.1 Principais mudanças que afetam a prática psiquiátrica no mundo

- Mudanças ocorridas no contexto social (p. ex., globalização, migração, estrutura familiar, estigma e discriminação)
- Mudanças ocorridas no contexto clínico (nova apresentação dos problemas de saúde mental, comorbidade, taxas de assistência à saúde física e de mortalidade)
- Mudanças ocorridas no contexto de tratamento (intervenções farmacológicas, intervenções biológicas não farmacológicas, intervenções psicossociais)

MUDANÇAS OCORRIDAS NO CONTEXTO SOCIAL

Globalização

O processo de globalização se iniciou no campo econômico e se difundiu para a vida cotidiana.[7] Em todos os lugares do mundo, as pessoas estão experimentando uma reformulação das fronteiras e uma transformação da comunicação, as quais têm impacto na percepção dos tempos e do espaço.[8] Além disso, o individualismo e a autonomia pessoal aumentaram, com perda de coesão social e identidade cultural.[9] Devido à globalização, as diferenças culturais entre diferentes regiões do mundo estão desaparecendo.

A internet e a mídia social têm um papel central na globalização, facilitando a troca de informações e a comunicação. As relações sociais estão mudando, e mais relevância é atribuída à vida virtual, em termos de número de curtidas, seguidores e visualizações, em comparação com as interações face a face. Destacou-se que a utilização da internet tem impacto nas capacidades de atenção, nos processos de memória e na cognição social, com mudanças neurofisiológicas relevantes no cérebro.[10]

Migração

O fenômeno da migração em massa, devido a diferentes causas, como desastres naturais, guerra ou crises econômicas, está mudando a sociedade moderna, modificando as fronteiras culturais em toda a população e, consequentemente, a apresentação dos problemas de saúde mental e dos transtornos mentais. Além disso, a própria migração tem sido reconhecida como um evento estressante que atua como um possível fator precipitante para o aparecimento de diversos transtornos mentais, como psicose, transtornos de ansiedade ou transtorno de estresse pós-traumático (TEPT).[11,12] Ademais, a recente migração maciça sublinhou a necessidade de os psiquiatras serem treinados de acordo com uma perspectiva transcultural. Segundo essa perspectiva, o papel dos fatores culturais na compreensão do desenvolvimento dos transtornos mentais deve ser avaliado rotineiramente. O processo de migração – que impacta as culturas locais e regionais, com a integração de diferentes aspectos culturais, habilidades de comunicação, crenças religiosas, tradições, questões familiares e de gênero – também está modificando a apresentação de alguns transtornos mentais. Os fatores socioculturais sempre devem ser cuidadosamente considerados ao fazer o diagnóstico de determinado transtorno mental, como atestado por um capítulo específico e uma entrevista exclusiva incluída no *Manual diagnóstico e estatístico de transtornos mentais* (DSM-5) para acomodar os diagnósticos de transtornos mentais de acordo com fatores culturais.

Estrutura familiar

Outra mudança relevante ocorrida nos últimos anos é o surgimento de novas formas de estrutura familiar, como famílias monoparentais ou famílias do mesmo sexo. Além disso, o modelo de família nuclear tradicional, com relações "verticais" (p. ex., avós, pais, filhos), será substituído por uma rede familiar "horizontal", com apoio fornecido principalmente por pares e amigos, e não pelos pais.[13] As mudanças nos padrões familiares, com múltiplas gerações de famílias que não vivem mais na mesma casa ou na mesma cidade, por motivos de trabalho, estão modificando o papel dos idosos na comunidade e no modo como eles são cuidados. As maiores demandas por cuidados dos familiares mais jovens às gerações mais velhas têm menos chances de serem atendidas quando essas gerações mais jovens moram longe.

Estigma e discriminação

Pessoas com transtornos mentais representam a única categoria de pessoas significativamente discriminadas e excluídas das atividades sociais devido a sua condição.[14] A exclusão e a discriminação social são decorrentes da presença de estigma em relação aos indivíduos com transtornos mentais. Devido ao estigma, as pessoas com transtornos mentais graves são excluídas da sociedade civil, correm maior risco de entrar em contato com o sistema de justiça criminal, bem como de pobreza e falta de moradia.

Os transtornos mentais representam um fardo enorme para os acometidos, suas famílias e a sociedade em geral, mas as atitudes estigmatizantes em relação às doenças mentais, aos doentes mentais e aos psiquiatras tornam relativamente difícil obter financiamento e procurar ajuda. Além disso, a estigmatização também tem impacto na saúde física dos pacientes, que muitas vezes é negligenciada devido à falta de integração entre a psiquiatria e a medicina geral.

Thornicroft[15] conceituou o fenômeno do estigma como um problema de estereótipos, atitudes e comportamentos. Em particular, os estereótipos são crenças relativas aos hábitos, aos comportamentos e às características associados às pessoas com doença mental. O preconceito é a resposta emocional automática ao estereótipo (p. ex., "pessoas com esquizofrenia são perigosas e tenho medo delas"). A atitude leva ao comportamento adotado para se proteger de possíveis consequências que possam surgir do estereótipo (p. ex., "são perigosas e devem ser excluídas da comunidade").

As consequências da estigmatização contra pessoas com doença mental são dramáticas e muitas vezes consideradas tão importantes quanto a própria doença. O estigma pode minar muitos objetivos de vida de indivíduos com doença mental grave por meio da redução da participação no ensino superior, no emprego e nos relacionamentos e níveis mais baixos de bem-estar e fortalecimento.

Várias estratégias foram descritas para superar o estigma, como protesto, educação e contato.[16] O protesto visa a eliminar estereótipos negativos em declarações públicas, em reportagens na mídia ou em anúncios. A educação visa a fornecer informações equilibradas e imparciais sobre transtornos mentais ou mostrar como os estereótipos (p. ex., periculosidade e imprevisibilidade de pessoas com esquizofrenia) são frequentes na população em geral. Verificou-se que as intervenções educativas são mais eficazes quando a população-alvo já teve contato com uma pessoa com transtorno mental. A estratégia baseada no contato inclui uma intervenção envolvendo um "testemunho", uma pessoa com transtorno mental compartilhando sua experiência sobre o transtorno e seu caminho para a recuperação. As estratégias baseadas no contato foram reconhecidas como uma das intervenções mais eficazes para combater o estigma, sendo efetivas na modificação dos comportamentos estigmatizantes em relação aos indivíduos com transtornos mentais graves.

Várias intervenções antiestigma ainda estão em andamento em todo o mundo, incluindo programas de longo prazo, como *Like Minds, Like Mine*, realizado na Nova Zelândia a partir da década de 1990,[17] ou os mais recentes, como *Time to Change*, no Reino Unido,[18] e *One of Us*, na Dinamarca.[19] As principais diferenças entre essas intervenções estão relacionadas à população-alvo, à inclusão de testemunhos e ao uso de canais de comunicação nas redes sociais.

As mudanças ocorridas nas tecnologias de comunicação podem auxiliar no combate ao estigma. A internet e todas as outras ferramentas tecnológicas oferecem novas estratégias de comunicação e podem ser úteis para reduzir a discriminação e a exclusão social de pessoas com transtornos mentais graves.[20] Em especial, o programa *Time to Change* incluiu uma campanha de *marketing* social específica, baseada na utilização do Facebook, Instagram e Twitter, que se revelou eficaz em longo prazo na melhoria das atitudes e comportamentos da população em geral em relação às pessoas com transtornos mentais graves.[21] É provável que, no futuro próximo, o uso apropriado de novas tecnologias de comunicação ajude a superar o estigma de forma eficaz e econômica.

A estigmatização afeta também psiquiatras e profissionais da saúde mental. De fato, a imagem "pública" da psiquiatria e dos psiquiatras ainda é negativa e pouco atrativa: a eficácia de medicamentos farmacológicos ou intervenções psicoterapêuticas na melhora do desfecho dos pacientes é muitas vezes subestimada não apenas pelo público em geral, mas também por outros profissionais médicos.[22,23] As pessoas devem estar cientes de que os medicamentos psicotrópicos estão entre as intervenções mais eficazes disponíveis em toda a medicina e de que os medicamentos antipsicóticos ou antidepressivos têm maior eficácia em comparação com os medicamentos usados na medicina geral. Contudo, a percepção geral é a de que esses medicamentos não são eficazes e até prejudiciais.[24] Além disso, os serviços e instituições de saúde mental são negligenciados pelos formuladores de políticas em âmbito global, o que muitas vezes resulta em recursos e apoio insuficientes.

MUDANÇAS OCORRIDAS NO CONTEXTO CLÍNICO
Novos problemas de saúde mental

A saúde mental foi tradicionalmente definida como a ausência de doenças mentais, porém, nos dias atuais, tem sido definida como um estado do organismo que permite o pleno desempenho de todas as suas funções, ou como um estado de equilíbrio dentro da pessoa e entre a pessoa e seus ambientes físico e social.[25] Portanto, os transtornos mentais e o bem-estar mental podem ser considerados como situados em um *continuum*, baseando-se nos extremos opostos de um espectro de condições. Nesse *continuum*, outras condições podem ser identificadas e definidas como "problemas de saúde mental", que não são transtornos mentais propriamente ditos, mas condições associadas à redução de função e ao enfraquecimento pessoal, exigindo o manejo por profissionais da saúde mental.

As expressões "questões de saúde mental" ou "problemas de saúde mental" vêm sendo cada vez mais utilizadas, destacando a mudança ocorrida recentemente no alvo da psiquiatria. Em especial, alguns transtornos mentais "tradicionais", como hebefrenia, catatonia ou histeria, parecem ter desaparecido (pelo menos nos países ocidentais), enquanto outras formas de problemas de saúde mental estão chamando a atenção, como vício em *videogames*, vigorexia, ortorexia ou *cyberbullying*. A Organização Mundial da Saúde (OMS) incluiu o "transtorno do jogo" no capítulo de vícios comportamentais da nova versão da *Classificação internacional de doenças e problemas relacionados à saúde* (CID-11). Os jovens são considerados "nativos digitais" e podem acessar uma enorme quantidade de informações, sem qualquer limite ou controle. Mesmo que isso represente uma das grandes conquistas da sociedade moderna, traz diversos riscos para os jovens, como *cyberbullying*, cibersuicídio e *sites* pró-anorexia e pró-bulimia.[26,27]

Psiquiatras e profissionais da saúde mental relataram que são treinados para manejar esses problemas de saúde mental. É claro que essas mudanças paradigmáticas representam um desafio em uma prática psiquiátrica moderna.[28]

Comorbidade e mortalidade

Um fenômeno observado na sociedade moderna é o aumento global da expectativa de vida, com consequente aumento no número de anos de vida vividos sofrendo mais de um transtorno e maiores taxas de deficiência e invalidez.[29] Além disso, o crescimento da população idosa tem como consequência direta um aumento ainda maior das doenças relacionadas à idade e das comorbidades.[30]

Pessoas que sofrem de doenças comórbidas representam um desafio para os profissionais da saúde mental em termos de complexidade das apresentações clínicas e implicações para seu manejo ideal.[31] A comorbidade mais frequente é com distúrbios cardiovasculares e metabólicos, e muitas vezes os pacientes não recebem tratamento adequado devido ao estigma, à discriminação e à fragmentação dos serviços de saúde. Todos esses fatores contribuem para aumentar a diferença de mortalidade entre pessoas com transtornos mentais graves e a população em geral.[32]

Além disso, o aumento da taxa de comorbidades impacta negativamente a qualidade de vida de pacientes com transtornos mentais graves, como esquizofrenia ou transtorno bipolar. De fato, os níveis de cuidados que recebem para sua saúde física são muito inferiores àqueles recebidos pela população em geral, o que aumenta ainda mais a diferença de mortalidade. Pacientes com transtornos mentais graves costumam adotar comportamentos de estilo de vida pouco saudáveis e relatam expectativa de vida reduzida de pelo menos 20 anos em comparação com a população em geral.[33] Portanto, a promoção da saúde física dos pacientes e o manejo das doenças comórbidas representam um desafio clínico e uma prioridade ética para todos os profissionais da saúde. É necessário promover pesquisas sobre comorbidade e repensar a organização dos cuidados de saúde para facilitar a detecção, o tratamento e a recuperação de pessoas acometidas por transtornos mentais e físicos comórbidos.

MUDANÇAS OCORRIDAS NO CONTEXTO DE TRATAMENTO

Intervenções farmacológicas

Desde a descoberta da clorpromazina, da iproniazida e do clordiazepóxido, vários compostos farmacológicos têm sido desenvolvidos, diferindo principalmente de acordo com seus alvos farmacodinâmicos e perfis de tolerabilidade. Como apontam Leucht e colaboradores,[24] os medicamentos psicotrópicos são as drogas mais eficazes disponíveis em toda a medicina, mesmo considerando fatores contextuais, como gravidade da doença, curso natural do transtorno, duração e resultados. No entanto, os tratamentos farmacológicos têm-se mostrado eficazes em condições controladas, como as de estudos controlados randomizados, definindo a chamada eficácia. É necessário promover estudos do mundo real a fim de testar a "eficácia" de tais intervenções farmacológicas em condições rotineiras, avaliando o impacto de vários fatores mediadores e moderadores (como idade, gênero, presença de comorbidades, etc.).[33,34]

Além disso, é importante divulgar informações equilibradas, inequívocas e incondicionadas sobre os psicofármacos e reduzir as barreiras psicológicas e culturais que limitam seu uso.[1] Uma estratégia farmacológica moderna lançada recentemente é representada pela nova formulação injetável de antipsicóticos de ação prolongada (LAI), que pode ser útil para o manejo em longo prazo de pacientes com esquizofrenia. Contudo, ainda persistem várias barreiras na prescrição e no uso rotineiro de LAIs, embora sua eficácia, segurança e tolerabilidade já tenham sido claramente demonstradas. Os pacientes ainda têm preocupações com o uso de LAIs em termos de percepção de serem coagidos, medo de agulhas ou de efeitos colaterais.[35] A adoção de uma abordagem de tomada de decisão compartilhada na proposta de tratamentos com LAIs e outros tratamentos baseados em evidências representa uma importante inovação na prática clínica e é com frequência adotada pela geração jovem de psiquiatras.

Intervenções biológicas não farmacológicas

Diversas intervenções biológicas não farmacológicas foram desenvolvidas nas últimas décadas usando abordagens de neuroestimulação ou neuromodulação. Os tratamentos de neuroestimulação utilizam estimulação elétrica ou magnética visando a regiões específicas do cérebro com técnicas não invasivas, como estimulação transcraniana por corrente contínua (ETCC), estimulação magnética transcraniana repetitiva (EMTR), terapia eletroconvulsiva (ECT) e terapia convulsiva magnética (TCM), bem como técnicas cirúrgicas invasivas, como estimulação do nervo vago (ENV) e estimulação cerebral profunda (ECP). A maioria desses tratamentos de neuroestimulação foi estudada e atualmente é usada em pacientes com depressão resistente ao tratamento ou transtorno obsessivo-compulsivo (TOC) grave que não responderam aos tratamentos padrão.[36,37]

Em especial, o uso de ECT na depressão maior está associado a uma taxa de resposta de 64,4% e taxa de remissão de 52,9%.[38]

Além disso, a ECP e a EMTR também se mostraram promissoras para o manejo de vícios.[39] De acordo com o artigo de consenso de Ekhtiari e colaboradores,[40] técnicas de estimulação cerebral não invasivas – principalmente EMTR e estimulação elétrica transcraniana (EET) – representam uma nova opção de tratamento para pacientes com transtornos por uso de substâncias, visando às vias neuronais subjacentes de comportamentos aditivos. No entanto, os estudos disponíveis são muito heterogêneos quanto à metodologia adotada e às medidas de desfecho consideradas, sendo necessários protocolos de pesquisa compartilhados com grandes amostras de pacientes e com poder estatístico adequado.

O nível de aceitabilidade e tolerabilidade relatado por pacientes tratados com procedimentos de estimulação cerebral não invasivos é bom, considerando-se que não foram encontradas diferenças significativas em termos de taxas de abandono em comparação com pacientes que receberam tratamentos farmacológicos.[41] Entretanto, essas abordagens de neuromodulação precisam de algum refinamento – por exemplo, o cronograma diário de administração ao longo de várias semanas pode ser uma barreira que limita sua viabilidade em cuidados de rotina.

Intervenções psicossociais

A rápida expansão do uso da comunicação eletrônica no mundo digital acarretou mudanças revolucionárias na provisão de intervenções psicossociais para pessoas com transtornos mentais graves. As psicoterapias *on-line* e as intervenções psicossociais para a promoção de comportamentos de estilo de vida saudáveis, que se revelaram eficazes em vários estudos clínicos randomizados (ECRs),[42] têm a grande vantagem de serem econômicas e acessíveis também a distância.

Uma nova abordagem de tratamento, ainda incipiente, é representada pela terapia AVATAR para o tratamento de alucinações verbais auditivas em pacientes com psicose.[43] Os estudos pioneiros realizados até agora mostraram que a terapia AVATAR é muito eficaz, pois permite uma interação face a face com uma representação digital (avatar), cuja fala é muito semelhante à das alucinações auditivas. O terapeuta facilita um diálogo no qual o ouvinte gradualmente ganha maior controle sobre a voz.[44] Outra abordagem não farmacológica promissora é representada pelos tratamentos de realidade virtual para pacientes que sofrem de transtornos de ansiedade, fobias, TEPT ou vícios.[45] Em especial, a terapia de exposição em realidade virtual representa uma nova forma de conduzir essa modalidade usando um ambiente virtual gerado por computador para expor o sujeito às situações temidas. A terapia de realidade virtual visa a superar as limitações da terapia tradicional em termos de envolvimento do paciente com o tratamento.

A divulgação em larga escala das intervenções psicossociais ainda está longe de ser alcançada. Isso exigirá mudança de atitude dos profissionais e a avaliação do papel de fatores não específicos na prática em saúde mental, como estilos de comunicação e aliança terapêutica, considerando a disseminação da internet como modalidade de tratamento.[46,47] Além disso, muitas intervenções psicoterapêuticas e psicossociais serão realizadas pela internet, o que possibilitará tratar muitos indivíduos que não seriam alcançados de outra forma (p. ex., pacientes com fobia social, pacientes que vivem em áreas distantes, etc.). Por fim, essas abordagens terão que ser fornecidas de acordo com um plano terapêutico individualizado e possivelmente integradas a intervenções farmacológicas. De modo ideal, essas abordagens integradas devem ser fornecidas em ambientes modernos e não estigmatizantes.[48,49]

O PAPEL DOS PSIQUIATRAS NA SOCIEDADE MODERNA

A função dos psiquiatras mudou ao longo do tempo. Como profissão, a psiquiatria tem um papel de regular a si própria e decidir sobre a prática aceitável, mas também está sujeita a fortes pressões sociais e a ser controlada pela legislação[30] (Quadro 1.2).

Nesse contexto de mudanças históricas, a relação da psiquiatria com os demais ramos da medicina mudou, bem como o papel atribuído aos psiquiatras pela sociedade.[26] Em sua rotina de atendimento, os psiquiatras lidam com diferentes condições clínicas, desde transtornos de dependência até transtornos mentais graves, como esquizofrenia e transtorno bipolar. Na sociedade moderna, seu papel também inclui a necessidade de promover saúde mental da população em geral e prevenir os transtornos mentais. A discrepância entre as exigências da sociedade e a modernização da medicina gerou um profundo debate sobre a prática psiquiátrica contemporânea.[50] Embora estejamos vivendo um período de transição, isso deve ser considerado uma possibilidade de crescimento para a disciplina.[34] As conquistas da psiquiatria obtidas nos últimos 30 anos, como a disseminação dos serviços de saúde mental em todo o mundo, a afirmação do modelo assistencial comunitário, a abordagem multidisciplinar, a centralidade do paciente no processo de atendimento, a consolidação do modelo de vulnerabilidade ao estresse na patogênese dos transtornos mentais, a necessidade de tratamentos integrados e a integração dos componentes biológicos, psicológicos e sociais dos transtornos mentais, devem ser destacadas e defendidas sem preconceitos ideológicos.[34,51]

Para defenderem sua própria identidade, os psiquiatras terão que enfrentar desafios importantes, como a necessidade de identificar os caminhos causais que subjazem os transtornos mentais graves e desenvolver novos compostos farmacológicos baseados

QUADRO 1.2 A nova agenda para os psiquiatras

- Contrato com a sociedade
- Identificação dos caminhos causais subjacentes aos transtornos mentais graves
- Abordagem centrada na pessoa e orientada à recuperação
- Colaboração com todas as partes interessadas

nessas disfunções cerebrais subjacentes. Também terão que preservar as habilidades específicas da disciplina, ou seja, lidar não apenas com o cérebro, mas também com o sofrimento humano. Para isso, terão que atualizar continuamente seus conhecimentos com base nas novas descobertas e conclusões baseadas em evidências. Além disso, os aspectos neurobiológicos, sociais e comportamentais dos transtornos mentais terão de ser integrados em uma perspectiva unitária moderna da psiquiatria, mantendo uma visão global do paciente e de seu transtorno, evitando abordagens reducionistas inúteis e perigosas. Tal abordagem ajudará a evitar práticas acríticas e homologações científicas, focalizando o paciente como pessoa, e a estabelecer uma relação verdadeiramente terapêutica. Assim, os currículos de pós-graduação terão que ser atualizados considerando os fatores biológicos, psicológicos e sociais envolvidos no desenvolvimento e no tratamento dos transtornos mentais.

A psiquiatria está agora adotando uma abordagem centrada na pessoa com foco na recuperação de transtornos mentais e no fortalecimento de pessoas mentalmente doentes. Para atingir esse objetivo, deve ser reforçada a colaboração dos psiquiatras com outros profissionais da saúde, incluindo enfermeiros, psicólogos, terapeutas ocupacionais e assistentes sociais, de modo a fornecer aos doentes um pacote de cuidados integrado e multimodal.[52] Além disso, pacientes e cuidadores terão que ser envolvidos tanto quanto possível em seus planos de tratamento para que se cumpram as prioridades clínicas, funcionais e pessoais dos pacientes.[53,54]

Todos os atores envolvidos na saúde mental, incluindo profissionais, formuladores de políticas, usuários, cuidadores e a mídia, podem ter expectativas diferentes em relação ao papel da psiquiatria e dos psiquiatras nas próximas décadas. De qualquer forma, quaisquer que sejam as competências e funções consideradas, a principal responsabilidade dos psiquiatras em todo o mundo é garantir que os pacientes recebam a melhor consideração possível e os melhores tratamentos disponíveis de que precisam e merecem.

Os psiquiatras, como líderes, precisam não apenas se envolver com o público, mas também educá-lo. Ao mesmo tempo, têm a responsabilidade fundamental de fornecer liderança clínica no desenvolvimento, na garantia de qualidade, na eficiência e na proteção dos serviços de saúde mental, que devem estar disponíveis para todos os cidadãos.

CONCLUSÕES

Nos últimos anos, muitas mudanças sociais, econômicas e científicas tiveram impacto significativo na apresentação clínica de muitos transtornos mentais, dando origem a novos transtornos mentais e problemas de saúde mental.

Parece que a maioria dos profissionais da saúde mental não está treinada e equipada de forma adequada para lidar com essa nova realidade. Eles representam algumas das necessidades não atendidas mais frequentemente relatadas na prática clínica, na pesquisa e na educação, reforçando a necessidade de se estabelecer uma nova agenda para esses profissionais. Os itens da nova agenda terão que incluir o contrato entre a psiquiatria e a sociedade, o refinamento do modelo de atenção psiquiátrica de acordo com uma abordagem centrada na pessoa e orientada à recuperação e a identificação das rotas causais subjacentes aos transtornos mentais. Muitos outros itens poderão ser identificados e adicionados à agenda nos próximos anos, com base na evolução do alvo da psiquiatria.

REFERÊNCIAS

1. Maj M. Technical and non-technical aspects of psychiatric care: the need for a balanced view. World Psychiatry. 2014;13(3):209-10.
2. Torous J, Andersson G, Bertagnoli A, Christensen H, Cuijpers P, Firth J, Haim A, Hsin H, Hollis C, Lewis S, Mohr DC, Pratap A, Roux S, Sherrill J, Arean PA. Towards a consensus around standards for smartphone apps and digital mental health. World Psychiatry. 2019;18(1):97-8.
3. Catani C. Mental health of children living in war zones: a risk and protection perspective. World Psychiatry. 2018;17(1):104-5.
4. Arseneault L. The long-term impact of bullying victimization on mental health. World Psychiatry. 2017;16(1):27-8.
5. Fiorillo A, Malik A, Luciano M, Del Vecchio V, Sampogna G, Del Gaudio L, Rojnic Kuzman M, Jovanovic N, Nawka A, Volpe U. Challenges for trainees in psychiatry and early career psychiatrists. Int Rev Psychiatry. 2013;25(4):431-7.
6. Sartorius N. Lezioni di psichiatria per il nuovo millennio. Il Pensiero Scientifico Editore: Roma; 2010.
7. Robertson R. Globalization: social theory and global culture. London: SAGE; 1992.
8. Bhavsar V, Zhang S, Bhugra D. Conceptualizing globalization for mental health research. Int J Soc Psychiatry. 2019;65(2):87-91.
9. Ventriglio A, Torales J, Bhugra D. Psychiatry's future. Int J Soc Psychiatry. 2016;62(7):599-600.
10. Firth J, Torous J, Stubbs B, Firth JA, Steiner GZ, Smith L, Alvarez-Jimenez M, Gleeson J, Vancampfort D, Armitage CJ, Sarris J. The "online brain": how the Internet may be changing our cognition. World Psychiatry. 2019;18(2):119-29.
11. Kirkbride JB. Migration and psychosis: our smoking lung? World Psychiatry. 2017;16(2):119-20.
12. Fiorillo A. The complexity of vulnerability to psychosis. Epidemiol Psychiatr Sci. 2019;28(2):138-9.
13. Luciano M, Sampogna G, Del Vecchio V, Giacco D, Mulè A, De Rosa C, Fiorillo A, Maj M. The family in Italy: cultural changes and implications for treatment. Int Rev Psychiatry. 2012;24(2):149-56.
14. Thornicroft G, Bakolis I, Evans-Lacko S, Gronholm PC, Henderson C, Kohrt BA, Koschorke M, Milenova M, Semrau M, Votruba N, Sartorius N. Key lessons learned from the INDIGO global network on mental health related stigma and discrimination. World Psychiatry. 2019;18(2):229-30.
15. Thornicroft G. Shunned: discrimination against people with mental illness. Oxford: Oxford University Press; 2006.
16. Corrigan PW, River LP, Lundin RK, Penn DL, Uphoff-Wasowski K, Campion J, Mathisen J, Gagnon C, Bergman M, Goldstein H, Kubiak MA. Three strategies for changing attributions about severe mental illness. Schizophr Bull. 2001;27(2):187-95.
17. Cunningham R, Peterson D, Collings S. Like Minds, Like Mine: seventeen years of countering stigma and discrimination against people with experience of mental distress in New Zealand. In: The stigma for mental illness. The end of the story? Berlin: Springer; 2017. p. 263-87.
18. Henderson C, Evans-Lacko S, Thornicroft G. The Time To Change programme to reduce stigma and discrimination in England and its wider context. In: The stigma for mental illness. The end of the story? Berlin: Springer; 2017. p. 339-56.
19. Bratbo J, Kare Vedelsby A. ONE OF US: the national campaign for anti-stigma in Denmark. In: The stigma for mental illness. The end of the story? Berlin: Springer; 2017. p. 317-38.
20. Link BG, Stuart H. On revisiting some origins of the stigma concept as it applies to mental illnesses. In: The stigma of mental illness. The end of the story? Berlin: Springer; 2017. p. 3-28.

21. Sampogna G, Bakolis I, Evans-Lacko S, Robinson E, Thornicroft G, Henderson C. The impact of social marketing campaigns on reducing mental health stigma: results from the 2009-2014 Time To Change programme. Eur Psychiatry. 2017;40:116-22.
22. Beezhold J, Gaebel W, Galderisi S, Gorwood P, Martin-Carrasco M, Wasserman D, EPA Board Members. EPA position paper: improving the image of psychiatry and psychiatrists. Eur Psychiatry. 2017;42:24-6.
23. Bhugra D, Sartorius N, Fiorillo A, Evans-Lacko S, Ventriglio A, Hermans MH, Vallon P, Dales J, Racetovic G, Samochowiec J, Roca Bennemar M, Becker T, Kurimay T, Gaebel W. EPA guidance on how to improve the image of psychiatry and of the psychiatrist. Eur Psychiatry. 2015;30:423-30.
24. Leucht S, Hierl S, Kissling W, Dold M, Davis JM. Putting the efficacy of psychiatric and general medicine medication into perspective: review of meta-analyses. Br J Psychiatry. 2012;200(2):97-106.
25. Galderisi S, Heinz A, Kastrup M, Beezhold J, Sartorius N. Toward a new definition of mental health. World Psychiatry. 2015;14(2):231-3.
26. Starcevic V, Aboujaoude E. Cyberchondria, cyberbullying, cybersuicide, cybersex: "new" psychopathologies for the 21st century? World Psychiatry. 2015;14(1):97-100.
27. Kato TA, Kanba S, Teo AR. Hikikomori: experience in Japan and international relevance. World Psychiatry. 2018;17(1):105-6.
28. Fiorillo A, Dell'Osso B, Maina G, Fagiolini A. The role of psychopathology in modern psychiatry. J Psychopathology. 2018;24:111-2.
29. Sartorius N. Comorbidity of mental and physical disorders: a key problem for medicine in the 21st century. Acta Psychiatr Scand. 2018;137(5):369-70.
30. Bhugra D, Tasman A, Pathare S, Priebe S, Smith S, Torous J, Arbuckle MR, Langford A, Alarcón RD, Chiu HFK, First MB, Kay J, Sunkel C, Thapar A, Udomratn P, Baingana FK, Kestel D, Ng RMK, Patel A, Picker L, McKenzie KJ, Moussaoui D, Muijen M, Bartlett P, Davison S, Exworthy T, Loza N, Rose D, Torales J, Brown M, Christensen H, Firth J, Keshavan M, Li A, Onnela JP, Wykes T, Elkholy H, Kalra G, Lovett KF, Travis MJ, Ventriglio The WPA-lancet psychiatry commission on the future of psychiatry. Lancet Psychiatry. 2017;4(10):775-818.
31. Fiorillo A, Luciano M, Pompili M, Sartorius N. Editorial: reducing the mortality gap in people with severe mental disorders: the role of lifestyle psychosocial interventions. Front Psych. 2019;10:434.
32. Walker ER, McGee RE, Druss BG. Mortality in mental disorders and global disease burden implications: a systematic review and meta-analysis. JAMA Psychiat. 2015;72(4):334-41.
33. Fiorillo A, Luciano M, Sampogna G. Being influential or being misleading? Citation bias in psychiatric research and practice. Epidemiol Psychiatr Sci. 2018;27:242-3.
34. Fiorillo A, Maj M. The role of psychiatry in modern medicine. Int Rev Psychiatry. 2018;30(2):169-75.
35. Potkin S, Bera R, Zubek D, Lau G. Patient and prescriber perspectives on long-acting injectable (LAI) antipsychotics and analysis of in-office discussion regarding LAI treatment for schizophrenia. BMC Psychiatry. 2013;13:261.
36. Milev RV, Giacobbe P, Kennedy SH, Blumberger DM, Daskalakis ZJ, Downar J, Modirrousta M, Patry S, Vila-Rodriguez F, Lam RW, MacQueen GM, Parikh SV, Ravindran AV, CANMAT Depression Work Group. Canadian network for mood and anxiety treatments (CANMAT) 2016 clinical guidelines for the management of adults with major depressive disorder: section 4. Neurostimulation treatments. Can J Psychiatr. 2016;61(9):561-75.
37. Bilge MT, Gosai AK, Widge AS. Deep brain stimulation in psychiatry: mechanisms, models, and next-generation therapies. Psychiatr Clin North Am. 2018;41(3):373-83.
38. Ren J, Li H, Palaniyappan L, Liu H, Wang J, Li C, Rossini PM. Repetitive transcranial magnetic stimulation versus electroconvulsive therapy for major depression: a systematic review and meta-analysis. Prog Neuropsychopharmacol Biol Psychiatry. 2014;51:181-9.
39. Sonmez AI, Camsari DD, Nandakumar AL, Voort JLV, Kung S, Lewis CP, Croarkin PE. Accelerated TMS for depression: a systematic review and meta-analysis. Psychiatry Res. 2019;273:770-81.

40. Ekhtiari H, Tavakoli H, Addolorato G, Baeken C, Bonci A, Campanella S, Castelo-Branco L, Challet-Bouju G, Clark VP, Claus E, Dannon PN, Del Felice A, den Uyl T, Diana M, di Giannantonio M, Fedota JR, Fitzgerald P, Gallimberti L, Grall-Bronnec M, Herremans SC, Herrmann MJ, Jamil A, Khedr E, Kouimtsidis C, Kozak K, Krupitsky E, Lamm C, Lechner WV, Madeo G, Malmir N, Martinotti G, McDonald W, Montemitro C, Nakamura-Palacios EM, Nasehi M, Noël X, Nosratabadi M, Paulus M, Pettorruso M, Pradhan B, Praharaj SK, Rafferty H, Sahlem G, Jo Salmeron B, Sauvaget A, Schluter RS, Sergiou C, Shahbabaie A, Sheffer C, Spagnolo PA, Steele VR, Yuan TF, van Dongen J, Van Waes V, Venkatasubramanian G, Verdejo-García A, Verveer I, Welsh J, Wesley MJ, Witkiewitz K, Yavari F, Zarrindast MR, Zawertailo L, Zhang X, Cha YH, George TP, Frohlich F, Goudriaan AE, Fecteau S, Daughters SB, Stein EA, Fregni F, Nitsche MA, Zangen A, Bikson M, Hanlon CA. Transcranial electrical and magnetic stimulation (tES and TMS) for addiction medicine: a consensus paper on the present state of the science and the road ahead. Neurosci Biobehav Rev. 2019;104:118.
41. Mutz J, Edgcumbe DR, Brunoni AR, Fu CHY. Efficacy and acceptability of non-invasive brain stimulation for the treatment of adult unipolar and bipolar depression: a systematic review and meta--analysis of randomised sham-controlled trials. Neurosci Biobehav Rev. 2018;92:291–303.
42. Carlbring P, Andersson G, Cuijpers P, Riper H, Hedman-Lagerlöf E. Internet-based vs. face-to-face cognitive behavior therapy for psychiatric and somatic disorders: an updated systematic review and meta-analysis. Cogn Behav Ther. 2018;47(1):1–18.
43. Craig TK, Rus-Calafell M, Ward T, Leff JP, Huckvale M, Howarth E, Emsley R, Garety PA. AVATAR therapy for auditory verbal hallucinations in people with psychosis: a single-blind, randomised controlled trial. Lancet Psychiatry. 2018;5(1):31–40.
44. Craig TKJ. AVATAR therapy: a promising new approach for persistent distressing voices. World Psychiatry. 2019;18(1):98–9.
45. Mishkind MC, Norr AM, Katz AC, Reger GM. Review of virtual reality treatment in psychiatry: evidence versus current diffusion and use. Curr Psychiatry Rep. 2017;19(11):80.
46. Ritterband LM, Thorndike FP, Ingersoll KS, Lord HR, Gonder-Frederick L, Frederick C, Quigg MS, Cohn WF, Morin CM. Effect of a web-based cognitive behavior therapy for insomnia intervention with 1-year follow-up: a randomized clinical trial. JAMA Psychiat. 2017;74(1):68–75.
47. Naslund JA, Aschbrenner KA, Scherer EA, McHugo GJ, Marsch LA, Bartels SJ. Wearable devices and mobile technologies for supporting behavioral weight loss among people with serious mental illness. Psychiatry Res. 2016;244:139–44.
48. Alda M. Personalized psychiatry: many questions, fewer answers. J Psychiatry Neurosci. 2013;38(6):363–5.
49. Jovanović N, Campbell J, Priebe S. How to design psychiatric facilities to foster positive social interaction - a systematic review. Eur Psychiatry. 2019;60:49–62.
50. Fiorillo A, Volpe U, Bhugra D. Role and responsibilities of psychiatrists. In: Psychiatry in practice. Oxford: Oxford University Press; 2016.
51. De Rosa C, Sampogna G, Luciano M, Del Vecchio V, Fabrazzo M, Fiorillo A. Social versus biological psychiatry: it's time for integration! Int J Soc Psychiatry. 2018;64(7):617–21.
52. Pingani L, Fiorillo A, Luciano M, Catellani S, Vinci V, Ferrari S, Rigatelli M. Who cares for it? How to provide psychosocial interventions in the community. Int J Soc Psychiatry. 2013;59(7):701–5.
53. Fiorillo A, Luciano M, Del Vecchio V, Sampogna G, Obradors-Tarragó C, Maj M, ROAMER Consortium. Priorities for mental health research in Europe: a survey among national stake-holders' associations within the ROAMER project. World Psychiatry. 2013;12(2):165–70.
54. Wykes T, Haro JM, Belli SR, Obradors-Tarragó C, Arango C, Ayuso-Mateos JL, Bitter I, Brunn M, Chevreul K, Demotes-Mainard J, Elfeddali I, Evans-Lacko S, Fiorillo A, Forsman AK, Hazo JB, Kuepper R, Knappe S, Leboyer M, Lewis SW, Linszen D, Luciano M, Maj M, McDaid D, Miret M, Papp S, Park AL, Schumann G, Thornicroft G, van der Feltz-Cornelis C, van Os J, Wahlbeck K, Walker-Tilley T, Wittchen HU, ROAMER Consortium. Mental health research priorities for Europe. Lancet Psychiatry. 2015;2(11):1036–42.

2

Necessidades não atendidas em pacientes com esquizofrenia

Herbert Y. Meltzer

INTRODUÇÃO

As necessidades não atendidas de pacientes com esquizofrenia são muitas, complexas e diversas. Enfrentá-las exigirá os esforços combinados de pesquisadores básicos e clínicos, prestadores de serviços clínicos e sociais, familiares e a sociedade em geral. Este capítulo abordará aquelas que são de maior prioridade e possivelmente até alcançáveis dentro de uma década ou menos com tecnologias disponíveis ou muito prováveis de serem disponibilizadas em um futuro próximo. O que é menos claro é a disposição e a capacidade da sociedade de apoiar o esforço à luz de muitas necessidades concorrentes de assistência médica, o estigma associado à esquizofrenia e o recente recuo da pesquisa na área por algumas empresas farmacêuticas líderes. Há discordância se a esquizofrenia é um transtorno distinto ou parte de um espectro psicótico que inclui transtorno bipolar e depressão psicótica, todos os quais compartilham características psicóticas, enfraquecimento cognitivo e sintomas negativos/depressão. O National Institute of Mental Health (NIMH) agora rejeita a ideia da esquizofrenia como um alvo legítimo para ensaios de tratamento clínico.

O lado positivo deste racional para atender às necessidades dos pacientes com esquizofrenia é o conhecimento muito maior da arquitetura genética da doença e a relação com a de outros transtornos neuropsiquiátricos[1] e os muitos avanços no tratamento feitos nos últimos 30 anos, ou na iminência de aprovação – por exemplo, agonistas de TAAR1,[2] que provavelmente são antipsicóticos eficazes que não causam efeitos colaterais extrapiramidais (EEPs), e um agonista parcial da dopamina (DA) D1, que provavelmente é eficaz para melhorar a memória operacional e outros tipos de enfraquecimento cognitivo, mas também não é antipsicótico.[3]

A IMPORTÂNCIA DO USO ADEQUADO DOS MEDICAMENTOS ANTIPSICÓTICOS ATÍPICOS

Medicamentos antipsicóticos (APs) atípicos, como clozapina, risperidona, lurasidona e olanzapina, dependem do potente bloqueio do receptor de serotonina (5-HT)2A e do fraco bloqueio do receptor D2 da DA, somados a outros recursos farmacológicos – por exemplo, agonismo parcial de 5-HT1A, antagonismo de 5-HT7 – em algumas dessas drogas para alcançar seus efeitos benéficos nos três principais componentes da síndrome da esquizofrenia. Sua farmacologia multidirecionada lhes permite evitar sintomas extrapiramidais moderados a fortes e discinesia tardia na maioria dos pacientes. Isso aumenta o cumprimento do tratamento.[4] A incapacidade de desenvolver tratamentos mais eficazes para o enfraquecimento cognitivo associado à esquizofrenia (ECAE) durante esse período é lamentável. Isso é agravado pela falta do reconhecimento de que os APs atípicos trazem benefícios cognitivos clinicamente significativos para muitos indivíduos com esquizofrenia, mesmo que muitos não obtenham nenhum benefício aparente além de evitar os efeitos prejudiciais do bloqueio do receptor D2 sem oposição.[5] Resolver esse problema, especialmente com biomarcadores para identificar a probabilidade de melhora na cognição por uma droga que provavelmente será benéfica para a cognição na ausência de outras razões para uma troca, atenderia, ao menos em parte, essa necessidade. O uso da clozapina para melhorar a memória de operação, com base, em parte, nas propriedades agonistas muscarínicas indiretas de seu metabólito, a N-desmetilclozapina, e nos efeitos na transmissão GABAérgica no córtex pré-frontal (CPF) e no hipocampo, é um exemplo disso[6] e será discutido com mais detalhes posteriormente.

O desenvolvimento de vários APs atípicos que compartilham o principal perfil farmacológico da clozapina – por exemplo, lurasidona, olanzapina, quetiapina, risperidona e ziprasidona – e os APs atípicos parcialmente novos, como aripiprazol, brexpiprazol e cariprazina, contribuíram muito para o bem-estar de milhões de pacientes com esquizofrenia, assim como promoveram melhorias na adesão ao tratamento decorrentes de formulações de ação prolongada. Além do tratamento medicamentoso, métodos aprimorados de administração de terapia eletroconvulsiva (ECT) e estimulação magnética transcraniana (EMT), maior disponibilidade de tratamentos psicossociais e mais pensões por invalidez, que permitem a vida na comunidade em vez de hospitalização crônica, reduziram os sintomas e melhoraram a qualidade de vida de muitos pacientes. Entretanto, o resultado para muitas pessoas com esquizofrenia é insuficiente, especialmente no que diz respeito ao enfraquecimento cognitivo e à função geral.

Apesar da ausência de um teste biológico para estabelecer o diagnóstico ou monitorar o sucesso dos esforços de prevenção e tratamento, de que nem todos os pacientes manifestam todos os principais tipos de psicopatologia em determinado momento, ou raramente em todos os momentos, e de que nenhum dos sintomas é exclusivo da esquizofrenia, tem sido possível para os médicos fazer o diagnóstico de esquizofrenia e diferenciar os pacientes daqueles com transtornos intimamente relacionados, como transtorno bipolar, transtorno do espectro autista e doença de Huntington. A descoberta e a utilização de APs, como a clorpromazina, que são altamente eficazes em muitos pacientes com esquizofrenia para tratar sintomas positivos, mas tiveram pouco impacto nos sintomas negativos ou no ECAE, identificaram o desenvolvimento de melhores tratamentos para ECAE como a principal necessidade não atendida. Embora alguns acreditem que nenhum tratamento eficaz para o enfraquecimento cognitivo tenha sido desenvolvido, há muitas evidências para argumentar em contrário, como nós e outros discutimos alhures.[5,7,8] O que é necessário são tratamentos mais eficazes para ECAE e sintomas negativos para pacientes que experimentam pouca ou nenhuma melhora na cognição, mesmo quando seus sintomas positivos são controlados por APs ou outros tratamentos somáticos.

A NECESSIDADE DE UMA AMPLA GAMA DE TRATAMENTOS COM BASE NA HETEROGENEIDADE DA ESQUIZOFRENIA

Está bem estabelecido que a esquizofrenia é uma síndrome com múltiplas causas que podem ser caracterizadas como genéticas e ambientais e que ambas são multifatoriais. O objetivo final é identificar quais dos fatores causais – por exemplo, um subconjunto dos mais de 150 genes de risco de pequeno efeito[9] e variações mais penetrantes, porém mais raras, de número de cópias e anomalias cromossômicas – são pleomórficos e causam vários tipos de psicopatologia em pacientes individuais. Isso orientaria o desenvolvimento e a aplicação de tratamentos que abordam o subconjunto específico de fatores causais que são etiológicos para produzir melhor desfecho em um indivíduo específico. A maioria dos *loci* nos genes de risco é intrônico, indicando que os fatores que regulam a expressão gênica são especialmente relevantes. Processos epigenéticos que regulam a expressão gênica são, portanto, prováveis alvos para novas terapias. Os genes de risco são enriquecidos naqueles que regulam o neurodesenvolvimento e a plasticidade sináptica.[10] Quando o processo da doença envolve combinações de genes que são raros, tratamentos exclusivos podem ser necessários para atenuar a síndrome. O Quadro 2.1 apresenta uma lista dos tipos específicos de tratamentos adicionais que poderiam satisfazer às principais necessidades não atendidas e parcialmente atendidas de pacientes com esquizofrenia.

MELHORANDO A UTILIZAÇÃO DOS TRATAMENTOS ATUAIS

Há grande necessidade de melhorar a utilização dos atuais tratamentos reconhecidamente eficazes na esquizofrenia. O uso de APs como tratamento de primeira linha aumentou muito após a publicação do estudo CATIE, apoiado pelo NIMH,[11] e do estudo CUtLASS, apoiado pelo serviço nacional de saúde do Reino Unido.[12] Esses estudos em pacientes ambulatoriais crônicos constataram que drogas típicas e atípicas eram comparáveis em termos de tempo para recaída e controle de sintomas positivos e negativos, com exceção da clozapina, que foi estabelecida como um tratamento eficaz de aproximadamente dois terços dos pacientes com esquizofrenia cuja psicose não responde a dois ou mais APs típicos. Uma análise crítica das conclusões dos estudos CATIE e CUtLASS pode ser encontrada em outros textos.[13,14]

Os APs típicos são capazes de controlar os sintomas positivos em cerca de 70% dos pacientes com esquizofrenia, mas o fazem mediante o bloqueio dos receptores D2 da

QUADRO 2.1 Farmacoterapia e outros tratamentos somáticos não atendidos ou parcialmente atendidos para esquizofrenia

1. Desenvolvimento de medicamentos ou outros tratamentos somáticos para enfraquecimento cognitivo que não responde aos APs atuais, com ênfase na prevenção do bloqueio do receptor D2
2. Desenvolvimento de medicamentos ou outros tratamentos somáticos para delírios, alucinações e alterações do pensamento que não respondem aos APs atuais, com ênfase na prevenção do bloqueio do receptor D2
3. Desenvolvimento de medicamentos ou outros tratamentos somáticos para sintomas negativos que não respondem aos APs atuais, com ênfase na prevenção do bloqueio do receptor D2
4. Desenvolvimento de medicamentos ou outros tratamentos somáticos com rápido início de ação para um ou mais dos três principais tipos de psicopatologia observados em 1-3
5. Medicamentos eficazes para a psicopatologia da esquizofrenia que raramente ou nunca produzem EEPs, incluindo discinesia tardia, ganho de peso, sonolência e efeitos endócrinos adversos, como, por exemplo, elevações da prolactina
6. Desenvolvimento ou uso mais amplo de medicamentos e outras terapias para reduzir os efeitos colaterais dos tratamentos atuais, como, por exemplo, ganho de peso
7. Permitir uso mais amplo da clozapina, especialmente para mitigação do risco de suicídio, mas também para psicopatologia resistente ao tratamento
8. Validação de biomarcadores genéticos e outros para suicídio em pacientes com esquizofrenia
9. Desenvolvimento de outros medicamentos além da clozapina para redução do risco de suicídio
10. Instituição de uma abordagem de medicina de precisão com base na previsão de biomarcadores de resposta clínica para permitir a escolha ideal do tratamento medicamentoso
11. Validação de protocolos de estimulação cognitiva que facilitam tratamentos somáticos para o comprometimento cognitivo

DA no estriado dorsal ou ventral. Os efeitos sobre os receptores D2 em outras regiões do cérebro e outros efeitos farmacológicos de alguns APs típicos, por exemplo, bloqueio do receptor alfa-adrenérgico 1,[15] também podem contribuir para a eficácia do tratamento de sintomas positivos ou para a melhora da cognição. Contudo, os EEPs, entre eles discinesia tardia e síndrome neuroléptica maligna, são efeitos colaterais baseados em mecanismos, o que torna essas drogas muito menos desejáveis do que os APs atípicos, que podem controlar os sintomas positivos com menos EEPs e menor incidência de discinesia tardia. Os EEPs contribuem para a falta de adesão ao tratamento com APs por vários motivos, entre os quais sedação, ganho de peso, disfunção sexual, rigidez muscular e perda de flexibilidade motora. As formas injetáveis típicas de APs de ação prolongada, como, por exemplo, decanoato de flufenazina e decanoato de haloperidol, são preferidas aos APs orais típicos, se um desses agentes for usado. Não há evidências confiáveis de que existem diferenças significativas na eficácia entre os APs típicos para o controle de sintomas positivos, indicando que vários ensaios de diferentes APs típicos não melhorarão o resultado. Além disso, o uso de drogas anticolinérgicas para tratar os

EEPs de APs típicos piorará a função cognitiva em muitos pacientes. Assim, recomenda-se vigorosamente evitar o uso desses medicamentos para tratar a esquizofrenia.

Existem algumas evidências com clozapina, lurasidona, olanzapina, melperona e risperidona de que esses medicamentos podem ser necessários até seis meses antes que a resposta seja observada.[16-18] Os testes devem ser melhores com monoterapia com qualquer um desses APs atípicos; o uso concomitante de AP típico pode comprometer a eficácia dos APs atípicos. A base para essa recomendação de monoterapia é que a farmacologia que permite que os APs atípicos sejam eficazes na baixa ocupação do receptor D2 é fortemente dependente de seus efeitos diretos ou indiretos em uma variedade de receptores 5-HT, sobretudo receptores 5-HT2A e 5-HT1A, outros receptores 5-HT6, 5-HT7 e 5-HT2C[19] e uma variedade de outros mecanismos.[20] A quantidade relativa de bloqueio do receptor D2, a razão receptor 5-HT2/D2, é um importante determinante de sua eficácia. O bloqueio adicional do receptor D2, mesmo de um segundo AP atípico, demonstrou afetar adversamente a resposta à clozapina.[21] Os atípicos também são agonistas indiretos dos receptores de DA e acetilcolina (ACh) devido à sua capacidade de aumentar a liberação de DA e ACh no córtex, no hipocampo, no estriado e em outras regiões. A liberação de DA afetará a estimulação dos receptores D1 e D4, enquanto a liberação de ACh afetará os receptores muscarínicos e nicotínicos. Aumentam também a liberação de glutamato, glicina e serina e modulam a função GABAérgica. O valor desses efeitos indiretos em vários receptores de DA e de glutamato foi identificado em nosso laboratório em estudos com camundongos que receberam o antagonista do receptor N-metil-D-aspartato (NMDA), fenilciclidina (PCP), para induzir déficits em várias funções cognitivas e interação social, um modelo de sintomas negativos – por exemplo, a habilidade do AP atípico lurasidona de aumentar a capacidade da dose subefetiva dos agonistas D4 para melhorar o reconhecimento de novos objetos em camundongos tratados com doses subcrônicas de PCP (scPCP).[22] Contudo, a questão central da escolha do tipo de AP é sua capacidade de melhorar a cognição e diminuir a probabilidade de melhora com um AP atípico caso a discinesia tardia se desenvolva.[23] Há alguma sugestão de que a clozapina é mais eficaz do que outros APs atípicos para pacientes não resistentes ao tratamento com base em uma metanálise.[24] Entretanto, os efeitos colaterais da clozapina, entre os quais ganho de peso e sedação, aliados à necessidade de coleta de sangue semanal, não favorecem seu uso como tratamento de primeira linha para pacientes não resistentes ao tratamento. A escolha entre os outros APs atípicos deve ser baseada em seu perfil de efeitos colaterais, como, por exemplo, menor ganho de peso, sedação e elevações de prolactina. Aripiprazol e lurasidona são favorecidos nesses aspectos. A cariprazina é um AP atípico recentemente introduzido com farmacologia distinta da clozapina, da lurasidona, da olanzapina, etc., por ser um agonista parcial dos receptores D3 e D2 da DA. É semelhante aos outros APs atípicos por ter algum agonismo inverso de 5-HT2A e agonismo parcial de 5-HT1A. Contudo, não liberou ACh no CPF ou no hipocampo.[25] Como o efeito de outros APs atípicos para melhorar a cognição no modelo de roedor PCP subcrônico foi parcialmente atribuído ao efluxo de ACh cortical e hipocampal, será de interesse estudar o efeito da cariprazina nesse modelo e em pacientes com esquizofrenia.

A capacidade da variação genética de prever a melhora na psicopatologia total e nos sintomas positivos em pacientes com esquizofrenia com sintomas psicóticos agudos foi prevista por um grupo de genes que são cruciais para a plasticidade sináptica, entre os quais aqueles que afetam a adesão sináptica (PTPRD, LRRC4C, NRXN1, ILIRAPL1, SLITRK1) e proteínas-esqueleto (MAGI1, MAGI2, NBEA), que são essenciais para a função sináptica, bem como por genes relacionados à plasticidade sináptica (NRG1/3 e KALRN), sendo o regulador de *splicing* alternativo de RNA específico para neurônios, RBFOX1, e genes de canais iônicos, como KCNA10, KCNAB1, KCNK9 e CACNA2D3.[26] Uma metanálise confirmou amplamente esses resultados.[27] Não houve medidas cognitivas nesses estudos. Mais estudos com outros APs atípicos são necessários para determinar se os genes relacionados à sinapse também são preditivos de sua capacidade de melhorar os sintomas positivos e, mais importante, a cognição. Se assim for, isso permitiria o desenvolvimento de biomarcadores para prever a escolha de APs. Também é de interesse determinar se genes relacionados à plasticidade sináptica predizem resposta em pacientes com sintomas crônicos.

A farmacologia central da maioria dos APs atípicos é o agonismo inverso de 5-HT2A, combinado com um antagonismo mais fraco do receptor D2. O agonista inverso seletivo de 5-HT2A pimavanserina, combinado com uma dose subefetiva do AP atípico risperidona, produziu resposta antipsicótica mais rápida em pacientes com esquizofrenia crônica que sofrem exacerbação aguda.[28] A resposta mais rápida (2 *versus* 62 semanas em média) foi acompanhada por menos ganho de peso, EEPs e elevações de prolactina. Estudos com animais sugerem que essa estratégia produziria vantagens semelhantes com drogas como a olanzapina e a clozapina, que, em doses típicas, produzem ganho de peso excessivo e sedação.

A REMISSÃO É POSSÍVEL?

O objetivo de alcançar "remissão" na esquizofrenia tem recebido muita atenção desde que foi operacionalizado por Andreasen e colaboradores.[29] Aqueles critérios não consideram suficientemente a presença de enfraquecimento cognitivo ou declínio na função que pode ser inferido a partir da comparação com irmãos ou com a população em geral e permitem levar em conta a presença de psicopatologia significativa e enfraquecimento funcional. O padrão aplicado em outras áreas da medicina, como, por exemplo, no tratamento de câncer, para identificar pacientes para os quais o tratamento remove todas as evidências biológicas de qualquer processo ativo de doença não é e não pode ser aplicado à esquizofrenia, uma vez que os próprios processos da doença são apenas parcialmente compreendidos e são muito diversos.

Descrevemos em detalhes uma única paciente com transtorno do espectro psicótico que teve quase uma década de esquizofrenia grave resistente ao tratamento antes da remissão.[18] Não repetiremos aqui a justificativa para considerar essa remissão, porém, o mais notável foi a rapidez com que seu enfraquecimento cognitivo terminou quando o processo que levou à remissão se iniciou. A melhora acentuada ocorreu em semanas, foi concluída em seis meses e persistiu por mais de oito anos até o momento. Os exames de ressonância magnética no período de seis meses capturaram aumento significativo da substância cinzenta do córtex cingulado anterior e talvez do núcleo subtalâmico.

Essa resposta ocorreu enquanto ela estava recebendo 100 mg de decanoato de risperidona quinzenalmente. Ela já havia não respondido à risperidona oral, a um teste de clozapina e a outros APs atípicos. Destaca-se que sua doença começou com um período de sintomas bipolares, seguido por quase duas décadas de depressão psicótica, antes da fase de esquizofrenia. Cada um dos períodos anteriores de psicopatologia também cessou, mas foi substituído por outra psicopatologia. Estamos engajados em um estudo mais aprofundado dessa paciente excepcional, que pode ter uma composição genética única. Um gene mestre como o RBFOX, que pode produzir muitos fenótipos através de diversas vias a jusante, é um possível candidato para uma evolução tão extraordinária.[1]

O monitoramento da extensão da inflamação presente em pacientes com esquizofrenia é um exemplo de medida biológica que pode indicar remissão. Há extensa evidência de vários tipos, incluindo o gene de risco C4, nas principais regiões de histocompatibilidade para inflamação como parte da patogênese da esquizofrenia, incluindo enfraquecimento cognitivo,[10,30,31] bem como em alguns modelos laboratoriais de esquizofrenia, por exemplo, tratamento subcrônico com o antagonista de NMDAR fenciclidina (PCP[32]). Em ambos os casos, os APs atípicos demonstraram reduzir a evidência de inflamação em termos de níveis de citocinas.[33] A evidência celular de inflamação no cérebro de roedores tratados com PCP está bem documentada, assim como a capacidade de APs atípicos de reduzir a inflamação.[32] Ensaios clínicos com medicamentos anti-inflamatórios sugerem que a inflamação não é uma causa suficiente para a remissão dos principais componentes da síndrome na maioria dos pacientes, mas os agentes anti-inflamatórios, incluindo nutracêuticos anti-inflamatórios como a curcumina, podem ser tratamentos adjuvantes úteis para alguns indivíduos.[34]

MAIOR UTILIZAÇÃO DA CLOZAPINA PARA REDUZIR RISCO DE SUICÍDIO

O suicídio consumado ocorre em cerca de 5% dos pacientes com esquizofrenia, tornando este um grande desafio. A clozapina é subutilizada como meio de reduzir a taxa de suicídio na esquizofrenia devido ao risco de agranulocitose e à necessidade de monitoramento de glóbulos brancos.[35] Isso é particularmente lastimável devido à sua bem validada vantagem de reduzir o risco de suicídio na esquizofrenia,[36,37] ao passo que o risco de mortalidade por agranulocitose com clozapina é muito pequeno.

DESENVOLVENDO NOVOS MEDICAMENTOS ANTIPSICÓTICOS PARA ESQUIZOFRENIA E OUTROS TRANSTORNOS DO ESPECTRO PSICÓTICO

A clozapina não é única quanto à eficácia em pacientes cujos sintomas positivos não respondem aos APs típicos. Taxas de resposta semelhantes foram encontradas com outros APs atípicos, incluindo melperona, olanzapina e risperidona.[16] Enorme progresso foi feito na última década para entender a base biológica da esquizofrenia sem a utilização dos meios para fazer o diagnóstico definitivo ou estabelecer limites nítidos entre a síndrome da esquizofrenia e o transtorno esquizoafetivo, o transtorno bipolar ou a depressão maior com características psicóticas, os transtornos psiquiátricos que os clínicos mais frequentemente se esforçam para excluir antes de fazer o diagnóstico de esquizofrenia. Esses transtornos compartilham muitos sintomas, coocorrem nas mesmas famílias e compartilham genes de risco, resposta ao tratamento e trajetória clínica. Um estudo recente do Psychiatric Genomics Consortium (PGC), com base em um estudo de associação genômica ampla de 232.964 casos e 494.182 controles, usou dados de todo o genoma de pacientes com diagnósticos clínicos de esquizofrenia, transtorno bipolar, depressão maior, transtorno do espectro autista, síndrome de Tourette, transtorno de déficit de atenção/hiperatividade (TDAH) e anorexia nervosa para demonstrar uma arquitetura genética compartilhada crucial. Emergiram três grupos, e um deles era esquizofrenia, agrupada com transtorno bipolar e depressão maior, com arquiteturas genéticas, humor e sintomas psicóticos compartilhados (Grupo de Transtornos Cruzados do PGC). O *locus* superior liga todos os oito transtornos mapeados no *DCC*, um gene fundamental para o desenvolvimento precoce das conexões da substância branca e do trato da linha média afetiva no cérebro. De particular interesse, o segundo *locus* mais forte foi RBFOX1, um dos principais reguladores do *splicing* alternativo no cérebro, que, como mencionado, era um preditor superior da resposta à lurasidona. Esse estudo respalda a conclusão de que esquizofrenia, transtorno esquizoafetivo, transtorno bipolar e depressão maior com características psicóticas, por vezes referidos como transtornos do espectro psicótico, constituem um *continuum*.[38] Assim, encontrar biomarcadores que permitam o diagnóstico de esquizofrenia com certeza será muito desafiador.

ATENDENDO À NECESSIDADE DE MELHOR TRATAMENTO PARA ENFRAQUECIMENTO COGNITIVO ASSOCIADO À ESQUIZOFRENIA

O aumento da melhoria no ECAE talvez esteja no topo da lista de metas para melhorar o resultado na esquizofrenia. Como observado, os APs atípicos são capazes de controlar os sintomas positivos em quase todos os pacientes com esquizofrenia quando usados por tempo suficiente, nas doses adequadas e com atenção para possíveis efeitos negativos de polifarmácia. Tais medicamentos são capazes de ajudar muitos pacientes, mas eles não ajudam a todos. Temos chamado atenção para os dados notáveis do estudo CATIE de que os APs atípicos foram incapazes de melhorar a cognição em pessoas com esquizofrenia que tiveram discinesia tardia.[16,23] Demonstrou-se que a razão N-desmetilclozapina-clozapina no plasma prevê melhora na memória operacional em um subgrupo de pacientes com esquizofrenia.[6,39,40] Os níveis de n-desmetilclozapina (NDMC) ou de clozapina isoladamente não tiveram valor preditivo. Sugeriu-se que isso se deve ao agonismo M1 da NDMC, parcialmente negado pelo agonismo M1 da clozapina. Não apenas o agonismo M1 contribuiu para os efeitos de melhora cognitiva da NDMC. Tanto a NDMC quanto a clozapina deprimem a transmissão sináptica inibitória, levando ao aumento da transmissão excitatória em neurônios hipocampais cultivados.[41] Sugeriu-se que isso se devia à inibição dos receptores GABAA pós-sinápticos, embora a ação no mecanismo relacionado ao cálcio da função sináptica possa também estar envolvida. Recentemente encontramos evidências de uma reversão do GABAA para uma influência excitatória em vez de inibitória nos neurônios excitatórios corticais em vários modelos do ECAE em camundongos.[42]

CONCLUSÕES

A principal conclusão deste capítulo é que uma melhor utilização dos tratamentos disponíveis, especialmente dos APs atípicos, pode contribuir para atender algumas das necessidades dos pacientes com esquizofrenia, incluindo melhora da cognição e redução do risco de suicídio. Carecemos de evidências sistemáticas de que vários APs atípicos, de farmacologia diversa, administrados por períodos prolongados, sem polifarmácia adversa, possam produzir melhores resultados em muito mais pacientes. O desenvolvimento de biomarcadores para prever a resposta a drogas específicas é uma possibilidade real que não foi adequadamente estudada. Entretanto, o uso ideal dos medicamentos disponíveis por si só será insuficiente para muitos indivíduos devido à heterogeneidade da patogênese da doença e à possibilidade de que alguns tratamentos medicamentosos, em especial os APs típicos, limitem ou previnam a eficácia dos APs atípicos.

O uso de doses subeficazes de APs atípicos com agonismo inverso 5-HT2A adjuvante ou moduladores alostéricos positivos para D1 pode levar a melhores resultados.

Declarações: Herbert Y. Meltzer é acionista da ACADIA e recebeu apoio financeiro de ACADIA, Allergan, Astellas, Eli Lilly, Janssen, Lundbeck, Neurocrine e Otsuka. O autor agradece a contribuição das famílias Price e Weisman, que facilitaram a preparação deste capítulo.

REFERÊNCIAS

1. Cross-Disorder Group of the Psychiatric Genomics Consortium. Genomic relationships, novel loci, and pleiotropic mechanism across eight psychiatric disorders. Cell. 2019;179:1466-82.
2. Krogmann A, Peters L, von Hardenberg L, Bödeker K, Nöhles VB, Correll CU. Keeping up with the therapeutic advances in schizophrenia: a review of novel and emerging pharmacological entities. CNS Spectr. 2019;24(S1):38-69.
3. Meltzer HY, Rajagopal L, Matrisciano F, Hao J, Svensson KA, Huang M. The allosteric dopamine D1 receptor potentiator, DETQ, ameliorates subchronic phencyclidine-induced object recognition memory deficits and enhances cortical acetylcholine efflux in male humanized D1 receptor knock-in mice. Behav Brain Res. 2019;361:139-15.
4. Meltzer HY, Roth BL. Lorcaserin and pimavanserin: emerging selectivity of serotonin receptor subtype-targeted drugs. J Clin Invest. 2013;123(12):4986-91.
5. Meltzer HY. Pharmacotherapy of cognition in schizophrenia. Curr Opin Behav Sci. 2015;4:115-21.
6. Meltzer HY. Attention must be paid: the association of plasma clozapine/NDMC ratio with working memory. Am J Psychiatry. 2015;172(6):502-4.
7. Désaméricq G, Schurhoff F, Meary A, Szöke A, Macquin-Mavier I, Bachoud-Lévi AC, Maison P. Long-term neurocognitive effects of antipsychotics in schizophrenia: a network metaanalysis. Eur J Clin Pharmacol. 2014;70(2):127-34.
8. Malhotra AK, Burdick KE, Razi K, Bates JA, Sanders M, Kane JM. Ziprasidone-induced cognitive enhancement in schizophrenia: specificity or pseudospecificity? Schizophr Res. 2006;87(1-3):181-4.
9. Avramopoulos D. Recent advances in the genetics of schizophrenia. Mol Neuropsychiatry. 2018;4(1):35-51.

10. Sekar A, Bialas AR, de Rivera H, Davis A, Hammond TR, Kamitaki N, Tooley K, Presumey J, Baum M, Van Doren V, Genovese G, Rose SA, Handsaker RE, Schizophrenia Working Group of the Psychiatric Genomics Consortium, Daly MJ, Carroll MC, Stevens B, McCarroll SA. Schizophrenia risk from complex variation of complement component 4. Nature. 2016;530(7589):177–83.
11. Lieberman JA, Stroup TS, McEvoy JP, Swartz MS, Rosenheck RA, Perkins DO, Keefe RS, Davis SM, Davis CE, Lebowitz BD, Severe J, Hsiao JK, Clinical Antipsychotic Trials of Intervention Effectiveness (CATIE) Investigators. Effectiveness of antipsychotic drugs in patients with chronic schizophrenia. N Engl J Med. 2005;353(12):1209–23.
12. Jones PB, Barnes TR, Davies L, Dunn G, Lloyd H, Hayhurst KP, Murray RM, Markwick A, Lewis SW. Randomized controlled trial of the effect on quality of life of second-vs first-generation antipsychotic drugs in schizophrenia: cost utility of the latest antipsychotic drugs in schizophrenia study (CUtLASS 1). Arch Gen Psychiatry. 2006;63(10):1079–87.
13. Kraemer HC, Glick ID, Klein DF. Clinical trials design lessons from the CATIE study. Am J Psychiatry. 2009;166(11):1222–8.
14. Meltzer HY, Bobo WV. Interpreting the efficacy findings in the CATIE study: what clinicians should know. CNS Spectr. 2006;11(7 Suppl 7):14–24.
15. Svensson TH. Dysfunctional brain dopamine systems induced by psychotomimetic NMDA-receptor antagonists and the effects of antipsychotic drugs. Brain Res Brain Res Rev. 2000;31:320–9.
16. Meltzer HY. New trends in the treatment of schizophrenia. CNS Neurol Disord Drug Targets. 2017;16(8):900–6.
17. Meltzer HY, Lindenmayer JP, Kwentus J, Share DB, Johnson R, Jayathilake K. A six month randomized controlled trial of long acting injectable risperidone 50 and 100mg in treatment resistant schizophrenia. Schizophr Res. 2014;154(1–3):14–22.
18. Meltzer HY, Sim MY, Anderson A, Cannistraci C, Jayathilake K, Share DB, Lee M. A within-subject consideration of the psychotic spectrum disorder concept in a patient in remission associated with cortical gray matter recovery. CNS Neurosci Ther. 2018;24(7):641–51.
19. Roth BL, Sheffler DJ, Kroeze WK. Magic shotguns versus magic bullets: selectively non-selective drugs for mood disorders and schizophrenia. Nat Rev Drug Discov. 2004;3:353–9.
20. Kondej M, Stępnicki P, Kaczor AA. Multi-target approach for drug discovery against schizophrenia. Int J Mol Sci. 2018;19(10):3105.
21. Anil Yağcioğlu AE, Kivircik Akdede BB, Turgut TI, Tümüklü M, Yazici MK, Alptekin K, Ertuğrul A, Jayathilake K, Göğüş A, Tunca Z, Meltzer HY. A double-blind controlled study of adjunctive treatment with risperidone in schizophrenic patients partially responsive to clozapine: efficacy and safety. J Clin Psychiatry. 2005;66(1):63–72.
22. Miyauchi M, Neugebauer NM, Meltzer HY. Dopamine D4 receptor stimulation contributes to novel object recognition: Relevance to cognitive impairment in schizophrenia. J Psychopharmacol. 2017;31(4):442–52.
23. Caroff SN, Davis VG, Miller DD, Davis SM, Rosenheck RA, McEvoy JP, Campbell EC, Saltz BL, Riggio S, Chakos MH, Swartz MS, Keefe RS, Stroup TS, Lieberman JA, CATIE Investigators. Treatment outcomes of patients with tardive dyskinesia and chronic schizophrenia. J Clin Psychiatry. 2011;72(3):295–303.
24. Masuda T, Misawa F, Takase M, Kane JM, Correll CU. Association with hospitalization and all-cause discontinuation among patients with schizophrenia on clozapine vs other oral second-generation antipsychotics: a systematic review and meta-analysis of cohort studies. JAMA Psychiat. 2019. https://doi.org/10.1001/jamapsychiatry.2019.1702. [Epub ahead of print].
25. Huang M, He W, Kiss B, Farkas B, Adham N, Meltzer HY. The role of dopamine D_3 receptor partial agonism in cariprazine-induced neurotransmitter efflux in rat hippocampus and nucleus accumbens. J Pharmacol Exp Ther. 2019;371(2):517–25.

26. Li J, Yoshikawa A, Brennan MD, Ramsey TL, Meltzer HY. Genetic predictors of antipsychotic response to lurasidone identified in a genome wide association study and by schizophrenia risk genes. Schizophr Res. 2018;192:194-204.
27. Li J, Loebel A, Meltzer HY. Identifying the genetic risk factors for treatment response to lurasidone by genome-wide association study: a meta-analysis of samples from three independent clinical trials. Schizophr Res. 2018;199:203-13.
28. Meltzer HY, Elkis H, Vanover K, Weiner DM, van Kammen DP, Peters P, Hacksell U. Pimavanserin, a selective serotonin (5-HT)2A-inverse agonist, enhances the efficacy and safety of risperidone, 2mg/day, but does not enhance efficacy of haloperidol, 2mg/day: comparison with reference dose risperidone, 6mg/day. Schizophr Res. 2012;141(2-3):144-52.
29. Andreasen NC, Carpenter WT Jr, Kane JM, Lasser RA, Marder SR, Weinberger DR. Remission in schizophrenia: proposed criteria and rationale for consensus. Am J Psychiatry. 2005;162(3):441-9.
30. Kogan S, Ospina LH, Mittal VA, Kimhy D. The impact of inflammation on neurocognition and risk for psychosis: a critical review. Eur Arch Psychiatry Clin Neurosci. 2019. https://doi.org/10.1007/s00406-019-01073-2. [Epub ahead of print].
31. Müller N. Inflammation in schizophrenia: pathogenetic aspects and therapeutic considerations. Schizophr Bull. 2018;44(5):973-82.
32. Zhu S, Wang H, Shi R, Zhang R, Wang J, Kong L, Sun Y, He J, Kong J, Wang JF, Li XM. Chronic phencyclidine induces inflammatory responses and activates GSK3β in mice. Neurochem Res. 2014;39(12):2385-93.
33. Tourjman V, Kouassi É, Koué MÈ, Rocchetti M, Fortin-Fournier S, Fusar-Poli P. Antipsychotics' effects on blood levels of cytokines in schizophrenia: a meta-analysis. Schizophr Res. 2013;151(1-3):43-7.
34. Miodownik C, Lerner V, Kudkaeva N, Lerner PP, Pashinian A, Bersudsky Y, Eliyahu R, Kreinin A, Bergman J. Curcumin as add-on to antipsychotic treatment in patients with chronic schizophrenia: a randomized, double-blind, placebo-controlled study. Clin Neuropharmacol. 2019;42(4):117-22.
35. Horvitz-Lennon M, Donohue JM, Domino ME, Normand SL. Improving quality and diffusing best practices: the case of schizophrenia. Health Aff. 2009;28:701-12.
36. Meltzer HY. Clozapine: balancing safety with superior antipsychotic efficacy. Clin Schizophr Relat Psychoses. 2012;6:134-44.
37. Meltzer HY, Alphs L, Green AI, Altamura AC, Anand R, Bertoldi A, Bourgeois M, Chouinard G, Islam MZ, Kane J, Krishnan R, Lindenmayer JP, Potkin S, International Suicide Prevention Trial Study Group. Clozapine treatment for suicidality in schizophrenia: International Suicide Prevention Trial (InterSePT). Arch Gen Psychiatry. 2003;60(1):82-91.
38. Yamada Y, Matsumoto M, Iijima K, Sumiyoshi T. Specificity and continuity of schizophrenia and bipolar disorder: relation to biomarkers. Curr Pharm Des. 2019. https://doi.org/10.2174/1381612825666191216153508. [Epub ahead of print].
39. Weiner DM, Meltzer HY, Veinbergs I, Donohue EM, Spalding TA, Smith TT, Mohell N, Harvey SC, Lameh J, Nash N, Vanover KE, Olsson R, Jayathilake K, Lee M, Levey AI, Hacksell U, Burstein ES, Davis RE, Brann MR. The role of M1 muscarinic receptor agonism of N-desmethylclozapine in the unique clinical effects of clozapine. Psychopharmacology. 2004;177:207-16.
40. Molins C, Carceller-Sindreu M, Navarro H, Carmona C, Piñeiro M, Martínez E, Álvarez E, Portella MJ. Plasma ratio of clozapine to N-desmethylclozapine can predict cognitive performance in treatment-resistant psychotic patients. Psychiatry Res. 2017;258:153-7.
41. Ohno-Shosaku T, Sugawara Y, Muranishi C, Nagasawa K, Kubono K, Aoki N, Taguchi M, Echigo R, Sugimoto N, Kikuchi Y, Watanabe R, Yoneda M. Effects of clozapine and N-desmethylclozapine on synaptic transmission at hippocampal inhibitory and excitatory synapses. Brain Res. 2011;1421:66-77.
42. Kim Ss, Rajagopal L, Meltzer HY, Martina M. Increased NKCCI expression in mPFC pyramidal cells of the subchronic phencyclidine (scPCP) mouse model of schizophrenia causes a depolarizing shift of GABAA current reversal potential and mediates cognitive impairment. Program No. 610.21. 2019: Society for Neuroscience; 2019 [online].

3
Necessidades não atendidas para transtorno depressivo maior

Roger McIntyre e Hartej Gill

O transtorno depressivo maior (TDM) é uma das principais causas de morbimortalidade em todo o mundo.[1] Aproximadamente 264 milhões de pessoas em diversos países relataram estar deprimidas.[2] Além disso, estima-se que 1 em cada 5 adultos norte-americanos relate sintomas de depressão ao longo da vida, e a prevalência do TDM pode chegar a 16%.[3,4] Prevê-se que em 2030 o TDM se torne a principal causa da carga de doenças ao redor do mundo.[5] Embora o número de óbitos diretos por transtornos mentais de base cerebral seja baixo, o TDM é altamente comórbido com diversos fatores de risco de mortalidade, como suicídio e doença cardiovascular (DCV).[6,7] A depressão contribui tanto para o desenvolvimento como para a progressão da DCV,[8,9] que é a principal causa de mortalidade em populações com TDM.[3,8,10]

Além disso, o TDM é a principal causa de invalidez, com relatos de sintomas cognitivos, afetivos e físicos.[3] Caracteriza-se por curso clínico crônico da doença, e mais de 50% dos indivíduos relatam episódios depressivos recorrentes.[11] Nos dias atuais, a etiologia e a fisiopatologia subjacentes do TDM são predominantemente desconhecidas. Entretanto, nas últimas décadas, houve avanços significativos em novas abordagens psicofarmacológicas, de neuroestimulação guiada por imagens e psicoterapêuticas (ou seja, terapia cognitivo-comportamental [TCC], treinamento de *mindfulness*). Por exemplo, novos tratamentos farmacológicos visam a ir além do sistema de monoaminas. Ensaios com alvos no glutamato, como a cetamina, oferecem resultados promissores para uma nova intervenção de tratamento do TDM.[12] Apesar dos novos desenvolvimentos no tratamento do transtorno, ainda há necessidades não atendidas significativas para seu tratamento e manejo. Atender a essas necessidades pode reduzir os custos de saúde e melhorar os resultados dos pacientes, evitando o declínio funcional e diminuindo as visitas ao pronto-socorro e ao hospital.[13] Este capítulo revisará as maiores necessidades não atendidas no TDM: 1) a necessidade de medicina personalizada e de precisão (resposta ao tratamento); 2) tratamentos de prevenção do suicídio e mortalidade prematura; 3) tratamentos não prejudiciais à saúde física; 4) tratamentos preventivos e intervenções de atenuação rápida; 5) modificação da doença para TDM; 6) alcance dos resultados desejados pelo paciente e pelo provedor (PROs) e desfechos baseados em domínio.

MELHORANDO OS DESFECHOS DOS PACIENTES COM INTERVENÇÕES PERSONALIZADAS E DE PRECISÃO

Atualmente, os medicamentos antidepressivos são o tratamento mais comum para episódios de depressão e, assim, são um dos mais prescritos no mundo inteiro.[12,14] A seleção de antidepressivos baseia-se sobretudo na preferência do médico, na disponibilidade de tratamento, no custo de aquisição e na preferência e tolerabilidade do paciente.[15] A taxa de resposta do tratamento antidepressivo inicial varia entre 50 e 75%.[16] Embora a eficácia do antidepressivo possa variar, as diferenças droga-placebo na resposta antidepressiva têm sido associadas à gravidade dos sintomas depressivos iniciais. Indivíduos com níveis iniciais de gravidade da depressão mais altos respondem mal à psicoterapia como a principal opção de tratamento.[15] Portanto, isso pode acarretar várias tentativas, má resposta ao tratamento e frustração do paciente em resposta ao prolongamento dos sintomas de TDM. Avanços na medicina personalizada podem ajudar a melhorar os desfechos do paciente identificando *a priori* quais grupos responderão melhor a diferentes abordagens terapêuticas.

O atual quadro terapêutico para a sintomatologia do TDM não é preditivo da resposta a antidepressivos e outras abordagens terapêuticas. As atuais diretrizes do tratamento de depressão recomendam os antidepressivos como opção de primeira linha de tratamento.[17] Cerca de 25% dos indivíduos que tomam antidepressivos o fazem há mais de uma década. Em geral, o uso desses fármacos aumentou 5% ao longo da última década.[18] Além disso, o ônus econômico da depressão aumentou drasticamente nas últimas duas décadas. Entre 2005 e 2010, os custos de saúde para TDM aumentaram 22%, atingindo 210,5 bilhões de dólares nos Estados Unidos.[19] Contudo, devido à falta de biomarcadores validados, os médicos não podem prever o perfil de tolerabilidade e de resposta ao tratamento com antidepressivos. A literatura atual é inconclusiva sobre a eficácia da terapia antidepressiva combinada em comparação com monoterapia antidepressiva.[16] Mais pesquisas são necessárias para avaliar com precisão a eficácia da terapia antidepressiva combinada em populações de pacientes. Dirigir o tratamento aos indivíduos apropriados ajuda a reduzir o ônus econômico e social associado ao TDM.

Novas abordagens farmacogenéticas oferecem a possibilidade de incorporar a arquitetura genética de um indivíduo ao selecionar opções de tratamento. Estudos farmacogenômicos mostram que genes específicos podem ter efeitos moderadores na resposta antidepressiva. Por exemplo, demonstrou-se que polimorfismos de nucleotídeo único (SNPs), incluindo a proteína de ligação FK506 (FKBP5) e o receptor de glutamato ionotrópico cainato 1 (GRIK1) e 4 (GRIK4), estão associados à resposta ao tratamento com citalopram.[20] Além disso, um estudo recente que analisou genes comuns associados à resposta antidepressiva descobriu que genes regulados pelo receptor de glicocorticoide (RG) estão enriquecidos em genes de resposta antidepressiva.[21] Estudos de associação genômica ampla (GWAS, do inglês *genome-wide association studies*) tentaram identificar polimorfismos que predizem resposta antidepressiva. Uma metanálise dos estudos Genome-Based Therapeutic Drugs for Depression (GENDEP) e Sequenced Treatment Alternatives to Relieve Depression (STAR*D) usaram análise de variante rara para avaliar a resposta antidepressiva. Depois de 12 semanas de tratamento antidepressivo, SNPs rs116692768 e rs76191705 (ambos envolvidos em processos regulatórios) foram significativamente associados à melhora dos sintomas usando citalopram/escitalopram.[22] Em nível gênico, os resultados foram inconsistentes, mas o gene OR4K2 foi associado à melhora do sintoma depressivo. Enquanto isso, indivíduos portadores de alelos raros (ou seja, rs199718838 A, rs116972349 A, rs151057533 C e rs147651981 T) apresentaram menor melhora dos sintomas. Com STAR*D, a tendência oposta foi observada. Participantes com alelos raros tiveram em média melhora de 70,3% contra participantes com alelos comuns, os quais apresentaram em média melhora de 59,78%.[22] Em geral, não houve efeitos consistentes observados em nível gênico. Mais testes são necessários para validar o significado biológico de variantes genéticas raras na resposta antidepressiva.

Apesar dos novos desenvolvimentos nos testes farmacogenéticos, ensaios clínicos recentes não demonstraram eficácia e melhores desfechos de saúde que justifiquem a testagem regular em pacientes com TDM.[23] Um recente estudo cego, controlado e randomizado que testou a eficácia da farmacogenômica em pacientes com TDM encontrou efeitos negativos.[23] Portanto, os resultados atuais não justificam a inclusão de testagem farmacogenética em testes e intervenções regulares para TDM.[24] Os atuais testes farmacogenéticos podem ser mais bem utilizados para informar os perfis de tolerabilidade e os desfechos de saúde adversos associados aos antidepressivos.[24] Pesquisas futuras devem ter como objetivo abordar preocupações com a relação custo-benefício e eficácia do tratamento para os atuais testes farmacogenéticos a fim de melhorar os desfechos de saúde para TDM.

TRATAMENTOS DE PREVENÇÃO DO SUICÍDIO E DE MORTALIDADE PREMATURA

A literatura sobre suicídio mostra um risco diferencial para ideação suicida, tentativas de suicídio, automutilação e suicídio consumado em indivíduos com transtorno mental. Até 90% das mortes relatadas por suicídio envolvem um transtorno cerebral,[25] e o risco de uma futura tentativa de suicídio aumenta com o número de transtornos mentais comórbidos.[26] O risco individual de suicídio é aproximadamente 20 vezes maior em populações com TDM,[2] e dois terços dos casos de suicídio envolvem um diagnóstico de depressão.[7] Indivíduos com história prévia de suicídio têm risco elevado de tentativas futuras, e o risco de suicídio é significativamente maior em pessoas com história familiar de doença psiquiátrica.[7] Contudo, os fatores de risco para suicídio em populações deprimidas são semelhantes aos fatores de risco de suicídio na população em geral.[7] Poucos estudos examinam o suicídio em ambientes de atenção primária, e, posteriormente, o significado dos achados é muitas vezes inconclusivo. Cerca de 1 em cada 4 indivíduos com ideação suicida progredirá para planejamento ativo e tentativas dentro do primeiro ano do início da ideação.[27] Como consequência, há necessidade de tratamentos com efeitos antissuicidas.

Há necessidade de um modelo patoetiológico de suicídio. Atualmente, não há tratamento farmacológico comprovado que reduza o risco de suicídio. Ensaios clínicos recentes com antidepressivos mostram medidas aprimoradas de suicídio ao longo dos últimos 17 anos. No entanto, um efeito semelhante também é observado em ensaios com placebo. Portanto, é improvável que as melhorias na tendência suicida se devam ao aumento da eficácia do tratamento com antidepressivos.[28] Além disso, apoio psicossocial e psicoterapia são usados em um esforço para melhorar os desfechos de saúde e a resiliência dos pacientes com TDM. Demonstrou-se que ensaios com TCC reduzem a sintomatologia depressiva e a prevalência de suicídio.[27] Contudo, os atuais ensaios só existem em contexto clínico. A eficácia terapêutica da TCC precisa ser avaliada em um ambiente de atenção primária. Além disso, novos desenvolvimentos foram feitos com aprendizado de máquina, inteligência artificial, GWAS e terapia cognitivo-comportamental pela internet (iTCC) para reduzir o suicídio em populações com TDM.[27,29,30] Por exemplo, um estudo GWAS sobre tentativas de suicídio revelou maiores escores de risco poligênico em pacientes com TDM.[31] Dessa forma, pode haver um componente genético para o risco elevado de suicídio em indivíduos deprimidos. Além disso, um curso de iTCC de seis aulas resultou em reduções significativas na ideação suicida, oferecendo a possibilidade de que terapias para TDM baseadas na internet tenham efeitos antissuicídio. A administração de tratamentos por via eletrônica também pode melhorar a relação custo-benefício, a disponibilidade e a tolerabilidade.[32] Entretanto, a ideação suicida não nos informa diretamente sobre o risco de tentativas de suicídio. Em vez disso, parece haver associação entre o risco de tentativa de suicídio e o número de transtornos comórbidos.[33] Como consequência, os efeitos antissuicidas dos tratamentos mencionados precisarão ser inequivocamente comprovados.

TRATAMENTOS NÃO PREJUDICIAIS À SAÚDE FÍSICA E AJUDA DE COMORBIDADES FÍSICAS

Fatores clínicos, genéticos e ambientais atuam juntos para moldar a resposta individual à terapia antidepressiva.[34] Embora os inibidores seletivos da recaptação da serotonina (ISRSs) e os inibidores seletivos da recaptação da serotonina e da noradrenalina (ISRSNs) tenham menos efeitos adversos em comparação com inibidores da monoaminoxidase (IMAOs) e antidepressivos tricíclicos (ATCs), a tolerabilidade dos antidepressivos pode variar, e os pacientes relatam efeitos adversos como dores de cabeça, problemas gastrintestinais, insônia, fadiga e ansiedade inicial.[34] Além disso, os ISRSNs podem causar inquietação e disfunção sexual e induzir mais náusea, insônia, boca seca e, às vezes, pressão alta, do que os ISRSs.[34] Por exemplo, a Food and Drug Administration (FDA) afirma que em pacientes com teste positivo para o alelo HLA-B*1502, a administração de carbamazepina pode causar reações cutâneas com risco de morte.[35] Por meio de testes farmacogenéticos ou farmacogenômicos de curto prazo, os efeitos adversos associados à terapia antidepressiva podem ser previstos.[24] As propriedades farmacológicas dos antidepressivos podem ajudar a prever os perfis de tolerabilidade.[12] Pesquisas adicionais sobre tratamentos não prejudiciais à saúde física podem auxiliar a evitar os efeitos adversos indesejados presentes nos antidepressivos de primeira e segunda linhas.

A obesidade metastatiza o cérebro e é uma das comorbidades físicas mais comuns do TDM, com estimativa de 350 a 500 milhões de indivíduos acometidos por ambas as condições em todo o mundo.[36] Vários ensaios de pesquisa transversais indicam uma ligação recíproca entre obesidade e depressão.[37] Ou seja, os indivíduos obesos têm risco elevado de serem deprimidos, e os indivíduos deprimidos têm risco elevado de obesidade. Apesar da conhecida associação entre obesidade e TDM, os mecanismos responsáveis por esse efeito permanecem obscuros. A desregulação das vias inflamatórias, alterações no eixo hipotálamo-pituitária-adrenal (HPA), a resistência à insulina e o sofrimento psicológico resultante da obesidade podem ser fatores que contribuem para a associação entre obesidade e depressão.[48] Contudo, uma rota biológica que medeia a ligação entre as duas permanece incerta.[37] Do ponto de vista econômico, o custo do tratamento da depressão e da obesidade é uma complicação adicional que muitas vezes limita a eficácia do tratamento.[38] Assim, métodos de tratamento que visem simultaneamente à obesidade e à depressão podem ajudar a melhorar os desfechos de saúde física e mental.

Estresse, fadiga, inatividade física e estilo de vida sedentário podem promover a obesidade e, posteriormente, contribuir para uma série de transtornos mentais.[39] Demonstrou-se que o exercício aumenta a neurogênese e a plasticidade no hipocampo, que desempenha um papel importante na fisiopatologia dos transtornos depressivos.[40] Existe uma relação dose-efeito positiva entre a quantidade de exercício e os benefícios terapêuticos resultantes, em que o exercício no nível recomendado pode reduzir o risco de futuros transtornos mentais. Em um estudo epidemiológico que analisou a atividade na infância de homens e mulheres selecionados aleatoriamente, foi demonstrado que indivíduos que relataram baixos níveis de exercício na infância tiveram prevalência de depressão 35% maior em comparação com indivíduos que relataram níveis altos ou moderados de exercícios na infância.[41] Uma metanálise de estudos clínicos randomizados (ECRs) que examinou intervenções de exercícios em indivíduos deprimidos sugere que existe um efeito grande e significativo do exercício na depressão.[42] Os maiores efeitos foram observados para TDM, e, dentro do TDM, os exercícios aeróbicos de intensidade moderada foram os mais bem-sucedidos. De modo geral, a pesquisa atual respalda o exercício como um tratamento baseado em evidências para TDM.[42]

TRATAMENTOS PREVENTIVOS E INTERVENÇÕES DE ATENUAÇÃO RÁPIDA PARA TRANSTORNO DEPRESSIVO MAIOR

A crescente prevalência de depressão entre adolescentes ressalta a necessidade de tratamentos preventivos precoces. O TDM é a principal causa de morbidade nessa população. Aproximadamente de 60 a 80% dos adolescentes deprimidos não recebem tratamento suficiente.[43] A redução da carga de doenças do TDM se iniciará com a melhoria da remissão e a prevenção de novos casos. Intervenções preventivas podem reduzir a incidência de depressão em 21%.[44] No entanto, tratamentos preventivos mais eficazes (tanto farmacológicos quanto não farmacológicos) são necessários para melhorar os resultados dos pacientes e reduzir a mortalidade precoce em populações com TDM.

Para TDM resistente ao tratamento, a cetamina racêmica intravenosa e a escetamina intranasal proporcionam efeitos de início rápido que reduzem a sintomatologia da depressão dentro de 24 horas após a administração.[45-48]

Em um ECR com 67 pacientes adultos, a resposta à escetamina administrada por via intranasal persistiu por mais de dois meses, e doses mais altas (56 ou 84 mg) foram associadas a maior eficácia.[49] Posteriormente, os ensaios com escetamina administrada por via intranasal ofereceram melhorias clinicamente significativas em comparação com os ensaios com placebo.[49] Contudo, esses achados não foram replicados com a administração oral de cetamina.[50] Embora os ensaios iniciais para a cetamina sejam muito promissores, os médicos precisarão levar em conta os potenciais efeitos adversos associados ao tratamento com esse fármaco. Durante as quatro horas iniciais após a administração intravenosa de cetamina em 97 pacientes com TDM, sonolência, tontura, má coordenação, visão turva e sentimentos de estranheza/irrealidade foram os efeitos adversos mais relatados.[51] Houve tendência de dose-resposta para tontura e náusea em alguns pacientes.[49] Efeitos psicotomiméticos pequenos, mas significativos, também foram observados em alguns pacientes, mas não persistiram.[51] Contudo, os benefícios potenciais do tratamento com cetamina superam os efeitos adversos relatados. Ensaios recentes mostraram a promessa de que a cetamina tem efeitos antissuicídio, além de reduzir a inflamação e as moléculas pró-apoptóticas em pacientes com TDM.[52,53]

Além disso, a heterogeneidade diagnóstica dificulta o diagnóstico de depressão, e o TDM geralmente recebe um único rótulo. Biomarcadores de neuroimagem podem ajudar a diagnosticar e diferenciar subtipos de depressão. A ressonância magnética funcional em estado de repouso (rs-fMRI) é capaz de prever quatro subtipos de depressão ao categorizar a conectividade anormal nas redes frontoestriatais e límbicas do cérebro de indivíduos deprimidos.[54] Para todos os quatro subtipos, conectividade anormal na rede frontoestriatal e límbica foi correlacionada com os escores de gravidade nos componentes de humor, fadiga e anedonia da Escala de Avaliação de Depressão de Hamilton (HAM-D).[54] Os biomarcadores de conectividade também foram capazes de prever a capacidade de resposta à estimulação magnética transcraniana repetitiva (EMTR) com maior precisão do que os recursos clínicos sozinhos. O TDM está associado à hipoconectividade entre a amígdala e as regiões de controle cognitivo. A análise longitudinal de componentes principais funcionais na conectividade funcional da amígdala bilateral com a rede frontoparietal mostrou aumentos na conectividade após TCC em pacientes não medicados.[55]

MODIFICAÇÃO DA DOENÇA

Mudar o curso e alterar o estado da doença do TDM são importantes passos subsequentes para melhorar os resultados dos pacientes. Atualmente, 25% dos indivíduos tratados com medicamentos antidepressivos continuam dependendo deles por uma década ou mais.[18] Apesar dos avanços em antidepressivos e outras intervenções não invasivas (ou seja, TCC, EMTR), a necessidade de tratamentos com efeitos duradouros é de grande importância. A falta de biomarcadores validados dificulta a previsão dos desfechos do paciente. O entendimento atual de biomarcadores para TDM permanece rudimentar. A resposta diferencial de um tratamento pode ser testada por meio de biomarcadores.[20]

A literatura mostra que apenas 50% dos pacientes com TDM respondem à primeira linha de tratamento.[56] Entre 10 e 20% relatam invalidez permanente devido ao TDM.[57] Para agilizar a introdução de planos de tratamento subsequentes ou para melhorar o tempo de remissão, é importante identificar os pacientes que provavelmente não responderão ao tratamento inicial.[56] Tem sido sugerido que um preditor de resposta positiva à terapia antidepressiva pode ser o aumento da atividade pré-tratamento no córtex cingulado anterior pregenual em resposta a informações emocionais subliminares (ou seja, apresentações breves e mascaradas de expressões faciais felizes e tristes).[56] Entretanto, provavelmente existem muitos mecanismos causais para prever a resposta ao tratamento, e é improvável que um único biomarcador com sensibilidade e especificidade suficientes possa orientar o tratamento. Uma combinação de muitos biomarcadores pode fazer isso, sendo conhecida como abordagem do biopainel. Além disso, existem dois tipos de biomarcadores amplamente reconhecidos. Podemos ter um biomarcador de diagnóstico (presença ou ausência de uma doença) ou um biomarcador de tratamento, que ajuda a determinar a resposta ao tratamento. Além disso, os moderadores do tratamento indicam em que condições ele funciona e podem também ser úteis para remodelar as abordagens terapêuticas e a tomada de decisões de tratamento.[20]

Evidências crescentes sugerem que a desregulação dos fatores de crescimento e processos pró-inflamatórios podem ajudar a orientar a descoberta de biomarcadores de tratamento.[20] As citocinas pró-inflamatórias parecem agregar-se ainda mais em pacientes com TDM em comparação com a população em geral.[58] Uma metanálise de 51 estudos ilustrou níveis elevados de proteína C reativa e interleucina-6 (IL-6) em indivíduos com TDM.[59] Além disso, o dano na vasculatura cerebral é uma característica distinta no TDM e também sugere a presença de fortes efeitos pró-inflamatórios.[9] Um alto grau de instabilidade da coluna dendrítica cortical pré-frontal e expressão diminuída de mRNA do fator neurotrófico derivado do cérebro (BDNF) devido ao aumento da exposição ao hormônio do estresse também impactam negativamente a estrutura cortical. O BDNF é uma proteína que estabiliza a estrutura neural cortical, e seu declínio está associado com vulnerabilidade à sintomatologia da depressão.[60] Além disso, alterações nos receptores de glicocorticoides levam a ativação do estresse crônico, disfunção do HPA e aumento da resposta de despertar cortical em pacientes com TDM.[61] Pesquisas adicionais que explorem esses potenciais moderadores de tratamento podem ajudar a desenvolver um biopainel de indicadores e moderadores de tratamento que orientem a resposta dos pacientes, melhorem os PROs e reduzam o ônus econômico associado ao TDM.

DESFECHOS BASEADOS EM DOMÍNIO E RELATADOS PELO PACIENTE NO TRANSTORNO DEPRESSIVO MAIOR

Apesar dos avanços significativos no tratamento de TDM disponível, a maioria das pessoas ainda não consegue alcançar os resultados terapêuticos esperados pela sociedade e pelo paciente.[62] Menos de 50% dos indivíduos relatam estar livres de depressão após o tratamento.[63] Além disso, aqueles que atingem a remissão não obtêm recuperação funcional completa.[64,65] Todos os sintomas que fazem parte do DSM-5 são ponderados igualmente. Uma combinação de 681 sintomas atende aos critérios do DSM-5 para depressão.[11] Isso permite muitas combinações únicas de humor, apetite, sono, energia, cognição e atividade motora.[54] Contudo, a literatura sugere que os sintomas depressivos relatados pelo DSM-5 não devem ser considerados iguais no contexto de sua contribuição para os resultados dos pacientes. Por exemplo, mostra-se que alguns sintomas depressivos, como desesperança, têm associação mais forte com desfechos suicidas.[25] Novas abordagens de tratamento devem integrar o alívio multidimensional dos sintomas para o TDM, o que inclui direcionar dimensões de anedonia, motivação e apatia, que são frequentemente associadas a maus desfechos do paciente após o tratamento.

Existem melhores resultados gerais de saúde e PROs associados a melhorias na cognição e/ou na anedonia. O TDM apresenta déficits clinicamente significativos na cognição. Contudo, 50% dos pacientes com TDM não recebem avaliação para déficits cognitivos.[66] Sintomas cognitivos residuais prejudicam o funcionamento, contribuem para o absenteísmo no local de trabalho e levam a má qualidade de vida.[67-69] Cerca de 15% dos pacientes com TDM atribuem seu desemprego aos seus sintomas cognitivos.[68] Estudos em âmbito populacional mostram que melhorias na cognição estão associadas a melhores resultados de saúde.[70] Portanto, déficits cognitivos podem ser usados como um marcador prognóstico para identificar populações em risco e ajudar a monitorar o início e a progressão da doença.[71] Da mesma forma, as características anedônicas estão associadas a diminuição do prazer, má qualidade de vida e humor negativo.[72] Pelo menos um terço dos pacientes com TDM relata características anedônicas clinicamente significativas.[73] Melhorias no humor são com frequência a principal expectativa de resultados do paciente.[74,75] Contudo, a restauração do humor positivo muitas vezes não é alcançada, e os antidepressivos padrão podem piorá-lo.[74] Por esse motivo, os tratamentos selecionados devem melhorar as características anedônicas e cognitivas no TDM.

CONCLUSÕES

O TDM é uma das principais causas de invalidez em todo o mundo, com prevalência ao longo da vida de 1 a cada 6 adultos.[76] Atualmente, não existe mecanismo distinto para descrever os vários aspectos da doença, e cerca de 30% dos pacientes não apresentam remissão mesmo após inúmeras tentativas de tratamento.[76] Isso contribui para o ônus econômico do TDM. Entretanto, novos avanços na farmacogenética podem oferecer aos médicos a oportunidade de prever o desfecho do tratamento antes da administração, tornando as abordagens terapêuticas mais personalizadas para cada paciente. Os tratamentos não farmacológicos com efeitos físicos adversos mínimos, como a TCC, podem oferecer benefícios dos quais carecem os tratamentos farmacológicos atuais. Desenvolvimentos em tratamentos preventivos, bem como tratamentos que atenuem rapidamente a sintomatologia do TDM, também são importantes na redução da carga de doença do transtorno. A capacidade de identificar mecanismos e biomarcadores que atenuem rapidamente os sintomas depressivos, atinjam comorbidades secundárias como cognição, anedonia e DCV, provoquem efeitos antissuicidas e limitem o número de efeitos adversos à saúde é de grande relevância clínica e de saúde pública.

REFERÊNCIAS

1. Depression. n.d. https://www.who.int/en/news-room/fact-sheets/detail/depression. Accessed 15 Aug 2019.
2. Ritchie H, Roser M. Mental health. Our world in data. 2018. https://ourworldindata.org/mental-health.
3. Halaris A. Inflammation-associated co-morbidity between depression and cardiovascular disease. Curr Top Behav Neurosci. 2017;31:45–70.
4. Weinberger AH, Gbedemah M, Martinez AM, Nash D, Galea S, Goodwin RD. Trends in depression prevalence in the USA from 2005 to 2015: widening disparities in vulnerable groups. Psychol Med. 2018;48(8):1308–15.
5. Mathers CD, Loncar D. Projections of global mortality and burden of disease from 2002 to 2030. PLoS Med. 2006;3(11):e442.
6. Hare DL, Toukhsati SR, Johansson P, Jaarsma T. Depression and cardiovascular disease: a clinical review. Eur Heart J. 2014;35(21):1365–72.
7. Hawton K, Casañas I, Comabella C, Haw C, Saunders K. Risk factors for suicide in individuals with depression: a systematic review. J Affect Disord. 2013;147(1–3):17–28.
8. Gathright EC, Goldstein CM, Josephson RA, Hughes JW. Depression increases the risk of mortality in patients with heart failure: a meta-analysis. J Psychosom Res. 2017;94:82–9.
9. Penninx BWJH. Depression and cardiovascular disease: epidemiological evidence on their linking mechanisms. Neurosci Biobehav Rev. 2017;74(Pt B):277–86.
10. Barth J, Schumacher M, Herrmann-Lingen C. Depression as a risk factor for mortality in patients with coronary heart disease: a meta-analysis. Psychosom Med. 2004;66(6):802–13.
11. Akil H, Gordon J, Hen R, Javitch J, Mayberg H, McEwen B, et al. Treatment resistant depression: a multi-scale, systems biology approach. Neurosci Biobehav Rev. 2018;84:272–88.
12. Dale E, Bang-Andersen B, Sánchez C. Emerging mechanisms and treatments for depression beyond SSRIs and SNRIs. Biochem Pharmacol. 2015;95(2):81–97.
13. Xiang X, An R, Heinemann A. Depression and unmet needs for assistance with daily activities among community-dwelling older adults. The Gerontologist. 2018;58(3):428–37.
14. Lopez JP, Fiori LM, Cruceanu C, Lin R, Labonte B, Cates HM, et al. MicroRNAs 146a/b-5 and 425-3p and 24-3p are markers of antidepressant response and regulate MAPK/Wnt-system genes. Nat Commun. 2017;8:15497.
15. McIntyre RS, Suppes T, Tandon R, Ostacher M. Florida best practice psychotherapeutic medication guidelines for adults with major depressive disorder. J Clin Psychiatry. 2017;78(6):703–13.
16. Galling B, Ferrer AC, Daou MAZ, Sangroula D, Hagi K, Correll CU. Safety and tolerability of antidepressant co-treatment in acute major depressive disorder: results from a systematic review and exploratory meta-analysis. Expert Opin Drug Saf. 2015;14:1587–608. https://doi.org/10.1517/14740338.2015.1085970.
17. Kennedy SH, Lam RW, McIntyre RS, Tourjman SV, Bhat V, Blier P, et al. Canadian Network for Mood and Anxiety Treatments (CANMAT) 2016 clinical guidelines for the management of adults with major depressive disorder: section 3. Pharmacological treatments. Can J Psychiatry. 2016;61(9):540–60.
18. Pratt LA, Brody DJ, Gu Q. Antidepressant use among persons aged 12 and over: United States, 2011-2014. NCHS Data Brief. Number 283. National Center for Health Statistics. 2017. https://eric.ed.gov/?id=ED575709.
19. Greenberg PE, Fournier A-A, Sisitsky T, Pike CT, Kessler RC. The economic burden of adults with major depressive disorder in the United States (2005 and 2010). J Clin Psychiatry. 2015;76(2):155–62.
20. Schmidt HD, Shelton RC, Duman RS. Functional biomarkers of depression: diagnosis, treatment, and pathophysiology. Neuropsychopharmacology. 2011;36(12):2375–94.

21. Carrillo-Roa T, Labermaier C, Weber P, Herzog DP, Lareau C, Santarelli S, et al. Common genes associated with antidepressant response in mouse and man identify key role of gluco-corticoid receptor sensitivity. PLoS Biol. 2017;15(12):e2002690.
22. Fabbri C, Tansey KE, Perlis RH, Hauser J, Henigsberg N, Maier W, et al. New insights into the pharmacogenomics of antidepressant response from the GENDEP and STAR*D studies: rare variant analysis and high-density imputation. Pharmacogenomics J. 2018;18:413–21. https://doi.org/10.1038/tpj.2017.44.
23. Rosenblat JD, Lee Y, McIntyre RS. The effect of pharmacogenomic testing on response and remission rates in the acute treatment of major depressive disorder: a meta-analysis. J Affect Disord. 2018;241:484–91.
24. Zeier Z, Carpenter LL, Kalin NH, Rodriguez CI, McDonald WM, Widge AS, Nemeroff CB. Clinical implementation of pharmacogenetic decision support tools for antidepressant drug prescribing. Am J Psychiatry. 2018;175(9):873–86.
25. Nock MK, Hwang I, Sampson NA, Kessler RC. Mental disorders, comorbidity and suicidal behavior: results from the National Comorbidity Survey Replication. Mol Psychiatry. 2010;15(8):868–76.
26. Wunderlich U, Bronisch T, Wittchen HU. Comorbidity patterns in adolescents and young adults with suicide attempts. Eur Arch Psychiatry Clin Neurosci. 1998;248(2):87–95.
27. Watts S, Newby JM, Mewton L, Andrews G. A clinical audit of changes in suicide ideas with internet treatment for depression. BMJ Open. 2012;2(5):e001558. https://doi.org/10.1136/bmjopen-2012-001558.
28. Khan A, Fahl Mar K, Gokul S, Brown WA. Decreased suicide rates in recent antidepressant clinical trials. Psychopharmacology. 2018;235(5):1455–62.
29. Mullins N, Bigdeli TB, Børglum AD, Coleman JRI, Demontis D, Mehta D, et al. GWAS of suicide attempt in psychiatric disorders and association with major depression polygenic risk scores. Am J Psychiatry. 2019;176(8):651–60.
30. Simon GE, Johnson E, Lawrence JM, Rossom RC, Ahmedani B, Lynch FL, et al. Predicting suicide attempts and suicide deaths following outpatient visits using electronic health records. Am J Psychiatry. 2018;175(10):951–60.
31. Mullins N, Bigdeli TB, Børglum AD, Coleman JRI, Demontis D, Fanous AH, et al. Genome-wide association study of suicide attempt in psychiatric disorders identifies association with major depression polygenic risk scores. bioRxiv. 2018:416008. https://doi.org/10.1101/416008.
32. Andrews G, Basu A, Cuijpers P, Craske MG, McEvoy P, English CL, Newby JM. Computer therapy for the anxiety and depression disorders is effective, acceptable and practical health care: an updated meta-analysis. J Anxiety Disord. 2018;55:70–8. https://doi.org/10.1016/j.janxdis.2018.01.001.
33. Nock MK, Hwang I, Sampson N, Kessler RC, Angermeyer M, Beautrais A, et al. Cross-national analysis of the associations among mental disorders and suicidal behavior: findings from the WHO World Mental Health Surveys. PLoS Medicine. 2009;6(8):e1000123.
34. Santarsieri D, Schwartz TL. Antidepressant efficacy and side-effect burden: a quick guide for clinicians. Drugs Context. 2015;4:1.
35. Ferrell PB, McLeod HL. Carbamazepine, HLA-B*1502 and risk of Stevens–Johnson syndrome and toxic epidermal necrolysis: US FDA recommendations. Pharmacogenomics. 2008;9(10):1543–6.
36. García-Toro M, Vicens-Pons E, Gili M, Roca M, Serrano-Ripoll MJ, Vives M, et al. Obesity, metabolic syndrome and Mediterranean diet: impact on depression outcome. J Affect Disord. 2016;194:105–8.
37. Luppino FS, de Wit LM, Bouvy PF, Stijnen T, Cuijpers P, Penninx BWJH, Zitman FG. Overweight, obesity, and depression: a systematic review and meta-analysis of longitudinal studies. Arch Gen Psychiatry. 2010;67(3):220–9.
38. Krogh J, Speyer H, Gluud C, Nordentoft M. Exercise for patients with major depression: a protocol for a systematic review with meta-analysis and trial sequential analysis. Syst Rev. 2015;4:40.

39. Sarris J, O'Neil A, Coulson CE, Schweitzer I, Berk M. Lifestyle medicine for depression. BMC Psychiatry. 2014;14:107.
40. Liu W, Ge T, Leng Y, Pan Z, Fan J, Yang W, Cui R. The role of neural plasticity in depression: from hippocampus to prefrontal cortex. Neural Plast. 2017;2017:6871089.
41. Jacka FN, Kremer PJ, Berk M, de Silva-Sanigorski AM, Moodie M, Leslie ER, et al. A prospective study of diet quality and mental health in adolescents. PLoS One. 2011;6(9):e24805.
42. Schuch FB, Vancampfort D, Richards J, Rosenbaum S, Ward PB, Stubbs B. Exercise as a treatment for depression: a meta-analysis adjusting for publication bias. J Psychiatr Res. 2016;77:42–51.
43. Rohde P, Brière FN, Stice E. Major depression prevention effects for a cognitive-behavioral adolescent indicated prevention group intervention across four trials. Behav Res Ther. 2018;100:1–6.
44. van Zoonen K, Buntrock C, Ebert DD, Smit F, Reynolds CF 3rd, Beekman ATF, Cuijpers P. Preventing the onset of major depressive disorder: a meta-analytic review of psychological interventions. Int J Epidemiol. 2014;43(2):318–29.
45. Singh I, Morgan C, Curran V, Nutt D, Schlag A, McShane R. Ketamine treatment for depression: opportunities for clinical innovation and ethical foresight. The Lancet Psychiatry 2017;4(5):419–26.
46. Singh JB, Fedgchin M, Daly EJ, De Boer P, Cooper K, Lim P, et al. A double-blind, randomized, placebo-controlled, dose-frequency study of intravenous ketamine in patients with treatment-resistant depression. Am J Psychiatry. 2017;173(8):816–26.
47. Mathew SJ, Zarate CA, Jr. (Eds.). Ketamine for Treatment-Resistant Depression: The First Decade of Progress. Adis, Cham. 2016.
48. de Zwaan M, Enderle J, Wagner S, Mühlhans B, Ditzen B, Gefeller O, et al. Anxiety and depression in bariatric surgery patients: a prospective, follow-up study using structured clinical interviews. J Affect Disord. 2011;133(1-2):61–8
49. Daly EJ, Singh JB, Fedgchin M, Cooper K, Lim P, Shelton RC, et al. Efficacy and safety of intranasal esketamine adjunctive to oral antidepressant therapy in treatment-resistant depression: a randomized clinical trial. JAMA Psychiat. 2018;75(2):139–48.
50. Rosenblat JD, Carvalho AF, Li M, Lee Y, Subramanieapillai M, McIntyre RS. Oral ketamine for depression: a systematic review. J Clin Psychiatry. 2019;80(3):18r12475. https://doi.org/10.4088/JCP.18r12475.
51. Wan L-B, Levitch CF, Perez AM, Brallier JW, Iosifescu DV, Chang LC, et al. Ketamine safety and tolerability in clinical trials for treatment-resistant depression. J Clin Psychiatry. 2015;76(3):247–52.
52. Liang SH-Y, Yang Y-H, Kuo T-Y, Liao Y-T, Lin T-C, Lee Y, et al. Suicide risk reduction in youths with attention-deficit/hyperactivity disorder prescribed methylphenidate: a Taiwan nationwide population-based cohort study. Res Dev Disabil. 2018;72:96–105.
53. Zhang W, Sun Q, Jia L, Li M. Ketamine exerts a protective role in a cell-based model of major depressive disorder via the inhibition of apoptosis and inflammation and activation of the Krebs cycle. Bosn J Basic Med Sci. 2019. https://doi.org/10.17305/bjbms.2019.4222.
54. Drysdale AT, Grosenick L, Downar J, Dunlop K, Mansouri F, Meng Y, et al. Resting-state connectivity biomarkers define neurophysiological subtypes of depression. Nat Med. 2017;23(1):28–38.
55. Shou H, Yang Z, Satterthwaite TD, Cook PA, Bruce SE, Shinohara RT, et al. Cognitive behavioral therapy increases amygdala connectivity with the cognitive control network in both MDD and PTSD. NeuroImage: Clinical. 2017;14:464–70.
56. Godlewska BR, Browning M, Norbury R, Igoumenou A, Cowen PJ, Harmer CJ. Predicting treatment response in depression: the role of anterior cingulate cortex. Int J Neuropsychopharmacol. 2018;21(11):988–96.
57. Jaeger J, Berns S, Loftus S, Gonzalez C, Czobor P. Neurocognitive test performance predicts functional recovery from acute exacerbation leading to hospitalization in bipolar disorder. Bipolar Disord. 2007;9(1-2):93–102.

58. Lakhan SE, Vieira K, Hamlat E. Biomarkers in psychiatry: drawbacks and potential for misuse. Int Arch Med. 2010;3:1.
59. Haapakoski R, Mathieu J, Ebmeier KP, Alenius H, Kivimäki M. Cumulative meta-analysis of interleukins 6 and 1β, tumour necrosis factor α and C-reactive protein in patients with major depressive disorder. Brain Behav Immun. 2015;49:206-15.
60. Gourley SL, Swanson AM, Koleske AJ. Corticosteroid-induced neural remodeling predicts behavioral vulnerability and resilience. J Neurosci Off J Soc Neurosci. 2013;33(7):3107-12.
61. Stetler C, Miller GE. Depression and hypothalamic-pituitary-adrenal activation: a quantitative summary of four decades of research. Psychosom Med. 2011;73(2):114-26.
62. McIntyre RS, Lee Y, Mansur RB. Treating to target in major depressive disorder: response to remission to functional recovery. CNS Spectr. 2015;20(Suppl 1):20-30; quiz 31.
63. Rush AJ. STAR*D: what have we learned? Am J Psychiatry. 2007;164(2):201-4.
64. Cuijpers P, de Graaf R, van Dorsselaer S. Minor depression: risk profiles, functional disability, health care use and risk of developing major depression. J Affect Disord. 2004;79(1-3):71-9.
65. Lee Y, Rosenblat JD, Lee J, Carmona NE, Subramaniapillai M, Shekotikhina M, et al. Efficacy of antidepressants on measures of workplace functioning in major depressive disorder: a systematic review. J Affect Disord. 2018;227:406-15.
66. Baune BT, Harmer C. Cognitive dimensions of major depressive disorder. Oxford: Oxford University Press; 2019.
67. Baune BT, Miller R, McAfoose J, Johnson M, Quirk F, Mitchell D. The role of cognitive impairment in general functioning in major depression. Psychiatry Res. 2010;176(2-3):183-9.
68. Druss BG, Schlesinger M, Allen HM Jr. Depressive symptoms, satisfaction with health care, and 2-year work outcomes in an employed population. Am J Psychiatry. 2001;158(5):731-4.
69. Lawrence C, Roy A, Harikrishnan V, Yu S, Dabbous O. Association between severity of depression and self-perceived cognitive difficulties among full-time employees. Prim Care Companion CNS Disord. 2013;15(3):PCC.12m01469. https://doi.org/10.4088/PCC.12m01469.
70. Beddington J, Cooper CL, Field J, Goswami U, Huppert FA, Jenkins R, et al. The mental wealth of nations. Nature. 2008;455(7216):1057-60.
71. Zuckerman H, Pan Z, Park C, Brietzke E, Musial N, Shariq AS, et al. Recognition and treatment of cognitive dysfunction in major depressive disorder. Front Psychiatry. 2018;9:655.
72. Black DW, Grant JE. DSM-5 guidebook: the essential companion to the diagnostic and statistical manual of mental disorders. 5th ed. Washington: American Psychiatric Publishing; 2014.
73. Pelizza L, Ferrari A. Anhedonia in schizophrenia and major depression: state or trait? Ann General Psychiatry. 2009;8:22.
74. Craske MG, Meuret AE, Ritz T, Treanor M, Dour H, Rosenfield D. Positive affect treatment for depression and anxiety: a randomized clinical trial for a core feature of anhedonia. J Consult Clin Psychol. 2019;87(5):457-71.
75. Demyttenaere K, Donneau A-F, Albert A, Ansseau M, Constant E, van Heeringen K. What is important in being cured from depression? Discordance between physicians and patients (1). J Affect Disord. 2015;174:390-6.
76. Otte C, Gold SM, Penninx BW, Pariante CM, Etkin A, Fava M, et al. Major depressive disorder. Nat Rev Dis Primers. 2016;2:16065.

4
Necessidades não atendidas em psiquiatria: depressão bipolar

Ross J. Baldessarini, Leonardo Tondo e Gustavo H. Vázquez

INTRODUÇÃO E VISÃO GERAL DA DEPRESSÃO BIPOLAR
História do conceito de transtorno bipolar

O transtorno bipolar (TB) é uma das mais antigas e mais jovens das principais síndromes psiquiátricas. Elementos do transtorno, incluindo depressão melancólica e excitação irracional (por autores hipocráticos), bem como a ocorrência de melancolia e excitação nas mesmas pessoas em épocas diferentes (por Aretaeus da Capadócia), foram descritos em tempos antigos.[1] Contudo, a ocorrência de elementos de depressão e mania ao mesmo tempo ("estados mistos") foi descrita por Weygandt em 1895.[2] O conceito de estado misto pode ter encorajado Kraepelin a propor seu amplo conceito de *doença maníaco-depressiva* (DMD), que incluía uma série de estados anormais de pensamento e comportamento, bem como de afeto, geralmente considerados como transtornos do humor.[3] O debate sobre o conceito talvez excessivamente abrangente de DMD continuou até 1980, com a publicação da terceira edição do *Manual diagnóstico e estatístico de transtornos mentais* (DSM-III), da American Psychiatric Association. Ele forneceu uma primeira separação formal de um *transtorno bipolar* distinto com mania de transtorno depressivo maior (TDM) não bipolar. Essa separação foi seguida, em 1994, pelo reconhecimento, no DSM-IV, de um TB tipo II (TB-II), marcado por depressão recorrente e episódios de hipomania, bem como de estados maníaco-depressivos mistos, e pela posterior substituição de estados mistos que eram essencialmente maníacos por "características mistas" de polaridade afetiva oposta tanto na mania quanto na depressão no DSM-5, em 2013. Categorizações diagnósticas paralelas apareceram na *Classificação internacional de doenças e problemas relacionados à saúde*, da Organização Mundial da Saúde (CID-10, de 1990, e reiteradas nas revisões seguintes, e CID-11, de 2018).

A tensão de um século entre agrupar as síndromes de humor na DMD e a separação de transtornos depressivos e bipolares ou de formas unipolares e bipolares de depressão, bem como a consideração de um "espectro" de transtornos do humor que variam da depressão maior mais ou menos pura ao TB arquetípico, continuam até hoje.[4-7] Desafios adicionais para o conceito de TB incluem como categorizar e abordar clinicamente formas relativamente mais leves de alterações de humor, como no *transtorno ciclotímico* e nos temperamentos *ciclotímicos* ou *hipertímicos*.[8-10] Esse histórico indica que uma necessidade muito básica para o TB é a resolução de ambiguidades diagnósticas que permanecem em relação aos subtipos, bem como o esclarecimento de implicações clínicas antecipadas de formulações diagnósticas particulares, especialmente de síndromes com características mistas, destacando-se, inclusive, o seu tratamento ideal.[11]

Características da depressão bipolar

Além dessas incertezas diagnóstico-conceituais fundamentais, as formas atualmente aceitas de TB apresentam algumas necessidades dignas de nota. A compreensão adequada, o diagnóstico oportuno e o tratamento eficaz em curto e longo prazos de episódios depressivos em pacientes com TB são necessidades criticamente importantes, mas insuficientemente resolvidas.[12] O significado clínico da "depressão bipolar" é ressaltado por sua forte associação com morbidade geral, outras condições psiquiátricas concomitantes (principalmente transtornos de ansiedade e abuso de substâncias), invalidez e excesso de mortalidade devido, em grande parte, ao suicídio precoce em pacientes jovens e aumento da morbidade e mortalidade associadas a doenças somáticas intercorrentes, especialmente em pacientes mais idosos.[12-19] Desafios clínicos adicionais incluem a diferenciação diagnóstica difícil e muitas vezes demorada da depressão como uma apresentação inicial de TB ou uma manifestação de TDM não bipolar.[20-22]

Os diagnósticos de TB tipo I quando os pacientes apresentam mania precoce são simples e estão entre os diagnósticos mais estáveis dos grandes transtornos psiquiátricos ao longo do tempo.[23,24] Em contraste, o diagnóstico de TB que se apresenta inicialmente como um episódio depressivo, distimia ou disforia é muito mais desafiador e requer averiguar uma história ou aguardar um episódio de mania (para TB tipo I) ou apenas hipomania (para TB tipo II).[22] Contudo, hipomania e depressão com características mistas são frequentemente negligenciadas ou não reconhecidas.[25] A depressão como manifestação de TB é inicialmente considerada como a expressão de TDM unipolar em talvez de 10 a 40% dos pacientes posteriormente considerados como tendo TB.[26-29] O diagnóstico de TDM em vez de TB é especialmente provável, pois a depressão é a polaridade de apresentação inicial mais prevalente no TB, às vezes anos antes de um primeiro episódio de mania ou hipomania na vida, e representa, de longe, a maior proporção do tempo total de doença no TB, mesmo com tratamento aparentemente adequado, em parte devido à duração tipicamente mais longa dos episódios depressivos do que dos episódios maníacos.[6,7,12,30]

Pacientes com TB em geral temem, procuram evitar e são especialmente propensos a relatar e procurar ajuda para as fases depressivas da doença. Em contraste, podem não reconhecer aumentos moderados de humor, energia, atividade ou libido como sintomas hipomaníacos ou anormais e podem até preferir tais estados ("eu no meu melhor"). O diagnóstico errado é especialmente provável no início do curso da doença e no caso de faltarem informações corroborantes de um familiar ou amigo próximo.[6,12,22,31] Em talvez 12 a 17% dos casos, o TB não é reconhecido até que um paciente deprimido experimente uma "virada" de humor para hipomania ou mania, espontaneamente ou em associação com a exposição a uma substância que eleva o humor, como um antidepressivo, estimulante ou corticosteroide.[32-36] Pistas adicionais que sugerem diagnóstico de TB em vez de TDM incluem: a) história familiar de mania, psicose, "crise nervosa" ou hospitalização psiquiátrica; b) início da doença na adolescência ou início dos 20 anos; c) temperamento ciclotímico; d) múltiplas recorrências em tempos de exposição relativamente curtos (como ≥ 4 episódios depressivos em 10 anos); e) depressão com agitação proeminente, raiva, insônia, características psicóticas ou elementos de hipomania (características mistas); f) "piora" clínica, especialmente com agitação, raiva ou insônia quando tratada com antidepressivos; g) atos suicidas; h) abuso de substâncias; e possivelmente i) ser de sexo masculino.[6,11,22,37-40]

A proporção de tempo que o indivíduo passa em morbidade depressiva, distímica e disfórica no TB ao longo de muitos anos é muito maior do que o tempo em mania ou hipomania ("[hipo]mania").[6,30,41,42] A morbidade geral tem sido surpreendentemente alta no TB apesar do tratamento contínuo pelos padrões da comunidade, em geral de 33 a 51%, mas chegando a 79%, e com média de 45% do tempo de acompanhamento.[30,41-43] Em média, a morbidade depressiva foi responsável por 3,7 vezes mais tempo do que na [hipo]mania (9,5%) durante o acompanhamento em longo prazo, em 15 estudos,[30] correspondendo a mais de três quartos do tempo total doente (35,4%/44,9%), 70% no TB-I e mais de 80% no TB-II (Tabela 4.1).

Além disso, de especial atenção, a morbidade depressiva futura no TB foi fortemente prevista pela natureza dos primeiros episódios na vida, assim como a morbidade futura baseada na amostragem de morbidade precoce, indicando considerável estabilidade

TABELA 4.1 Morbidade depressiva em indivíduos com transtorno bipolar tratados clinicamente

Medida	Bipolar I	Bipolar II	Todos os bipolares
Estudos	12	8	15
Sujeitos	2.760	822	3.936
Exposição (anos)	7,78 [3,53-12,0]	8,28 [2,18-14,4]	7,27 [4,43-10,1]
% de tempo deprimido	30,6 [23,9-37,3]	35,9 [23,1-48,7]	35,4 [28,5-42,3]
% total de tempo doente	43,7 [37,5-49,4]	43,2 [35,2-51,1]	44,9 [40,1-49,7]
% de doença deprimido	69,6 [60,4-78,9]	81,2 [71,3-91,0]	76,4 [69,4-83,3]

Dados adaptados de Forte e colaboradores[30] com base em revisão sistemática de estudos envolvendo pacientes adultos tratados por padrões comunitários. Os dados são médias com intervalos de confiança de 95%. Depressão inclui episódios de depressão maior mais distimia.

intrassujeito do curso da doença ao longo do tempo.[44,45] Tipos de primeiros episódios na vida entre 1.081 pacientes com TB classificaram-se na seguinte ordem: depressão (58,9%) > [hipo]mania (20,1%) > psicose aparentemente não afetiva (7,96%) ≥ ansiedade (7,59%) ≥ estados mistos do DSM-IV (5,46%).[44] Em indivíduos com características mistas, o tempo subsequente na doença disfórica-depressiva durante 16 anos de acompanhamento foi quase 5 vezes mais provável do que na [hipo]mania após um primeiro episódio de ansiedade, 3,3 vezes mais provável após depressão inicial e 39% mais após um episódio misto inicial do DSM-IV (Tabela 4.2). Não surpreendentemente, a natureza dos episódios iniciais também pode predizer o tipo de morbidade predominante (definido como ≥ 2 vezes mais tempo na doença depressiva ou maníaca) durante acompanhamento de longo prazo. Ou seja, depressão ou ansiedade inicial teve 7,2 vezes mais probabilidade de ser seguida por morbidade predominantemente depressiva do que mania e 47 vezes mais após um episódio inicial misto do DSM-IV, enquanto a [hipo]mania inicial ou psicose teve 6 vezes mais probabilidade de ser seguida por morbidade predominantemente maníaca.[46] Além da previsibilidade de doenças futuras no TB, esses achados sugerem associação de ansiedade e de estados mistos com morbidade depressiva proeminente no TB.

MORBIDADE E INCAPACIDADE COM DEPRESSÃO BIPOLAR

Disfunção no transtorno bipolar

Dada a alta proporção de tempo em estados depressivos nos pacientes com TB, é provável que a morbidade depressiva esteja associada a disfunção e incapacidade, incluindo desempenho acadêmico limitado e diminuição do sucesso no emprego. A maioria dos pacientes com TB, talvez 80%, sofre alguma perda de trabalho, e 30 a 40% dos pacientes com TB-I ou TB-II experimentam desemprego prolongado durante os anos de trabalho

TABELA 4.2 Morbidade em longo prazo *versus* tipo de primeiros episódios de transtorno bipolar

Polaridade inicial	Proporção (%)	% de tempo doente [IC 95%]		Razão D/M
		Tipo depressão (D)	Tipo mania (M)	
Ansiedade	7,59 [6,07-9,33]	15,3 [10,6-20,1]	3,22 [1,86-4,58]	4,77
Depressão	58,9 [55,9-61,9]	27,9 [24,8-30,9]	8,53 [6,91-10,1]	3,27
Misto	5,46 [4,18-6,98]	28,6 [16,6-40,6]	20,6 [17,1-24,1]	1,39
[Hipo]mania	20,1 [17,7-22,6]	22,2 [17,7-36,6]	29,6 [10,9-48,2]	0,75
Psicose	7,96 [6,41-9,73]	19,4 [10,3-28,4]	27,9 [15,2-40,5]	0,69

Dados adaptados de Baldessarini e colaboradores.[44] Os dados são médias com intervalo de confiança (IC) de 95% para 1.081 indivíduos adultos com TB acompanhados por 15,7 [14,9-16,5] anos. Os episódios mistos são baseados nos critérios do DSM-IV. Os dados são classificados por razão (D/M) da proporção de longo prazo de tempo em depressão ou distimia (D) *versus* [hipo]mania (M).

adulto.[47,48] Uma forte associação de depressão bipolar com desemprego prolongado foi documentada em vários estudos,[45,47-49] mas não em todos.[50] Fatores de risco adicionais para o desemprego (alguns dos quais associados à depressão bipolar) incluem primeiros episódios depressivos, sexo masculino, idade avançada, ansiedade, transtornos da personalidade concomitantes e abuso de álcool.[47,48] A disfunção certamente está associada ao número de episódios maníacos, que muitas vezes requerem hospitalização,[50] bem como ao enfraquecimento cognitivo, que pode persistir mesmo durante períodos eutímicos em pacientes com TB.[49,51] Uma associação marcante com fases depressivas *versus* maníacas do TB-I é um risco 4,75 vezes maior de homicídios relatados.[52]

Transtornos psiquiátricos concomitantes com transtorno bipolar

Como o tipo dominante de morbidade no TB, também pode ser esperada associação da depressão bipolar com outros transtornos somáticos e psiquiátricos que muitas vezes coocorrem com o TB. No entanto, sua relação específica com a proporção de tempo ou gravidade da morbidade depressiva no TB não está adequadamente avaliada. Condições psiquiátricas comumente associadas incluem abuso de substâncias e transtornos de ansiedade, além de uma variedade de transtornos da personalidade e tipos de temperamento.[6,7,53-60] A questão de se esses fenômenos devem ser considerados condições "comórbidas" distintas ou expressões do leque da psicopatologia do próprio TB permanece não resolvida.[7,17,19] Essa questão é de interesse mais do que acadêmico, pois diagnósticos múltiplos podem contribuir para a complexidade e potencial incoerência das escolhas de tratamento e falta de cuidados clínicos adequadamente integrados, em especial quando a comorbidade inclui abuso e dependência de substâncias.[7,17,19]

Transtornos de ansiedade, incluindo pânico e ansiedade generalizada, são especialmente comuns em pacientes com TB, em taxas relatadas como mais de 3 vezes superiores às da população em geral, envolvendo talvez 45% dos casos.[17,19,56] Os riscos de ansiedade generalizada, isoladamente, podem chegar a 15%, em particular antes da expressão clínica completa do TB.[57] O abuso de substâncias também é prevalente em pacientes com TB, incluindo álcool, maconha e estimulantes, bem como tabagismo, com prevalência ao longo da vida entre 40 e 50%.[53,55,59] O abuso de álcool ocorre em taxas quase 6 vezes maiores do que na população em geral, maior do que no TDM e em associação com estados de humor atuais, incluindo depressão (como meio de automedicação) e [hipo]mania (como expressão de comportamento excessivo).[54,55,58] Os fatores de risco para abuso de substâncias em pacientes com TB incluem sexo masculino, morbidade geral e ansiedade, mas não tipo diagnóstico (I ou II), presença de características psicóticas ou história de internação psiquiátrica.[58,59] O abuso de substâncias no TB também está associado a suicídio, acidentes e outros comportamentos violentos,[59] e sua presença está associada à duplicação do risco de mortalidade precoce, que é elevado mesmo sem abuso de substâncias.[61] O transtorno de déficit de atenção/hiperatividade (TDAH) também é prevalente em associação com TB.[62] Transtornos da personalidade de vários tipos também têm sido associados a TB em taxas de 25 a 50%, e critérios diagnósticos para transtornos da personalidade do DSM são especialmente prováveis de serem encontrados nos estados depressivos do TB.[60]

Morbidade médica geral com transtorno bipolar

Pacientes com TB apresentam risco aumentado de muitos distúrbios somáticos gerais, destacando-se particularmente as condições cardiovasculares e cerebrovasculares, que acarretam aumento da morbidade, invalidez e longevidade reduzida.[63,64] Além de distúrbios cardiovasculares, obesidade, diabetes, enxaqueca e algumas doenças infecciosas são mais prevalentes nesses indivíduos.[65-67] O risco de infarto do miocárdio isolado foi 37% maior entre pacientes com TB do que na população em geral e 88% maior entre mulheres com TB;[68] o risco de acidente vascular cerebral (AVC) foi elevado em 60%, e de insuficiência cardíaca congestiva, em 2,3 vezes[64] (Tabela 4.3). Em um estudo, 80% dos pacientes com TB com doença cardiovascular morreram dentro de 10 anos de acompanhamento, com idade média de apenas 47 anos.[69] Os fatores de risco para doenças cardiovasculares e cerebrovasculares incluem elementos da síndrome metabólica (especialmente intolerância à glicose e dislipidemia) e sedentarismo.[70] Além disso, um número crescente de estudos tem chamado a atenção para o aumento da produção, em pacientes com TB, de sinais metabólicos associados a respostas inflamatórias, incluindo proteína C reativa circulante, citocinas (incluindo TNF-α, interleucinas e outras), evidências de disfunções endoteliais e níveis lipídicos de índice aterogênico elevado, bem como aumento da produção de hormônios do estresse e aumento do tônus simpático.[71-76] Todos esses fatores podem contribuir para riscos cardiovasculares. De particular interesse no presente contexto, há algumas evidências de que as respostas inflamatórias e a obesidade estão particularmente associadas a estados depressivos.[73,76]

Uma forma de morbidade específica e especialmente notável que surge mais entre pacientes com TB do que na população em geral é a síndrome metabólica, incluindo pelo menos três dos seguintes: desenvolvimento de metabolismo anormal de glicose e insulina, dislipidemia (triglicerídeos e baixo nível de colesterol HDL) e hipertensão, geralmente com obesidade.[77] A síndrome é prevalente nas populações gerais das culturas mais desenvolvidas, comumente em taxas de cerca de 20 a 30%.[77-79] Em contraste, a síndrome ocorre com TB em taxas que chegam a 48%,[77] quase o dobro do índice de po-

TABELA 4.3 Risco de doenças cardiovasculares em pacientes com transtorno bipolar *versus* população em geral

Desfechos	Estudos	Sujeitos	TR [IC 95%]	valor-p
Insuficiência cardíaca congestiva	1	1.397	2,27 [1,49-3,45]	< 0,0001
Mortalidade cardiovascular	3	179.651	1,65 [1,10-2,47]	0,02
Doença cerebrovascular	4	6.673.266	1,60 [0,99-2,57]	0,05
Qualquer doença cardiovascular	10	7.058.912	1,57 [1,28-1,93]	< 0,0001
Doença arterial coronariana	4	6.808.812	1,16 [0,76-1,78]	0,49

Com base em estudos longitudinais com 8,4 (variação: 1,8-30) anos de seguimento. A taxa de risco (TR) é ajustada para seis confundidores potenciais, classificados por TR. IC = intervalo de confiança. Dados adaptados de Correll e colaboradores.[63]

pulações gerais pareadas e com prevalência mais alta do que em pacientes com TDM.[80-82] Ainda mais pacientes com TB apresentam componentes da síndrome, especialmente obesidade abdominal central e glicemia elevada.[81,83] Metade dos pacientes com TB (o dobro da taxa na população em geral local) foi considerada clinicamente obesa (com índice de massa corporal [IMC] ≥ 30 kg/m²) no período de 20 anos após sua primeira internação psiquiátrica.[84] De forma não surpreendente, as medidas de resistência à insulina foram notavelmente anormais entre pacientes com TB em comparação com controles saudáveis. Exemplos incluem aumentos de 2,8 vezes nas concentrações séricas de insulina em jejum e riscos 2,7 vezes maiores de medidas padrão de resistência à insulina.[83] Os fatores de risco identificados para o desenvolvimento de síndrome metabólica em pacientes com TB incluem efeitos adversos durante a exposição a medicamentos antipsicóticos.[77,85] De modo mais amplo, os possíveis contribuintes para o risco de síndrome metabólica e associados ao TB incluem características metabólicas intrínsecas, efeitos de escolhas de estilo de vida e dieta, bem como efeitos adversos do tratamento (Quadro 4.1).

Aumento da mortalidade não suicida com transtorno bipolar

São cada vez mais fortes as evidências de que, além da morbidade e da incapacidade psiquiátricas, os pacientes com TB têm expectativa de vida reduzida e alto risco de desfechos clínicos desfavoráveis de muitos distúrbios somáticos gerais.[18,65,86] As taxas de mortalidade para idades específicas ou tempos de exposição variam de 2 a 15 vezes mais em TB do que na população em geral, sendo um pouco mais altas em homens do que em mulheres com o transtorno e ainda maiores do que entre pacientes com esquizofre-

QUADRO 4.1 Possíveis contribuintes para risco de síndrome metabólica no transtorno bipolar

Fatores metabólicos
Respostas imunológicas alteradas
Disfunção do eixo hipotálamo-hipófise-adrenal
Função alterada do sistema melanocortina-leptina
Possíveis alterações no microbioma

Fatores de estilo de vida
Inatividade física, sedentarismo
Tabagismo (tabaco e maconha)
Uso excessivo de álcool e outras substâncias
Má higiene do sono
Dieta não saudável

Fatores clínicos
Efeitos sedativos e metabólicos de medicamentos psicotrópicos
Adesão errática ao tratamento psiquiátrico
Morbidade psiquiátrica mais grave
Avaliação médica geral e manejo clínico inadequados
Pobreza, deficiência e acesso limitado à assistência médica

Modificado a partir de propostas de Pennix e Lange,[78] que podem ser amplamente aplicáveis às principais doenças mentais.

nia.[86,87] Um achado particularmente ameaçador é que, enquanto as taxas de mortalidade na Suécia não relacionadas ao suicídio diminuíram na população em geral (aumento da expectativa de vida) em aproximadamente 17% nas últimas décadas, elas *aumentaram de forma constante entre os pacientes com TB em 30%*[87] (Tabela 4.4). Da mesma forma, as taxas de mortalidade por todas as causas na Suécia diminuíram 3,3 vezes menos entre os pacientes com TB do que na população em geral desde a década de 1980.[18] Além disso, durante o mesmo período, as taxas de AVC fatal diminuíram quase 15 vezes menos entre os pacientes com TB do que na população em geral.[18] De forma surpreendente, também, as taxas de mortalidade para pacientes australianos com TB foram significativamente elevadas, em uma média de 48% em um amplo espectro de condições médicas, variando de abuso de álcool a doenças cardiovasculares (Tabela 4.5).[66,67] No Reino Unido e na Dinamarca, nos últimos anos, as taxas de mortalidade por todas as causas têm aumentado entre os pacientes com TB em 3 a 14% ao ano, tornando-se quase 80% mais altas do que na população em geral.[88,89] É importante notar que as taxas de mortalidade padronizadas (SMRs, do inglês *standardized mortality ratios*) comparando pacientes com TB com a população em geral tiveram média de 8,2 entre pacientes com TB relativamente jovens com idades entre 15 e 29 anos, chegando a apenas 2,2 nas idades de 60 a 64 anos, indicando forte impacto adverso de problemas de saúde geral mesmo entre pacientes jovens com TB, que também estão em risco relativamente maior de abuso de substâncias.[89] Segue-se também que a expectativa de vida entre os pacientes com TB foi reduzida em uma média de 12 a 15 anos.[90,91]

Vários fatores têm sido associados ao aumento das taxas de mortalidade ou à diminuição da longevidade em pacientes com TB. Entre eles, destacam-se o abuso de substâncias concomitante ao tabagismo, bem como excesso de peso, ser solteiro e ter acesso limitado a assistência médica de qualidade – todos os quais são mais prováveis com TB.[91-93] Não está claro se os desfechos médicos gerais adversos e o aumento da mortalidade estão seletivamente associados à doença depressiva em pacientes com TB, contrapostos à morbidade geral. Entretanto, a depressão é o principal componente da mor-

TABELA 4.4 Mudanças nas taxas de mortalidade ajustadas por idade e sexo: transtorno bipolar *versus* população em geral

Medida	Mudança na taxa de mortalidade		
	População em geral (%)	Transtorno bipolar (%)	Diferença (%)
Mudança na mortalidade por todas as causas	–25	–15	10
Mudança no suicídio	–37	–21	16
Mudança na mortalidade não suicida	–17	+30	47

Dados derivados de registros nacionais de saúde suecos (1987-2010) para 42.964 pacientes com TB relativamente jovens, com idades até uma média de 47,5 anos. Todos os decréscimos relativos nas taxas de mortalidade na população em geral *versus* TB desfavorecem os indivíduos com TB. De modo geral, a mortalidade em pacientes com TB foi 15 vezes mais alta do que na população em geral. Adaptada de Hällgren e colaboradores.[87]

TABELA 4.5 Riscos relativos de mortalidade em homens idosos com transtorno bipolar

Causa da morte	RC de mortalidade [IC 95%]
Abuso de álcool	4,14 [2,72-6,30]
Pneumonia	3,75 [1,59-8,81]
Acidente	3,49 [1,48-8,19]
Diabetes	1,79 [1,14-2,80]
Doença pulmonar crônica	1,74 [1,26-2,40]
Câncer	1,57 [1,00-2,47]
Cardiovascular	1,37 [1,01-1,84]
Geral	1,48 [1,24-1,76]

Com base em estudo australiano com homens de 65 a 85 anos seguidos por 12,8 anos, com TB (*n* = 250) *versus* sem TB (*n* = 37.923) a partir dos ≤ 60 anos. Razão de chance (RC) para suicídio = 15,4 [5,40-43,7]; taxa de risco (TR) para demência (na admissão) = 9,84 [5,33-18,2]; para novos casos de demência, TR = 2,30 [1,80-2,94]. Os dados são adaptados de Almeida e colaboradores[66,67] classificados por RC.

bidade,[30] e foi observada associação específica com o tratamento com medicamentos antidepressivos (presumivelmente para depressão) e mortalidade no TB.[93] Além disso, existem associações com a exposição a medicamentos que alteram ou estabilizam o humor em geral, possivelmente em associação com ganho de peso e desenvolvimento de síndrome metabólica, o que é mais provável com tratamento medicamentoso antipsicótico, regimes complexos ("politerapia") e doses médias mais altas.[85]

DEPRESSÃO BIPOLAR E SUICÍDIO

A taxa anual mundial de suicídio relatou médias de aproximadamente 15,4/100.000 (0,015% ao ano).[94] Há ampla variação entre as regiões e mesmo dentro delas, com taxas relativamente baixas relatadas no Oriente Médio e taxas altas no Leste Europeu. As taxas médias de suicídio na população em geral da maioria das regiões são consideravelmente muito mais altas para homens do que para mulheres (em média 3,7 vezes), muito baixas em crianças pré-púberes e relativamente altas entre homens idosos.[94,95] As diferenças acentuadas nas taxas regionais ou nacionais relatadas provavelmente refletem diferenças genéticas reais,[96-98] acesso limitado aos serviços de saúde[99] e variância nos procedimentos de identificação e notificação de casos.[100,101]

De modo geral, as taxas de suicídio diminuíram nos últimos 50 anos, em especial na Europa e na América do Norte,[94,102] provavelmente em associação com melhor diagnóstico e tratamento de pacientes com transtorno do humor.[86,95, 101-106] No entanto, em outras regiões do mundo, as taxas de suicídio divulgadas aumentaram, provavelmente um reflexo de aperfeiçoamentos na descoberta e na notificação de casos.[95]

As mulheres são mais do que 2 vezes mais propensas a tentar suicídio do que os homens (34% *versus* 16%), assim como são mais propensas a ser diagnosticadas com um transtorno psiquiátrico (62% *versus* 40%) e a buscar e receber tratamento para isso (50% *versus* 27%), o que talvez contribua para a menor taxa de suicídio do que nos homens.[95] Em contraste, os homens são de 3 a 4 vezes mais propensos do que as mulheres a cometer suicídio.[95,107] É possível que as mulheres tentem suicídio com métodos menos letais do que os homens e, por isso, tenham mais chances de sobreviver.

A nomenclatura de ideação e comportamento suicida tem recebido muita atenção recentemente. O termo amplo, inespecífico e potencialmente enganoso *suicidalidade* pode incluir suicídio, tentativas, ações preparatórias ou ideação suicida. Esses comportamentos e ideação devem ser distinguidos de outros atos autodestrutivos ou acidentes aparentes sem intenção suicida identificável, embora a intenção muitas vezes não seja conhecida.[108,109] Tanto na prática clínica quanto na pesquisa, as definições e a prevalência de comportamentos suicidas não fatais e ideação suicida são menos confiáveis do que para suicídios e certamente são subnotificadas, assim como são altamente variáveis a intenção suicida e a potencial letalidade dos métodos envolvidos, embora até mesmo a determinação do suicídio às vezes também possa ser incerta.[110,111]

Geralmente se aceita que 60 a 98% dos suicídios ocorrem em pessoas com pelo menos um transtorno psiquiátrico clinicamente diagnosticável,[95,112,113] quase metade dos quais (48,5%) transtornos do humor.[95,101] As pessoas com grandes transtornos do humor (TB ou TDM) têm a maior prevalência de suicídio e a maior SMR (cerca de 20 para TB e TDM graves o suficiente para exigir internação) em comparação com a população em geral. Por diagnóstico, os riscos de suicídio classificam-se na seguinte ordem: transtornos bipolares (TB-I ≥ TB-II) ≥ TDM grave com internação > depressão moderada entre pacientes ambulatoriais.[87,95,101,112,114] O risco é aproximadamente 3 vezes maior entre pacientes com TDM unipolar que alguma vez já foram hospitalizados, ou aqueles com sintomas atuais graves, em comparação com aqueles tratados apenas como ambulatoriais.[95,115] As semanas que sucedem a alta da hospitalização psiquiátrica constituem um período de alto risco de suicídio e tentativas, provavelmente em associação com a qualidade e a oportunidade de cuidados pós-internação; o risco diminui depois de vários meses.[116-118]

Em pacientes com transtornos do humor, estados depressivos e disfóricos são mais associados ao suicídio do que outras fases de doença, especialmente se acompanhados de características mistas (hipomania) em pacientes com TB ou TDM[11] ou se complicados pela coocorrência de abuso de álcool ou drogas ilícitas.[111,119-122] Além disso, o risco de suicídio é mais alto entre os que tentaram suicídio anteriormente. O risco também é elevado entre homens jovens e impulsivo-agressivos e homens mais velhos, solteiros ou socialmente isolados na população em geral,[101,104] embora tais fatores possam ser confundidos pela presença de um transtorno psiquiátrico ou abuso de substâncias. De acordo com as estatísticas federais, 42% dos norte-americanos que cometeram suicídio em 2010 estavam atualmente deprimidos, 45% tinham pelo menos um transtorno psiquiátrico diagnosticável e 33% abusaram de álcool ou drogas, embora apenas 32% estivessem recebendo algum tratamento.[122]

Encontramos alto risco de suicídio e tentativas em uma revisão dos prontuários de quase 3 mil pacientes ambulatoriais diagnosticados com um grande transtorno do humor, e o risco foi maior entre indivíduos com TB do que entre aqueles diagnosticados com TDM.[121] Em especial, entre 843 pacientes com TB da Sardenha, o risco de suicídio teve média de 150/100.000 por ano, ou cerca de 25 vezes maior que as taxas regionais comparáveis na população em geral (de 6/100.000 por ano) e 3 vezes maior do que os pacientes ambulatoriais com TDM (a maioria deles nunca hospitalizado), com pouca diferença entre os diagnosticados com TB-I ou TB-II. Essas observações também estão de acordo com os achados internacionais em mais de 100 mil sujeitos de que tentativas de suicídio eram mais prováveis em associação com diagnósticos de TB do que de TDM ou distimia[121] e com base em uma revisão sistemática das taxas de tentativas de suicídio em pacientes com TB.[15]

Em contraste, as taxas de *tentativas* de suicídio na população em geral são em média de 0,2 a 0,6% ao ano, ou aproximadamente 36 vezes superiores à taxa internacional média de suicídio.[111,113,123-125] Além disso, a *ideação* suicida, que pode ou não ser seguida por atos suicidas, é 20 vezes mais frequente (em cerca de 6% da população em geral, ou 6.000/100.000) do que as tentativas de suicídio (cerca de 300/100.000), que são cerca de 20 vezes mais frequentes que os suicídios (15/100.000, ou cerca de 400 vezes menos prevalentes do que a ideação suicida).[111]

A taxa de tentativas de suicídio para suicídios (T/S) é proposta como um índice de letalidade (refletindo a gravidade da intenção, o método violento ou letal) de comportamentos suicidas, porque uma taxa T/S inferior implica risco maior de suicídio.[14] Na população em geral, a taxa T/S é de cerca de 30 a 50.[111] Com TB e TDM, a taxa T/S é de apenas 5 a 10, o que implica maior letalidade de tentativas de suicídio do que na população em geral.[106,121] Por exemplo, encontramos uma taxa T/S de 8,6 em pacientes com TB e de 9,6 em pacientes com TDM, cerca de metade em homens comparados com mulheres,[106,110] compatível com a maior letalidade das tentativas de suicídio em homens.[103,121] Essa taxa também é influenciada pela idade, sendo um pouco menor entre homens do que entre mulheres com mais de 35 anos. Em geral, a letalidade de tentativas de suicídio segue a seguinte ordenação: homens mais jovens ≥ homens mais velhos ≥ mulheres mais velhas > mulheres mais jovens.[103,106,110,121]

Entre os pacientes com TB do tipo I ou II, o risco de comportamento suicida está entre os mais altos de todos os transtornos psiquiátricos, apesar da crescente variedade de tratamentos com supostos efeitos de alteração ou estabilização do humor. Essa disparidade quase certamente reflete a grande dificuldade de tratar estados depressivos e maníaco-depressivos mistos no TB.[12,121,126,127] De fato, como já observado, da surpreendentemente alta proporção (40-50%) de semanas doentes durante o acompanhamento por padrões clínicos comunitários, mesmo desde o estabelecimento da doença, em torno de três quartos da morbidade não resolvida no TB é depressiva ou disfórica.[30,42,128,129]

As descobertas precedentes indicam que as relações entre os níveis de risco de suicídio (pensamentos, atos, óbitos) envolvem taxas muito diferentes e que essa ideação suicida guarda apenas uma relação distante com o suicídio, mesmo entre pacientes psiquiátricos com risco relativamente alto. No entanto, a ideação suicida é o primeiro passo em direção a um potencial ato suicida, e, apropriadamente, ela é cuidadosamente considerada em avaliações clínicas e investigativas do risco de suicídio, sobretudo em pacientes diagnosticados com um transtorno do humor maior.

Efeitos dos tratamentos nos riscos de suicídio

O suicídio não pode ser "tratado", apenas prevenido. A pesquisa sobre tratamentos voltados para a prevenção do suicídio, não surpreendentemente, é muito limitada por conta dos problemas clínicos e éticos que surgem quando um tratamento inativo ou ineficaz, como uma condição placebo, seria comparado com uma intervenção experimental, e a morte é um potencial desfecho. Além disso, é praticamente impossível saber quando um suicídio foi prevenido, ao passo que tentativas e suicídios podem ser contabilizados. Para a pesquisa, a raridade do suicídio, mesmo entre pessoas com doenças psiquiátricas, encoraja a confiança em medidas de desfecho substitutas mais prevalentes relacionadas ao suicídio, ainda que remotamente, incluindo ideação suicida, ameaças, atos autodestrutivos ou intervenções emergenciais. A relação em geral distante de tais medidas com o suicídio pode levar a impressões enganosas e não comprova efeitos terapêuticos sobre o próprio suicídio. Comportamentos suicidas, incluindo tentativas, e a necessidade de intervenções clínicas urgentes para evitar a progressão da ideação à tentativa de suicídio têm sido empregadas na avaliação investigativa dos tratamentos destinados a reduzir o risco de suicídio, incluindo comparações entre antes e durante uma intervenção ou entre duas intervenções plausíveis.[106,130,131]

Embora muitos indivíduos com TB e outros pacientes psiquiátricos em risco de suicídio recebam vários tratamentos com o objetivo implícito de limitar o risco de suicídio, os efeitos de raros tratamentos no comportamento suicida foram testados cientificamente, e seus benefícios ou riscos potenciais permanecem incertos. Além disso, a relação do tratamento psiquiátrico com o suicídio é tal que, na melhor das hipóteses, apenas cerca da metade das pessoas que cometem suicídio recebe algum atendimento clínico nos meses anteriores à morte, e sua adequação e aceitação foram muitas vezes insuficientes, sugerindo que a identificação, a inscrição ou a retenção em programas de tratamento como meio de prevenir o suicídio teve sucesso limitado.[61,101,132-134] Para reiterar, uma limitação adicional para a avaliação de intervenções terapêuticas é que os clínicos sabem quando falham, mas não quando conseguem prevenir um ato suicida. As seções a seguir consideram o conhecimento dos efeitos nos riscos de suicídio de várias classes de medicamentos psicotrópicos (antidepressivos, ansiolíticos sedativos, lítio, anticonvulsivantes, antipsicóticos), bem como de psicoterapias e intervenções diversas.

Antidepressivos

A associação muito frequente de comportamento ou atos suicidas com depressão em pacientes com TB encorajou a expectativa de que o tratamento em curto e longo prazos com antidepressivos pudesse reduzir o risco de suicídio.[126] Contudo, a maioria dos estudos sobre tratamento antidepressivo gerou evidências inconsistentes relativas aos efeitos em suicídios ou tentativas. Eles incluem uma variedade de delineamentos experimentais, entre os quais estudos randomizados, ensaios controlados por placebo, estudos de coorte clínica, dados recuperados de registros clínicos ou de organização de manutenção da saúde ou programas de seguro e estudos ecológicos que comparam as taxas de suicídio por regiões ou anos com taxas de prescrições de medicamentos antidepressivos (geralmente não nas mesmas pessoas).[102,135-138] Muitos desses estudos não tinham por objetivo testar o comportamento suicida como uma medida de resultado explícita e se basearam em achados *post hoc* para testar possíveis diferenças nos riscos de suicídio com ou sem antidepressivos ou em comparação com outros tratamentos.[14,110,139]

Tais esforços de pesquisa encontraram várias limitações dignas de nota: a) ideação ou comportamento suicida, mesmo definidos por padrões objetivos, geralmente não são uma medida de resultado explícita, predefinida; b) a interpretação dos resultados dos estudos sobre uso de antidepressivos é gravemente comprometida pela possível confusão com morbidade ou indicação (ou seja, tratamentos médicos que incluem antidepressivos têm maior probabilidade de serem administrados e seguidos por pacientes gravemente doentes com maior risco presumido de suicídio, atuando, assim, contra a descoberta de um benefício do tratamento); e c) ensaios clínicos randomizados (ECRs), embora sejam a melhor fonte de dados sobre efeitos do tratamento antidepressivo no risco de suicídio, tendem a não incluir pacientes por tempo suficientemente longo para identificar atos suicidas raros e suicídios ainda mais raros. Os ECRs muito raramente definiram comportamentos suicidas como medida de resultado explícita, *a priori*, apurada com métodos de avaliação bem validados. Além disso, mesmo com esforços para excluir sujeitos suicidas de ensaios controlados, as taxas de comportamentos suicidas podem ser tão altas em ensaios controlados quanto em amostras clínicas de pacientes com transtorno depressivo.[140] Ademais, as taxas de comportamentos suicidas encontradas em ensaios controlados de tratamento para depressão muitas vezes são exageradas pela transformação de taxas em tempos de exposição relativamente curtos (normalmente 6 a 12 semanas) em taxas anuais. Por exemplo, a ocorrência de um ato durante 12 semanas *versus* 52 semanas de risco resultará em taxas aparentes de 4 por ano *versus* 1 por ano.

Esperava-se que associações robustas de tratamento eficaz para depressão com risco de suicídio reduzido surgissem a partir das análises de dados agrupados de ECRs de antidepressivos, de modo a aumentar o poder estatístico para detectar eventos infrequentes, porém elas se mantiveram indefiníveis. Outra limitação potencial dessa abordagem é que alguns pacientes podem *piorar* clinicamente quando recebem um medicamento antidepressivo. Tais respostas são particularmente propensas a surgir com depressão bipolar, que pode mudar para agitação, disforia, inquietação, irritabilidade, raiva e insônia, bem como um grau de desinibição comportamental, que é inclusive mais provável quando associado a abuso de substâncias. Tais respostas aumentam o risco de comportamentos agressivos, incluindo atos suicidas impulsivos.[11,101,120,141-144]

Várias metanálises consideradas a seguir encontraram apenas pequenas diferenças nas taxas de comportamentos suicidas entre pacientes deprimidos randomizados para tratamento com um antidepressivo *versus* um placebo. Outros achados incluíram riscos aumentados em jovens e adultos jovens, mas riscos diminuídos em adultos mais velhos, geralmente com base em ideação suicida como uma medida de resultado substituta não confiável.[127,135,136,138] Além disso, nenhum desses estudos se baseou em medidas de resultado predefinidas explícitas e validadas pertinentes ao suicídio. Em vez disso, os indicativos de ideação ou comportamento suicida geralmente surgiram entre "eventos adversos", quase sempre apurados de forma passiva e incidental, e não por pesquisa direta e avaliação crítica adequada.

Um dos maiores estudos baseados em metanálise *post hoc* revisou 295 ensaios controlados por placebo submetidos à Food and Drug Administration (FDA) para fins de licenciamento de medicamentos. Analisou 11 antidepressivos modernos em quase 77 mil indivíduos adultos deprimidos ou ansiosos para comparar essas drogas com placebos inativos para "riscos de suicídio" em ensaios com duração média de oito semanas. O risco relatado foi de 0,010% para suicídios e uma média de 0,17% para tentativas de suicídio – ambos semelhantes às taxas da população em geral.[123] Não houve diferença geral no risco de atos suicidas (os suicídios eram raros) entre tratamentos antidepressivos (76/39.729 = 0,19% [IC: 0,15-0,24]) e controles placebo (46/27.164 = 0,17% [0,12-0,23]) com base no agrupamento metanalítico de dados. Entretanto, análises *post hoc* secundárias, com base na estratificação por faixas etárias, sugeriram aumento do risco de "suicidalidade" amplamente definida (novamente, sobretudo ideação) com antidepressivos modernos *versus* placebo em idades abaixo de 25 anos, mas efeitos benéficos aparentes em adultos mais velhos, e nenhuma diferença geral. Uma revisão metanalítica de grandes estudos de coorte e caso--controle de antidepressivos modernos encontrou resultados muito semelhantes aos da análise da FDA, em que pacientes mais jovens apresentaram risco aumentado de suicídio ou tentativas, enquanto adultos mais velhos apresentaram riscos menores associados ao tratamento com um antidepressivo moderno.[137]

Diferentemente dessas metanálises de dados de ECRs ou estudos de coorte, muitos ensaios antidepressivos controlados por placebo em adultos deprimidos encontraram reduções substanciais nas classificações de ideação suicida com antidepressivos em comparação com placebo, geralmente com base em itens relacionados ao suicídio em escalas padrão de classificação de sintomas de depressão.[145-147] Contudo, esses achados são subjetivos e baseados em avaliações *post hoc* de itens individuais em escalas padrão de classificação de sintomas de depressão, que podem ser influenciadas por impressões de melhora clínica geral.

Em nossa experiência, o surgimento de novos comportamentos suicidas entre adultos tratados com antidepressivo contínuo em ambientes clínicos é muito incomum, envolvendo talvez 5/1.000 indivíduos em um ano, excluindo pacientes cujo tratamento foi alterado anteriormente devido a tendências suicidas emergentes.[115] Achados de piora seletiva de riscos de suicídio em alguns pacientes jovens tratados com antidepressivos sugerem diferenças clinicamente importantes entre as faixas etárias. Tais reações adversas são especialmente prováveis de surgir entre jovens anteriormente deprimidos não reconhecidos como tendo TB, que podem piorar clinicamente quando recebem um antidepressivo, bem como outros com determinadas sensibilidades comportamentais a agentes que elevam o humor e que podem levar ao aumento de agitação, irritabilidade e insônia. Tais respostas podem contribuir para o relatado excesso de ideação suicida[136] e de tentativas de suicídio[148] em pacientes jovens tratados com antidepressivos modernos. No entanto, tais riscos, bem como a possibilidade de um episódio depressivo agudo ser o início do TB, devem ser monitorados no início e após o início do tratamento antidepressivo em qualquer idade.

Ansiolíticos e sedativos

Alguns estudos encontraram taxas elevadas de suicídio entre pessoas diagnosticadas com transtornos de ansiedade,[112,149,150] inclusive em estudos controlados, possivelmente refletindo sua frequente coocorrência com transtornos do humor e uso de substâncias. Tratamentos destinados a reduzir sintomas de ansiedade podem ter efeitos imprevisíveis no comportamento suicida. Em especial, desinibição comportamental associada ao uso de benzodiazepínicos pode aumentar os comportamentos impulsivos e agressivos, principalmente quando combinada com álcool, e em pacientes com transtorno da personalidade.[151] Por sua vez, uma metanálise encontrou pouca evidência de diferentes riscos de suicídio ou tentativas entre pacientes diagnosticados com transtornos de ansiedade randomizados para receber um placebo ou uma variedade de medicamentos ansiolíticos.[149] Em geral, há pouca evidência de que os tratamentos eficazes para transtornos de ansiedade reduzam o risco de suicídio.[152] Em contrapartida, a descontinuação do tratamento com benzodiazepínicos, sobretudo de forma rápida, é um estressor que tem sido associado ao aumento do risco de suicídio.[151]

Lítio

Uma associação de risco reduzido de suicídios e tentativas durante o tratamento em longo prazo com lítio em pacientes com TB é consistentemente apoiada por muitos estudos,[14,153-159] mas não por todos.[160,161] O apoio a essa associação inclui metanálises e revisões, bem como resultados de vários estudos de eficácia randomizados e controlados por placebo não especificamente projetados para testar os efeitos no risco de suicídio.[106,153,162-165] Em metanálises de dados de quase três dúzias de ensaios (incluindo 10 ensaios randomizados, com placebo ou tratamentos ativos alternativos como controles) envolvendo mais de 110 mil pessoas-ano de risco, encontramos riscos de 5 a 6 vezes menores de suicídios e tentativas durante o tratamento com lítio entre pacientes com transtornos do humor maiores recorrentes ou TB.[106,155,166] Notavelmente, em um desses estudos, as taxas de suicídio aumentaram 20 vezes dentro de vários meses após a descontinuação do tratamento de manutenção com lítio e foram 2 vezes maiores com descontinuação abrupta ou rápida *versus* gradual (mais de ≥ 2 semanas), retornando posteriormente aos níveis encontrados antes de o tratamento com lítio ter iniciado.[166] Além disso, em dados metanaliticamente reunidos de oito estudos de pacientes diagnosticados com TDM unipolar recorrente (um total de 2.434 pacientes-ano em risco), encontramos evidências de redução substancial (quatro vezes) do risco de suicídio e tentativas com lítio *versus* alternativas que incluíam anticonvulsivantes.[167]

Um raro ECR[164] encontrou uma diferença substancial, mas estatisticamente não significativa, nas taxas de atos suicidas entre pacientes tratados por 12 meses com lítio em comparação com outros randomizados para placebo (TR ajustado: 0,52; IC 95%: 0,18-1,43, favorecendo o lítio). Digno de nota: os três suicídios encontrados nesse estudo foram associados ao tratamento com placebo. Em outra comparação randomizada de lítio *versus* placebo adicionado ao tratamento com citalopram, um antidepressivo inibidor seletivo da recaptação da serotonina (ISRS), por quatro semanas, não ocorreram suicídios ou tentativas em nenhum dos grupos, mas os escores da escala de classificação de suicídio diminuíram significativamente mais quando o lítio fazia parte do regime de tratamento.[165] Com base em todos esses estudos, vários relatórios de especialistas recomendaram o uso de tratamento em longo prazo com lítio para reduzir o risco de comportamento suicida em pacientes com TB.[168-170]

Apesar desses vários achados, um papel direto do tratamento com lítio na diminuição do risco de suicídio não é demonstrado com segurança. Quanto aos estudos com outros agentes, a principal limitação é que o suporte para menor risco de suicídio durante o tratamento em longo prazo com lítio deriva quase inteiramente de achados incidentais (de efeitos adversos) em estudos concebidos para outros fins terapêuticos, mas sem abordar comportamentos suicidas como uma explícita medida de resultado. Um potencial limite adicional dos estudos com lítio – e, de fato, de todos os estudos de efeitos terapêuticos – é que os pacientes que aceitam, toleram e mantêm tratamentos específicos em longo prazo podem bem ser autosselecionados e não representar adequadamente todo o espectro de pacientes clinicamente encontrados. Tais fatores podem confundir a interpretação dos efeitos do lítio observados sem randomização para tratamento ativo *versus* uma condição de comparação (o placebo raramente é uma opção ética), com medidas relacionadas ao suicídio como resultados explícitos. Por sua vez, ao testar os efeitos de longo prazo de qualquer tratamento, somente pacientes que o aceitam e toleram podem ser considerados para análise.

A aparente eficácia do tratamento com lítio na redução dos riscos de suicídio e tentativas está provavelmente associada à redução do risco ou da gravidade das recorrências de depressão ou de estados agitados disfóricos mistos no TB ou no TDM e à redução da impulsividade e da agressividade em vários transtornos do humor que podem ser mediados pelo aumento da função do sistema central de serotonina.[171-174] De forma alternativa, alguns especialistas propuseram que o lítio pode ter efeitos específicos contra o suicídio independentemente de suas ações estabilizadoras do humor, com base na redução do risco de suicídio até entre pacientes cujos sintomas de humor primários não responderam bem ao lítio.[173] Também foi sugerido que no tratamento de longo prazo com lítio, bem como com clozapina,[130] sua necessidade de monitoramento clínico excepcionalmente cuidadoso pode facilitar a identificação de sintomas emergentes associados ao comportamento suicida, incluindo ideação suicida e agitação precoce, disforia, raiva ou impulsividade. Contudo, contato clínico adicional e supervisão rigorosa podem não ser decisivos, dados os resultados do estudo InterSePT de clozapina *versus* olanzapina para pacientes com esquizofrenia com alto risco de suicídio, nos quais o tempo de contato clínico foi muito semelhante entre as opções de tratamento.[130]

Uma consideração quanto ao tratamento com lítio para pacientes potencialmente suicidas é que ele pode ser altamente neurotóxico e letal com *overdoses* agudas, em especial se elas não forem detectadas precocemente e se não for ministrado o tratamento de suporte de emergência e hemodiálise.[175] Revisões detalhadas da pesquisa sobre lítio na prevenção de suicídio são fornecidas em capítulos de livros recentes.[14,176]

Anticonvulsivantes

É limitada a pesquisa que compara diretamente os riscos de suicídio durante o tratamento com estabilizadores do humor comprovados ou pretensos que não o lítio,[161,177] mas pelo menos dois estudos encontraram riscos médios de suicídio três vezes mais baixos com lítio do que com carbamazepina ou valproato entre pacientes com TB ou transtorno esquizoafetivo.[178,179] Além disso, a FDA tem expressado preocupações de que anticonvulsivantes possam aumentar os riscos de suicídio, pelo menos entre alguns indivíduos com epilepsia.[180] Outras evidências não indicaram risco aumentado entre pacientes psiquiátricos, especificamente com TB, tratados com anticonvulsivantes; em vez disso, sugeriram que essa classe do medicamentos pode ter efeitos benéficos sobre o comportamento suicida associados às ações estabilizadoras do humor de alguns anticonvulsivantes.[181-183] Em uma metanálise, comparamos os efeitos de proteção contra o comportamento suicida do lítio *versus* anticonvulsivantes (principalmente valproato e algum uso de carbamazepina ou lamotrigina) em seis comparações diretas incluindo mais de 30 mil pacientes. Encontramos superioridade quase tripla do lítio sobre os poucos anticonvulsivantes testados.[184]

Antipsicóticos

Os agentes antipsicóticos neurolépticos mais antigos são pouco estudados quanto aos efeitos no comportamento suicida em comparação com os agentes antipsicóticos modernos, atípicos ou de segunda geração (ASGs).[101] No entanto, um estudo baseado em mais de 10 mil pacientes psicóticos não encontrou diferença estatística no risco relativamente curto de suicídio e tentativas durante o tratamento com antipsicóticos modernos ou mais antigos *versus* placebo.[185]

A falta de diferença significativa também foi relatada em um estudo sobre mortalidade em curto prazo, incluindo suicídio, em vários grupos de diagnóstico (mais de 108 mil indivíduos) tratados com ASGs.[186] Em vez disso, um grande estudo descobriu que a mortalidade, inclusive por suicídio, era mais prevalente entre pacientes com transtorno psicótico não tratado.[187]

O primeiro tratamento aprovado pela FDA de qualquer tipo com indicação antissuicídio foi a clozapina para pacientes com esquizofrenia, baseado principalmente no notável estudo InterSePT, que comparou clozapina com olanzapina em indivíduos propensos ao suicídio.[130] Esse ensaio fundamental encontrou menor número e mais tempo para intervenções por risco de suicídio emergente e taxas reduzidas de tentativa de suicídio a favor da clozapina. Não surpreendentemente para um único estudo, houve poucos suicídios para avaliar sua associação com os tratamentos administrados. O efeito benéfico da clozapina em pacientes com esquizofrenia suicida foi corroborado por outros estudos, incluindo sua comparação clínica com risperidona ou quetiapina, bem como com olanzapina.[131,188-191] Algumas evidências emergentes sugerem que os efeitos da clozapina no risco de suicídio em pacientes com esquizofrenia podem não diferir sensivelmente daqueles de outros antipsicóticos,[192] embora o aumento do risco de suicídio tenha sido relatado após a descontinuação da clozapina em pessoas com esquizofrenia.[193] Não se sabe se a clozapina pode exercer efeitos antissuicidas no TB ou em outros transtornos psiquiátricos importantes, embora pareça ter efeitos antimaníacos e estabilizadores do humor no TB.[194]

Intervenções psicossociais

Ensaios de pesquisa cientificamente adequados de psicoterapia ou outras intervenções psicossociais para pacientes suicidas são raros, e relatos de caso sobre o tema são mais propensos a descrever resultados positivos; ambos os fatores contribuem para um déficit de avaliações equilibradas e críticas. Além disso, os dados sobre psicoterapias para prevenir o suicídio são difíceis de coletar e, mais uma vez, são limitados pela raridade de eventos suicidas, bem como por outras grandes armadilhas metodológicas.[195] Essa impressão é apoiada por uma revisão metanalítica baseada em 20 ECRs envolvendo 2.460 indivíduos agudamente suicidas expostos a 10 condições de tratamento diferentes.[196] Descobriu-se que apenas a terapia comportamental dialética (DBT) parecia ser superior ao tratamento clínico padrão na redução de repetições de comportamento autodestrutivo (em 56%; $p = 0,03$) entre indivíduos diagnosticados com transtorno *borderline*, mas com base em um único ensaio pequeno. Outros tratamentos psicossociais não diferiram significativamente de suas condições de controle, incluindo resolução de problemas *versus* atendimento clínico padrão, terapia comportamental *versus* psicoterapia orientada ao *insight* no hospital e psicoterapia de longo prazo *versus* breve. Conclusões semelhantes sobre a falta de pesquisas adequadas nessa área são apoiadas por uma revisão sistemática mais recente, na qual as medidas de desfecho variaram de ideação suicida a suicídio.[131]

Com modificações específicas para pacientes suicidas, a terapia cognitivo-comportamental (TCC), destinada a melhorar a compreensão cognitiva, as estratégias de enfrentamento, a resolução de problemas e as habilidades comportamentais, pode ser útil para limitar o risco de suicídio em crises clínicas e talvez a mais longo prazo.[101,197] Uma recente revisão de 18 estudos de psicoterapia baseada em TCC incluiu 2.433 indivíduos (idade média de 30 anos; 63% mulheres) e encontrou redução significativa de recorrências de automutilação, embora os pacientes também estivessem recebendo tratamentos farmacológicos padrão.[198]

A DBT de Linehan – uma combinação de terapia cognitiva e estratégias meditativas baseadas na aceitação, derivadas do budismo, testada principalmente em pessoas diagnosticadas com traços *borderline* – pode ser um tratamento eficaz para pacientes suicidas, talvez incluindo aqueles com TB.[199,200]

A psicoterapia interpessoal (TIP) em 16 sessões semanais também foi considerada eficaz em indivíduos suicidas com mais de 60 anos, refletindo na redução dos sintomas de depressão e de ideação suicida.[200] Outro estudo encontrou redução significativamente maior nas tentativas de suicídio entre indivíduos randomizados para TIP em comparação com tratamento clínico intensivo, ambos com uso de estabilizadores do humor.[201] Um raro estudo randomizado de pacientes agudamente suicidas recrutados em um serviço de emergência descobriu que seis meses de TIP – com base em quatro visitas domiciliares *versus* uma condição de controle de tratamento habitual – foi mais eficaz contra ideação suicida.[202]

A pesquisa anterior indica que efeitos benéficos da psicoterapia na ideação suicida, na automutilação ou em tentativas de suicídio em comparação com os controles foram encontrados com TCC, DBT, TIP e assistência diurna com psicoterapia psicodinâmica.[203] Contudo, outros trabalhos deixam algumas dúvidas sobre o valor específico de determinadas formas de psicoterapia. Por exemplo, em um estudo, 218 pacientes com uma variedade de transtornos psiquiátricos e uma recente tentativa de suicídio foram randomizados para tratamentos de acompanhamento por 12 meses após uma hospitalização índice.[204] Nesse estudo, os resultados com atendimento clínico de rotina, que incluiu especialistas em suicídio, não diferiram significativamente daqueles da psicoterapia ambulatorial breve. Essa conclusão é congruente com outros resultados revisados.[196] Além disso, algumas revisões recentes têm sido céticas quanto à eficácia das intervenções psicoterapêuticas para prevenir o suicídio, embora tenham encontrado evidências de desesperança reduzida.[200,205] Além disso, a maioria dos resultados revisados envolveu melhora clínica, particularmente nos sintomas depressivos, o que pode reduzir a ideação suicida e talvez o comportamento suicida. Entretanto, apesar da falta de evidências consistentes e convincentes da eficácia específica de algumas intervenções psicoterapêuticas em pacientes com TB, a prática clínica prudente geralmente inclui prestar apoio psicológico aos pacientes, abordar diretamente seus pensamentos suicidas e manter contato com outros médicos envolvidos, bem como com familiares.[104]

Tratamentos diversos e experimentais

Um potencial tratamento experimental e antissuicida é a cetamina, um antagonista do receptor N-metil-D-aspartato (NMDA) de glutamato que é considerado para o tratamento da depressão no TB. Foi associada à redução rápida e de curto prazo da ideação (não do comportamento) suicida juntamente com a rápida redução dos sintomas de depressão em estudos recentes.[206,207]

As opções adicionais para o manejo clínico de pacientes suicidas geralmente são empíricas e carecem de testes formais, mas muitas vezes são baseadas em décadas de experiência clínica, embora amplamente limitadas a intervenções breves para risco agudo de suicídio. Um bom exemplo é o uso da eletroconvulsivoterapia (ECT), que muitas vezes parece salvar vidas em emergências suicidas, mas carece de evidência de eficácia antissuicida *sustentada*.[208] Outros métodos de estimulação elétrica ou magnética externa do cérebro, estimulação do nervo vago ou estimulação cerebral profunda estão sendo investigados ou introduzidos para tratar depressão resistente ao tratamento, mas ainda precisam ser testados para efeitos específicos no comportamento suicida, particularmente no TB.

Intervenções adicionais incluem hospitalização emergencial, que continua sendo uma indicação prevalente para assistência psiquiátrica hospitalar e que quase certamente tem valor prático de curto prazo, mas menor probabilidade de ter eficácia duradoura contra risco de futuro suicídio.[131] De fato, as semanas e os meses após a alta da internação psiquiátrica, por indicações que incluem comportamento ou risco suicida, estão associados a taxas muito altas de suicídio e tentativas, particularmente quando os cuidados posteriores são tardios ou inadequados.[117,118,209] Algumas técnicas de manejo clínico que parecem ser amplamente empregadas, incluindo "contratos de segurança", como meio de encorajar pacientes suicidas a evitar automutilação e procurar ajuda quando em perigo, não têm valor comprovado e podem inclusive aumentar o risco de suicídio se a vigilância clínica for reduzida. Um resumo dos tratamentos propostos com o objetivo de reduzir o risco de suicídio, inclusive na depressão bipolar, é apresentado no Quadro 4.2.

QUADRO 4.2 Tratamentos destinados à redução do risco de suicídio em pacientes com transtorno bipolar

Intervenção	Tempo	Descobertas	Comentários
Antidepressivos	Os benefícios de curto prazo não são claros; efeitos em longo prazo praticamente não foram testados	Os resultados da pesquisa são inconclusivos. O risco de suicídio pode aumentar com agitação, principalmente em jovens, mas pode ser menor em adultos mais velhos	Estudos carecem de randomização de longo prazo com atos suicidas como medida de resultado explícita
Antipsicóticos	Os benefícios de curto prazo não foram adequadamente testados. A clozapina é provavelmente benéfica em longo prazo na esquizofrenia (com aprovação da FDA), mas não foi testada em TB	Com exceção da clozapina, a testagem continua inadequada e inconclusiva	Efeitos da clozapina dependem principalmente de um único ensaio randomizado *versus* olanzapina, sem redução da mortalidade
Anticonvulsivantes	Os efeitos em curto prazo não foram estabelecidos; benefícios em longo prazo foram propostos	Valproato é o mais estudado; os anticonvulsivantes podem ser menos eficazes do que o lítio	Estudos carecem de atos suicidas como resultado explícito
Ansiolíticos/ sedativos	Se há benefícios, eles provavelmente são de curto prazo	Pesquisa inconclusiva	Possível desinibição de comportamento, risco de abuso e descontinuação associados ao risco aumentado de suicídio

(Continua)

QUADRO 4.2 Tratamentos destinados à redução do risco de suicídio em pacientes com transtorno bipolar *(Continuação)*

Intervenção	Tempo	Descobertas	Comentários
Lítio	Muito provavelmente eficaz em longo prazo	Diminuição consistente de risco de suicídio e tentativas em estudos controlados e não controlados; não está claro se o efeito se deve à redução do risco de depressão, impulsividade ou de outra ação antissuicida	Mesmo os ensaios randomizados carecem de comportamento suicida como medida de resultado explícita. Aceitação e tolerância em longo prazo sugerem alguma autosseleção
Outros tratamentos farmacológicos	Apenas efeitos em curto prazo foram testados	A cetamina pode reduzir a ideação suicida; efeitos sobre o comportamento suicida não foram testados; outros agentes não foram testados	A cetamina tem efeito antidepressivo de curto prazo no TB
Outros tratamentos somáticos	Se há benefícios, eles provavelmente são de curto prazo	ECT, estimulação magnética, do nervo vago ou cerebral profunda podem ser benéficas para depressão	Testes inadequados *versus* comportamento especificamente suicida
Psicoterapias	Os efeitos não foram estabelecidos, mas amplamente assumidos como clinicamente úteis	Métodos cognitivo-comportamentais, dialéticos e interpessoais mais bem estudados, mas os resultados da pesquisa são inconclusivos	Psicoterapia envolve autosseleção

Referências para estudos desses métodos são fornecidas no texto.

TRATAMENTO DA DEPRESSÃO BIPOLAR

Como revisto, os estados depressivo, distímico e misto (agitado disfórico) são os principais componentes da carga total de doença no TB, sendo fortemente associados e previstos por episódios depressivos, mistos ou ansiosos pela primeira vez na vida.[6,7,30,44,210] Notavelmente, apesar da alta prevalência da depressão bipolar e de sua grande importância clínica, de saúde pública e econômica, poucos tratamentos se mostraram alta e consistentemente eficazes em episódios agudos, e há ainda menos evidências de meios eficazes e seguros de oferecer proteção em longo prazo contra recorrências de depressão bipolar ou de estados ou sintomas relacionados altamente prevalentes, distímicos ou disfóricos em pacientes com TB. Em particular, existem controvérsias contínuas sobre o valor e os riscos dos medicamentos antidepressivos no tratamento da depressão bipolar.[144,211,212] Por sua vez, a falta de tratamentos altamente eficazes incentiva ensaios clínicos empíricos generalizados de combinações de medicamentos ("politerapia") e outros métodos *off-label* que em grande parte continuam não testados quanto à eficácia c à segurança.

Parece provável que a relativa escassez de estudos terapêuticos experimentais para depressão bipolar reflita uma visão amplamente aceita de que a "depressão maior" é semelhante em suas características clínicas, bem como em suas respostas ao tratamento, no TB e no TDM.[12,126] No entanto, existem evidências abundantes de que os episódios depressivos no TB e no TDM diferem de muitas formas, incluindo história familiar, distribuição por sexo, idade de início, estabilidade diagnóstica em longo prazo e especialmente duração do episódio, taxas de recorrência e respostas a determinados tratamentos.[12,129]

As considerações anteriores indicam que a depressão bipolar continua sendo um problema clínico importante – de fato, possivelmente, um dos desafios mais críticos e não resolvidos para a terapêutica psiquiátrica contemporânea.[6,7,129,213] A situação atual do tratamento da depressão bipolar é resumida a seguir, com ênfase nos métodos farmacológicos e em outros métodos biomédicos, baseando-se em parte em nossa recente revisão sistemática da literatura.[210]

Antidepressivos para depressão bipolar

A aparente facilidade e a relativa segurança de tratar episódios depressivos maiores com antidepressivos modernos e relativamente seguros amplamente empregados, combinadas com o forte desejo de minimizar ou evitar a depressão por parte dos pacientes com TB e de seus médicos, tornaram os antidepressivos a principal forma de tratamento fornecida a pessoas com TB.[12,129,210,214] No entanto, o conhecimento do valor e dos potenciais riscos dos antidepressivos para tratar depressão bipolar, especialmente o risco de virada maníaca, é muito limitado por uma impressionante escassez de experimentação terapêutica para depressão bipolar e por achados inconsistentes, apesar de mais de meio século de pesquisa e do uso clínico de medicamentos antidepressivos para tratar a "depressão".[144,215-217] A pesquisa é particularmente limitada em relação a distimia e disforia, depressão com características mistas, depressão proeminente do TB-II e profilaxia de longo prazo para depressão bipolar.[144,218-223] Muitos especialistas pedem cautela no uso de antidepressivos, em especial para depressão no TB-I (em que alterações de humor podem ser muito perigosas), desencorajando seu uso como monoterapia, mas, se necessário, apenas em combinação com agentes estabilizadores do humor ou ASGs, ou quando se sabe que os pacientes responderam de modo favorável a um antidepressivo anteriormente.[144,170,213]

Antidepressivos na depressão bipolar aguda

Os ensaios de monoterapia bem delineados e controlados com foco na eficácia de antidepressivos para depressão bipolar aguda são surpreendentemente poucos, variam em tamanho e qualidade e produziram resultados inconsistentes (Tabela 4.6).[170,215-223,230-232] Com frequência, dois grandes ensaios são citados como suporte convincente da falta de eficácia do tratamento antidepressivo na depressão bipolar. Um deles, que não é um estudo de monoterapia, não encontrou nenhum avanço adicional de remissão sustentada de sintomas depressivos ao adicionar-se um antidepressivo (paroxetina ou bupropiona) ao tratamento já mais ou menos clinicamente otimizado de pacientes com TB com estabilizadores do humor ou drogas antipsicóticas.[230] O segundo randomizou relativamente poucos indivíduos deprimidos com TB para paroxetina ou placebo em um estudo de oito semanas, projetado principalmente para testar a eficácia da quetiapina, e encontrou pouco benefício adicional com a adição de antidepressivo.[219] Duas metanálises, incluindo estes e os poucos outros ensaios relevantes, apoiaram a possível eficácia de vários antidepressivos na depressão bipolar,[211,215] mas outra não.[217] Os resultados de ECRs de antidepressivos para depressão bipolar relatados estão resumidos na Tabela 4.6.[211,212,219,224-229,233] Entretanto, uma comparação naturalista das respostas clínicas em grandes amostras de pacientes deprimidos com TB-I, TB-II ou TDM unipolar recorrente encontrou apenas pequenas diferenças nas taxas de resposta ou remissão por tipo de diagnóstico e baixo risco de alteração de humor, contanto que os indivíduos com evidência de agitação ou mesmo características hipomaníacas menores no início do estudo fossem excluídos.[232] Tais características são prevalentes em episódios de depressão bipolar.[11,234]

A impressão de que os antidepressivos são menos eficazes na depressão bipolar do que no TDM pode, até certo ponto, refletir efeitos adversos do tratamento antidepres-

TABELA 4.6 Resultados de ensaios randomizados e controlados por placebo de antidepressivos para depressão aguda no transtorno bipolar

	Duração (semanas)	Desistências (%)	Dose [IMI-eq mg/dia]	Respondentes/casos (n/N) (%)		RR metanalítico
				Antidepressivo	Placebo	
Agrupado/ médias [IC 95%] (12 ensaios)	8,2 [6,7-9,6]	31,1 [19,9-42,3]	172 [146-198]	393/803 (48,9%) [45,4-52,5]	419/1.092 (38,4%) [35,5-41,3]	1,32 [1,07-1,62]

Os dados são agrupados por metanálise de efeitos aleatórios ou calculados em média em 12 ensaios, com intervalos de confiança (IC) de 95%. Os ensaios envolveram antidepressivos isoladamente ou associados a estabilizadores do humor (EH) versus placebo (PBO) isoladamente ou com EH. Os antidepressivos testados versus PBO incluem: agomelatina + EH; bupropiona ou paroxetina + EH; citalopram + EH; fluoxetina + lítio; fluoxetina + olanzapina isoladamente; imipramina isoladamente; imipramina + lítio (duas vezes); fenelzina isoladamente; paroxetina isoladamente; e paroxetina + EH (duas vezes). Dos 12 ensaios, nove incluíram indivíduos com TB-I e TB-II, dois tiveram casos de TB-II, e um teve casos de TB-I. O risco relativo (RR) agrupado (1,32) indicou superioridade geral estatisticamente significativa em relação aos controles PBO ($z = 2,65$, $p = 0,008$), mas em apenas 3/12 ensaios individuais o antidepressivo foi significativamente superior ao PBO. O número necessário tratar (NNT) agrupado foi modesto (7,5 [4,4–25,3]); a heterogeneidade geral dos achados foi substancial (I2 = 66,9%). Ensaios de monoterapia produziram eficácia não significativamente maior do que naqueles que associam um antidepressivo (ou PBO) a um EH: RR agrupado = 1,64 [1,05-2,56] versus 1,18 [0,96-1,46]. As taxas de resposta ponderadas brutas favoreceram os antidepressivos em relação ao PBO em 1,27 vez no geral (48,9%/38,4%; $\chi^2 = 21,1$, $p < 0,0001$) e em monoterapia (55,4%/35,0% = 2,00 vezes; $\chi^2 = 28,2$, $p < 0,0001$), mas não nos ensaios de politerapia (45,8%/41,4% = 1,11 vezes; $\chi^2 = 2,15$, $p = 0,14$). Os resultados são derivados de 12 estudos separados em nove relatórios revisados por pares,[212,219,224-229] conforme detalhado em revisões anteriores.[210-212] A equivalência de dosagem do medicamento é abordada alhures.[126]

sivo, incluindo piora da agitação, raiva ou disforia, que pode ser interpretada como falha de resposta da depressão.[232] Uma conclusão geral provisória decorrente dos ensaios controlados disponíveis é a de que o tratamento antidepressivo produziu superioridade significativa de 32% em relação ao placebo no tratamento da depressão bipolar aguda, com heterogeneidade moderadamente alta de resultados entre os ensaios (Tabela 4.6). Apesar desse conjunto inconsistente e escasso de conhecimentos baseados em pesquisa, é amplamente assumido clinicamente que os antidepressivos podem ser apropriados para alguns pacientes com TB e especialmente seguros para depressão no TB-II.[218,220,223,235] A seleção de pacientes como candidatos para um ensaio clínico de um antidepressivo pode ser guiada de forma útil por respostas anteriores benéficas e toleradas aos antidepressivos, um curso da doença relativamente menos grave ou de ciclos não rápidos, relativamente poucas depressões anteriores, ausência de episódios depressivos seguidos de mania e falta de agitação atual ou mesmo características hipomaníacas menores (mistas).[144,222,232]

Antidepressivos e alterações de humor

A preocupação com os resultados adversos do tratamento antidepressivo para depressão bipolar muitas vezes se concentra no risco de alteração de humor e comportamento de depressão para agitação maníaca potencialmente perigosa. Assim, um diagnóstico de TB-I, com história de mania, muitas vezes é a base para evitar antidepressivos ou outros agentes de elevação do humor (estimulantes, esteroides).[235] Os pacientes com TB com padrão de sequência predominante de depressão seguida de mania antes de um intervalo eutímico (tipo depressão-mania-intervalo eutímico) parecem estar em maior risco de alteração de humor.[236] Além disso, pacientes com TB-I parecem ser mais propensos a experimentar elevação excessiva do humor quando tratados com antidepressivos do que pacientes com TB-II.[237] Contudo, as informações disponíveis sobre a epidemiologia das taxas de alteração de humor em pacientes com TB são surpreendentemente limitadas. Os relatos de estudos geralmente não incluem distinções quantitativas e qualitativas entre os tipos I e II do TB e carecem de tempos de exposição, estimativas de recorrências por tempo ou definição do curso de tempo das alterações de humor com e sem tratamento antidepressivo. A falta de informações sobre o momento das alterações de humor em relação à exposição ao antidepressivo torna difícil distinguir a alteração espontânea da associada ao antidepressivo.

Embora seja amplamente assumido que os tratamentos estabilizadores do humor e os medicamentos antipsicóticos podem prevenir a alteração de humor durante o tratamento antidepressivo da depressão bipolar, não há comparações aleatórias das taxas de alteração de humor com antidepressivos administrados com tais cotratamentos *versus* sem eles.[32,210] Os dados disponíveis quanto a isso são baseados na comparação do tratamento clinicamente escolhido (não randomizado) com um antidepressivo isolado ou com um agente estabilizador do humor ou antipsicótico adicionado, com forte probabilidade de que os pacientes que receberam os cotratamentos estabilizadores tenham sido propensos à mania no passado.[32] Portanto, não é surpreendente que as diferenças nos resultados sejam menores ou aparentemente ainda menos favoráveis quando um tratamento estabilizador do humor ou antimaníaco foi administrado com um antidepressivo.[32]

Um grande estudo descobriu que o risco de alteração de humor em pacientes com TB aumentou 2,8 vezes em 9 meses após a adição de um antidepressivo, mas não se um agente estabilizador do humor também foi administrado.[238] Em uma revisão abrangente do risco de alteração de humor, descobrimos que o risco de mania espontânea *sem* antidepressivos em si era alto (média de 13,8%), mas que a adição de um antidepressivo aumentava o risco em apenas 1,5%, sugerindo um "efeito de teto" no risco de alteração do humor em pacientes com TB deprimidos.[32] Além disso, evidências de estudos randomizados indicam que os tipos de antidepressivos variam significativamente em sua associação com mudanças de humor. O risco parece ser especialmente alto com antidepressivos tricíclicos (ADTs) e com o inibidor seletivo da recaptação da serotonina-norepinefrina (ISRSN) venlafaxina, mas menor com ISRSs, inibidores da monoaminoxidase (IMAOs) e bupropiona.[32]

Há consenso clínico evidente de que os antidepressivos só devem ser usados em pacientes com TB com cautela, brevemente, com agentes de ação curta administrados em doses moderadas e lentamente aumentadas e em associação com um regime eficaz de estabilização do humor, enquanto se monitoram atentamente os sinais de hipomania emergente como indicação para reduzir ou suspender o medicamento. Apesar da pesquisa insuficiente sobre o assunto, parece prudente que os antidepressivos, especialmente os ADTs e os ISRSNs, sejam usados com muita cautela para depressão do TB e talvez totalmente evitados caso haja história de mudança de humor durante o tratamento antidepressivo, ciclagem rápida espontânea sem tratamento antidepressivo, ou agitação atual ou sintomas hipomaníacos, e em pacientes com TB-I.[32,144]

Uso de antidepressivos em longo prazo

Outra questão preocupante é que o valor potencial e os riscos do uso em longo prazo de antidepressivos em pacientes com TB-I e TB-II com a intenção de limitar futuras recorrências depressivas permanecem extraordinariamente pouco estudados. Novamente, a carência de informações baseadas em pesquisas parece ter pouco impacto no uso empírico de tais tratamentos na prática clínica, especialmente em associação com estabilizadores do humor ou agentes antimaníacos.[12,144,216,239-241] Em especial, o valor e a segurança de tratamento antidepressivo de longo prazo além dos meses iniciais de recuperação de um episódio depressivo de índice, em contraste com a depressão maior unipolar recorrente,[242] permanecem incertos. Tais ensaios têm alto risco de serem confundidos por efeitos adversos da descontinuação do tratamento como um estressor, e não como resultado da falta de tratamento.[243] Entretanto, o uso relativamente longo de antidepressivos junto com estabilizadores do humor pode ser apropriado em resposta a recaídas depressivas após descontinuação do antidepressivo.[144, 243]

Pelo menos três ECRs de continuação de antidepressivos modernos envolvem "enriquecimento" por inclusão de pacientes que tiveram resposta favorável em curto prazo aos mesmos tratamentos. Apesar de envolverem amostras enriquecidas, esses estudos sugerem que uma minoria de pacientes pode apresentar pequeno atraso ou frequência reduzida de recorrências depressivas quando um antidepressivo é adicionado ao seu tratamento, mas com risco ainda maior de alteração de humor.[217,244,245] Além disso, indivíduos com TB com rápida ciclagem tiveram muito mais recorrências com um antidepressivo incluído em seu tratamento, sugerindo aceleração do ciclo de sua doença.[144,216,245] Tal efeito pode ser particularmente provável em pacientes com TB-II, que são mais propensos à ciclagem rápida, do que em pacientes com TB-I.[246]

Estabilizadores do humor

Nas últimas décadas, alguns anticonvulsivantes têm sido amplamente utilizados para tratar pacientes com TB, com base em evidências seguras de efeitos antimaníacos de curto prazo (carbamazepina e valproato) ou redução de longo prazo do risco de recorrência de episódios depressivos de TB (lamotrigina), mas evidências muito menos seguras da eficácia profilática em longo prazo de outros anticonvulsivantes.[126,247,248] O uso de tais anticonvulsivantes também foi incentivado por esforços para evitar as relativas complexidades do manejo do tratamento clínico com lítio.[126] Apesar do uso generalizado de anticonvulsivantes para tratar a mania e dos esforços para proporcionar efeitos protetores de longo prazo em pacientes com TB, as evidências sobre seu valor e riscos para o tratamento da depressão aguda no TB são limitadas, e as evidências sobre os efeitos em longo prazo são ainda menos abundantes.[249]

Quatro pequenos ensaios envolvendo menos de cem indivíduos com TB total sugerem um possível valor do divalproato como monoterapia para depressão bipolar aguda (Tabela 4.7).[250] A impressão de que a lamotrigina pode ter algum efeito na depressão bipolar aguda surgiu do agrupamento de dados inconsistentes, mesmo de ensaios individuais malsucedidos contra placebo (Tabela 4.7).[251] É importante ressaltar que a lamotrigina é aprovada pela FDA apenas para profilaxia de longo prazo em TB, com eficácia demonstrada contra recorrências de depressão bipolar, mas pouca eficácia contra mania aguda ou recorrente.[126,252] Além disso, a necessidade de aumentos lentos das doses de lamotrigina para evitar reações dermatológicas potencialmente graves torna a droga um tanto impraticável para uso *off-label* nas fases agudas da depressão bipolar. As evidências relativas à carbamazepina para uso em curto ou em longo prazos na depressão bipolar são muito limitadas (Tabela 4.7), e faltam ensaios controlados para outros anticonvulsivantes no TB.[241,248]

Embora haja pouca informação sobre os efeitos do lítio na depressão bipolar aguda, ele tem sido considerado um tratamento fundamental para o TB há mais de seis décadas e ainda está posicionado como tratamento de primeira linha em algumas diretrizes de especialistas.[170,213] O uso do lítio para depressão bipolar é baseado em um único estudo controlado no qual ele foi incluído como terceiro braço de um estudo projetado principalmente para avaliar a quetiapina, e seus possíveis benefícios foram muito modestos (Tabela 4.7).[75,210,253] Contudo, o lítio parece ter alguma eficácia em longo prazo contra as recorrências da depressão bipolar, bem como efeitos profiláticos mais proeminentes contra a [hipo]mania.[126,170,254] Além disso, parece reduzir substancialmente o risco de suicídio em pacientes com TB, como foi revisto anteriormente.[106,162,167,176,255,256]

Antipsicóticos de segunda geração

Os antipsicóticos modernos, ou de "segunda geração", incluindo olanzapina combinada com fluoxetina, bem como quetiapina e lurasidona, são atualmente os únicos medicamentos com aprovação da FDA para tratamento de curto prazo de episódios depressivos maiores agudos em pacientes com TB.[126,241] Contudo, desses agentes, somente a quetiapina apresentou desempenho superior ao placebo de forma consistente em vários ensaios. Nesses ensaios, não foram encontradas diferenças dose-dependentes na eficácia (com 300 *versus* 600 mg/dia), e somente a dose mais baixa é explicitamente aprovada pela FDA. A combinação aprovada pela FDA de olanzapina + fluoxetina produziu benefícios superiores ao placebo, enquanto a olanzapina isolada foi menos eficaz do que em associação com o antidepressivo ISRS.[225] Sem surpresa, como tanto a olanzapina quanto a quetiapina têm propriedades antimaníacas, produziram riscos um *pouco menores* de alteração de humor do que com placebo.[241] Lurasidona, olanzapina e quetiapina produziram valores estimados favoráveis de NNT abaixo de 10 no tratamento da depressão bipolar aguda (Tabela 4.7),[16,221] assim como a combinação de olanzapina + fluoxetina (Tabela 4.6),[16,221] e foram substancialmente mais eficazes do que a lamotrigina.[225,241] Contudo, todas essas respostas na depressão bipolar aguda têm sido modestas (Tabela 4.7), e possíveis efeitos protetores de longo prazo requerem mais estudos.

Como apenas alguns agentes antipsicóticos modernos parecem reduzir os sintomas de depressão aguda em pacientes com TB, tais respostas evidentemente não são um efeito de classe de todos os ASGs. Observe-se que a ziprasidona e o aripiprazol foram ineficazes em dois ensaios cada.[241] A cariprazina ainda precisa ser avaliada adequadamente, pois apenas a dose de 1,5 mg/dia mostrou-se eficaz para o tratamento da depressão aguda em pacientes com TB-I, enquanto a taxa de resposta com dose menor (0,75 mg/dia) e maior (3 mg/dia) foi semelhante à encontrada com um placebo inativo.[257]

Em doses eficazes, os medicamentos antipsicóticos podem apresentar efeitos adversos que podem não ser bem tolerados por alguns pacientes, particularmente sedação excessiva, bem como inquietação ansiosa (acatisia).[258,259] Embora os riscos de discinesia tardia (DT) com a maioria dos medicamentos antipsicóticos modernos sejam muito menores do que com os antipsicóticos mais antigos ou de primeira geração (APGs),[260,261] o grande aumento no uso e a ampliação das indicações para ASGs podem aumentar o risco de números de casos até de efeitos adversos incomuns, incluindo DT.[190] Além disso, os riscos de ganho de peso, diabetes melito tipo 2 e outras características da síndrome metabólica (hiperlipidemia, hipertensão) são encontrados com alguns ASGs (sobretudo olanzapina, risperidona e quetiapina), às vezes em menos de três meses.[17,126,262] Esses efeitos adversos medicamente importantes tendem a limitar o valor potencial, mas *não comprovado*, dos ASGs para tratamento profilático contra recorrências de depressão bipolar.[16,221,249] Em resumo, a quetiapina e a lurasidona, bem como a olanzapina + fluoxetina e a cariprazina, têm evidência de eficácia na depressão bipolar aguda, embora com

TABELA 4.7 Ensaios controlados por placebo para depressão aguda no transtorno bipolar: lítio, anticonvulsivantes e antipsicóticos

Tratamentos [n ensaios e agentes]	Sujeito (n)	Abandono de medicamento/ placebo	Respondentes/sujeitos [%]		RR [IC 95%]
			Medicamento	Placebo	
Lítio [1 ensaio, 1 agente]	265	25,0%/27,8%	85/136 [62,5%]	72/129 [55,8%]	1,12 [0,92-1,37]
Anticonvulsivantes [10 ensaios, 3 agentes]	1.281	34,1%/40,5%	313/657 [47,6%]	181/624 [29,0%]	1,61 [1,39-1,87]
Antipsicóticos [13 ensaios, 6 agentes]	6.044	36,6%/35,1%	2.135/3.859 [55,3%]	904/2.185 [41,4%]	1,28 [1,09-1,51]
Agrupados/totais [24 ensaios, 10 agentes]	7.590	35,7%/39,9%	2.533/4.652 [54,4%]	1.157/2.938 [39,4%]	1,34 [1,17-1,53]

A resposta geralmente envolveu ≥ 50% de melhora nas classificações dos sintomas de depressão. De 24 ECRs, 14 (58,3%) não constataram superioridade do medicamento sobre PBO. Por metanálise de efeitos aleatórios: RR geral (1,34) é estatisticamente altamente significativo ($z = 4,31$, $p < 0,0001$), assim como a diferença na taxa de resposta média ponderada (54,4% com todos os medicamentos versus 39,4% com PBO; $\chi^2 = 164$, $p < 0,0001$), embora a diferença geral medicamento-PBO seja modesta por ambas as medidas (34%-38%). Os tratamentos significativamente superiores ao PBO foram: carbamazepina ($p = 0,02$), lamotrigina ($p < 0,0001$), valproato ($p = 0,004$), anticonvulsivantes em geral ($p = 0,001$), lurasidona ($p < 0,0001$), olanzapina ($p = 0,0002$), quetiapina ($p < 0,0001$) e antipsicóticos em geral ($p < 0,0001$), mas não aripiprazol, cariprazina, lítio ou ziprasidona. Os NNT para agentes eficazes classificaram-se da seguinte forma: carbamazepina (3,4 [IC: 1,9-19]), valproato (4,5 [2,7-13]), lurasidona (4,6 [3,3-7,8]), quetiapina (5,0 [4,1-6,3]), anticonvulsivantes em geral (5,5 [4,3-7,7]), lamotrigina (5,9 [4,4-8,9]), antipsicóticos em geral (8,8 [5,3-27]) e olanzapina isoladamente (9,5 [6,2-20]). A heterogeneidade geral foi substancial ($I^2 = 79,4\%$). Os dados são adaptados de revisões sistemáticas recentes que servem de referência para ensaios individuais.[75,210]

alguns riscos e ainda sem evidências convincentes de efeitos profiláticos de longo prazo contra depressão bipolar, com a provável exceção da quetiapina.[263]

Tratamentos farmacológicos inovadores

Vários novos tratamentos farmacológicos para depressão bipolar estão sob investigação. Incluem a cetamina, um antagonista do receptor NMDA de glutamato, e possivelmente agentes mais bem tolerados que afetam a neurotransmissão do glutamato, bem como ácidos graxos, agentes anti-inflamatórios e probióticos.[75] A R,S-cetamina é um agente inovador particularmente promissor para a depressão maior em geral, especialmente para depressões resistentes ao tratamento (DRTs), com aparente benefício de curto prazo contra a ideação suicida.[206,207] As doses típicas de antidepressivos de cetamina são de 0,10 a 0,50 mg/kg, em geral infundidas lentamente por via intravenosa (IV) durante 40 a 100 minutos para limitar os efeitos adversos, embora doses de 0,5 a 1,0 mg/kg provavelmente sejam mais eficazes.[264] Esse tratamento às vezes é repetido diariamente ou 2 a 3 vezes por semana durante várias semanas. Os efeitos analgésicos e dissociativos da cetamina são alcançados em 0,20 a 0,75 mg/kg, IV, sobrepondo-se à faixa de efeitos antidepressivos, enquanto as doses anestésicas são em média de 1,0 a 4,5 mg/kg, IV. É importante notar que as doses habituais para efeitos alucinatórios e recreativos da cetamina (*special K*) são muito mais altas, em torno de 60 a 250 mg por inalação.[265-267]

O primeiro ensaio clínico pequeno, mas controlado, de R,S-cetamina como antidepressivo foi relatado em 2000,[268] com base na teoria farmacológica e modelagem animal.[269] Pesquisas clínicas substanciais foram relatadas sobre o uso de cetamina para tratamento de curto prazo de episódios depressivos maiores agudos no TDM e menos na depressão bipolar, embora muitos deles envolvam relatos de casos e ensaios não controlados.[75] Alguns relatórios emergentes também encontraram efeitos benéficos para depressão aguda ou ideação suicida em TB.[75,206,207] De forma encorajadora, os relatos sobre a cetamina, em sua maioria, confirmam os benefícios rapidamente alcançados, inclusive na depressão bipolar, dentro de 1 a 2 dias, geralmente após falha de outros tratamentos, mas perda gradual de benefícios sem tratamento adicional na semana ou nas duas semanas seguintes. É digno de nota que os benefícios em ensaios controlados foram apenas cerca de metade quando o tratamento de controle foi com o potente sedativo benzodiazepínico midazolam em comparação com solução salina inerte como placebo.[207] Além disso, as possíveis implicações de novas evidências de que os efeitos antidepressivos (mas não os efeitos dissociativos) da cetamina podem ser prevenidos seletivamente pelo tratamento com o antagonista opioide naltrexona ainda precisam ser esclarecidas.[270] Também resta esclarecer o valor e a segurança em longo prazo dessa interessante inovação, pois poucas pesquisas abordaram o uso prolongado de cetamina para manter os efeitos antidepressivos na depressão unipolar ou bipolar, e tais esforços podem encontrar dificuldades em manter condições duplo-cego.[271]

Vários tratamentos clínicos potenciais inovadores para depressão estão surgindo, incluindo medicamentos que atuam nos locais dos receptores NMDA (p. ex., o tetrapeptídeo rapastinel) ou receptores GABA-A (p. ex., SAGE-217) e outros.[272,273] Esses novos agentes ainda precisam ser estabelecidos como seguros e eficazes em episódios depressivos unipolares maiores e resistentes ao tratamento e não foram avaliados para depressão no TB.

Tratamentos não farmacológicos

A depressão bipolar aguda responde à ECT, possivelmente ainda mais rapidamente do que no TDM,[274] deixando incerteza sobre o tratamento ideal após ECT bem-sucedida.[275,276] Conforme observado, a ECT também pode ter efeitos preventivos de suicídio em curto prazo em pacientes com TB e TDM.[277] Tratamentos biológicos não farmacológicos adicionais também podem ser valiosos para o tratamento da depressão bipolar. A terapia de luz intensa e a privação do sono são tratamentos candidatos plausíveis, mas requerem testes adequados entre pacientes com TB.[278-281] A estimulação do nervo vago é aprovada pela FDA para DRT sem especificação de TDM ou TB, mas com evidência de eficácia na depressão tanto do TB como do TDM,[282,283] embora tenha sido associada ao surgimento de mania.[284] A estimulação magnética transcraniana repetida e várias formas de estimulação elétrica do cérebro a partir da superfície ou através de eletrodos cerebrais profundos colocados estereotaxicamente permanecem experimentais.[75,285-293] Muitos candidatos à estimulação cerebral profunda são excluídos, sobretudo se não tiverem falhado anteriormente em testes de ECT.[288] Além disso, os alvos neuroanatômicos ideais para esse tratamento permanecem obscuros, e os resultados dos ensaios clínicos têm sido inconsistentes.[291]

Psicoterapia para depressão bipolar

Várias formas manuais de psicoterapia replicáveis foram estudadas extensivamente e consideradas eficazes no tratamento do TDM, inclusive em combinação com medicamentos antidepressivos.[170,294] Alguns desses métodos têm suporte de pesquisa emergente para sua viabilidade e eficácia no tratamento de pacientes com depressão bipolar, muitas vezes em combinação com medicamentos padrão e em grupos para aumentar sua eficiência.[170,295] Os métodos mais bem estudados para uso na depressão bipolar incluem TCC,[295,296] terapia de ritmo interpessoal e social (IPT),[297] terapia focada na família (FFT)[298] e terapia cognitiva baseada em *mindfulness* (MBCT).[299,300] Outras técnicas, incluindo a DBT, que são estabelecidas para o tratamento do TDM tiveram investigação limitada para uso especificamente na depressão bipolar.[296] Mais de uma dessas abordagens foram usadas ao mesmo tempo ou em momentos diferentes para resolver problemas específicos. Existem até sugestões emergentes, provisórias, de que técnicas específicas podem ser especialmente úteis para determinados problemas proeminentes. Estas incluem o uso de TCC ou MBCT com disfunção comportamental ou cognitiva, FFT com alta emoção expressa nas famílias dos pacientes, IPT para pacientes com problemas interpessoais proeminentes, MBCT com sintomas distímicos residuais após a remissão de episódios depressivos maiores e talvez DBT na presença de instabilidade emocional, comorbidades ou preocupações suicidas.[294]

CONCLUSÕES

Depressão, distimia e disforia no TB representam grandes desafios clínicos, em grande parte não resolvidos (Quadro 4.3). Como o principal componente da morbidade psiquiátrica não resolvida no TB, mesmo com o tratamento padrão, a depressão bipolar está associada ao excesso de morbidade e mortalidade por distúrbios médicos gerais concomitantes, bem como a risco de suicídio muito alto, com taxas de mortalidade várias vezes maiores do que na população em geral e na maioria dos outros transtornos psiquiátricos e risco de suicídio 20 vezes acima das taxas da população em geral e em forte associação com as fases mista (depressiva agitada), depressiva e disfórica do TB. A previsão clinicamente eficaz do risco de suicídio é limitada, e os tratamentos propostos para reduzi-lo, inclusive o lítio, não são comprovadamente eficazes. O tratamento da depressão bipolar é muito menos investigado do que para o TDM, e o valor e a segurança dos antidepressivos padrão para depressão no TB per-

QUADRO 4.3 Atual *status* da depressão no transtorno bipolar

- As fases depressivas do TB são a principal morbidade psiquiátrica residual com os tratamentos disponíveis, representando três quartos dos 40 a 50% de doença de longa duração
- A morbidade não resolvida, e especialmente a depressão, está associada ao excesso de morbidade médica, incluindo síndrome metabólica e doença cardiovascular, com aumento da mortalidade
- O risco de suicídio no TB é semelhante nos tipos I e II do TB, maior do que na maioria dos outros transtornos psiquiátricos, cerca de 20 vezes acima das taxas da população em geral e fortemente associado à depressão, sobretudo à agitação (estados disfóricos mistos), e nas semanas após a alta hospitalar
- Predizer o suicídio em TB clinicamente tem poder e precisão limitados em relação aos indivíduos e ao momento
- Alguns tratamentos para prevenir o comportamento suicida no TB são promissores, mas requerem mais estudos (incluindo lítio, clozapina e possivelmente cetamina e psicoterapias)
- A terapêutica da depressão bipolar é muito menos desenvolvida do que para a depressão maior não bipolar
- O valor do tratamento antidepressivo para depressão bipolar permanece controverso, sendo melhor evitá-lo com agitação disfórica contínua ou características mistas
- Para depressão bipolar, alguns antipsicóticos modernos são eficazes em curto prazo; lítio e lamotrigina têm valor profilático modesto em longo prazo, mas são praticamente não testados em curto prazo; outros estabilizadores do humor anticonvulsivantes têm evidências muito limitadas de eficácia em curto ou longo prazos
- Todos os tratamentos disponíveis para depressão bipolar apresentam riscos de efeitos metabólicos ou neurológicos adversos; valproato e carbamazepina também são altamente teratogênicos

manecem controversos. Evidências de eficácia de agentes estabilizadores do humor, incluindo lítio e vários anticonvulsivantes (exceto lamotrigina, em longo prazo), permanecem limitadas, embora os benefícios de alguns ASGs para o tratamento de curto prazo da depressão bipolar aguda estejam surgindo. Todos os tratamentos farmacológicos disponíveis para depressão bipolar apresentam riscos que incluem efeitos metabólicos e neurológicos adversos. De forma geral, incentivamos fortemente os esforços renovados para considerar a depressão bipolar como distinta da depressão no TDM e buscar um tratamento mais eficaz, especialmente para profilaxia em longo prazo e redução da morbimortalidade.

Agradecimentos: Apoiado por uma bolsa da Bruce J Anderson Foundation e pelo McLean Private Donors Psychiatry Research Fund (para R. J. B.) e uma bolsa da Aretaeus Foundation of Rome (para L. T.).

Declarações: Nenhum dos autores ou familiares imediatos tem relações financeiras com organizações comerciais que possam parecer representar potenciais conflitos de interesse com o material apresentado.

REFERÊNCIAS

1. Baldessarini RJ, Pérez J, Salvatore P, Trede K, Maggini C. History of bipolar manic-depressive disorder. In: Yildiz A, Nemeroff C, Ruiz P, editors. The bipolar book: history, neurobiology, and treatment. New York: Oxford University Press; 2015. p. 3-20, chap. 1.
2. Salvatore P, Baldessarini RJ, Centorrino F, et al. Weygandt's, the manic-depressive mixed states: a translation and commentary on its significance in the evolution of the concept of bipolar manic-depressive disorder. Harv Rev Psychiatry. 2002;10(5):255-75.
3. Trede K, Salvatore P, Baethge C, Gerhard A, Maggini C, Baldessarini RJ. Manic-depressive illness: evolution in Kraepelin's textbook, 1883-1926. Harv Rev Psychiatry. 2005;13(3):155-78.
4. Cuellar AK, Johnson SL, Winters R. Distinctions between bipolar and unipolar depression. Clin Psychol Rev. 2005;25(3):307-39.
5. Akiskal HS. Emergence of the bipolar spectrum: validation along clinical-epidemiologic and familial-genetic lines. Psychopharmacol Bull. 2007;40(4):99-115.
6. Goodwin FK, Jamison KR. Manic-depressive illness. 2nd ed. New York: Oxford University Press; 2007.
7. Yildiz A, Nemeroff C, Ruiz P, editors. The bipolar book: history, neurobiology, and treatment. New York: Oxford University Press; 2015.
8. Rihmer Z, Akiskal KK, Rihmer A, Akiskal HS. Current research on affective temperaments. Curr Opin Psychiatry. 2010;23(1):12-8.
9. Baldessarini RJ, Vázquez G, Tondo L. Treatment of cyclothymic disorder. Psychother Psychosom. 2011;80(3):131-5.
10. Perugi G, Hantouche E, Vannucchi G. Diagnosis and treatment of cyclothymia: the "primacy" of temperament. Curr Neuropharmacol. 2017;15(3):372-9.
11. Tondo L, Vázquez GH, Pinna M, Vaccotto PA, Baldessarini RJ. Characteristics of depressive and bipolar patients with mixed features. Acta Psychiatr Scand. 2018;138(3):243-52.
12. Baldessarini RJ, Vieta E, Calabrese JR, Tohen M, Bowden C. Bipolar depression: overview and commentary. Harv Rev Psychiatry. 2010a;18(3):143-57.
13. Ösby U, Brandt L, Correia N, Ekbom A, Sparén P. Excess mortality in bipolar and unipolar disorder in Sweden. Arch Gen Psychiatry. 2001;58(9):844-50.
14. Tondo L, Baldessarini RJ. Suicide in bipolar disorder. In: Yildiz A, Nemeroff C, Ruiz P, editors. The bipolar book: history, neurobiology, and treatment. New York: Oxford University Press; 2015. p. 509-28, chap. 37.
15. Tondo L, Pompili M, Forte A, Baldessarini RJ. Suicide attempts in bipolar disorders: comprehensive review of 101 reports. Acta Psychiatr Scand. 2016;133(3):174-86.
16. Vázquez GH, Holtzman J, Tondo L, Baldessarini RJ. Efficacy and tolerability of treatments for bipolar depression. J Affect Disord. 2015;183(9):258-62.
17. Vázquez GH, Forte A, Camino S, Tondo L, Baldessarini RJ. Psychiatric comorbidity in bipolar disorder: treatment implications: anxiety syndromes and substance abuse. In: Carvalho E, Vieta E, editors. The treatment of bipolar disorder: integrative treatment strategies and future directions. New York: Oxford University Press; 2017. p. 225-54, chap. 17.
18. Ösby U, Westman J, Hällgren J, Gissler M. Mortality trends in cardiovascular causes in schizophrenia, bipolar and unipolar mood disorder in Sweden 1987-2010. Eur J Pub Health. 2018;26(5):867-71.
19. Vázquez GH, Gonda X, Lolich M, Tondo L, Baldessarini RJ. Suicidal risk and affective temperaments evaluated with TEMPS-A. Harv Rev Psychiatry. 2018;26(1):8-18.
20. Baethge C, Tondo L, Bratti IM, et al. Prophylaxis latency and outcome in bipolar disorders. Can J Psychiatr. 2003;48(7):449-57.
21. Post RM, Leverich GS, Kupka RW, et al. Early-onset bipolar disorder and treatment delay are risk factors for poor outcome in adulthood. J Clin Psychiatry. 2010;71(7):864-72.

22. Vöhringer PA, Perlis RH. Discriminating between bipolar disorder and major depressive disorder. Psychiatr Clin N Am. 2016;39(1):1-10.
23. Salvatore P, Baldessarini RJ, Tohen M, et al. McLean-Harvard international first-episode project: two-year stability of DSM-IV diagnoses in 500 first-episode psychotic disorder patients. J Clin Psychiatry. 2009;70(4):458-66.
24. Salvatore P, Baldessarini RJ, Tohen M, et al. McLean-Harvard International First-Episode Project: two-year stability of ICD-10 diagnoses in 500 first-episode psychotic disorder patients. J Clin Psychiatry. 2011;72(2):183-93.
25. Bschor T, Angst J, Azorin JM, et al. Are bipolar disorders underdiagnosed in patients with depressive episodes? Results of the multicenter BRIDGE screening study in Germany. J Affect Disord. 2012;142(1-3):45-52.
26. Kiejna A, Rymaszewska J, Hadrys T, Suvalska A, Lojko D, Rybakowski J. Bipolar or unipolar: the question for clinicians and researchers. J Affect Disord. 2006;93(1-3):177-83.
27. Berk M, Dodd S, Callaly P, et al. History of illness prior to a diagnosis of bipolar disorder or schizoaffective disorder. J Affect Disord. 2007;103(1-3):181-6.
28. Stensland MD, Schultz JF, Frytak JR. Diagnosis of unipolar depression following initial identification of bipolar disorder: common and costly misdiagnosis. J Clin Psychiatry. 2008;69(5):749-58.
29. Shen H, Zhang L, Xu C, Zhu J, Chen M, Fang Y. Analysis of misdiagnosis of bipolar disorder in an outpatient setting. Shanghai Arch Psychiatry. 2018;30(2):93-101.
30. Forte A, Baldessarini RJ, Tondo L, Vázquez G, Pompili M, Girardi P. Long-term morbidity in bipolar-I, bipolar-II, and major depressive disorders. J Affect Disord. 2015;178(6):71-8.
31. Perlis RH. Misdiagnosis of bipolar disorder. Am J Manag Care. 2005;11(Suppl 9):271-4.
32. Tondo L, Vázquez GH, Baldessarini RJ. Mania associated with antidepressant-treatment: comprehensive meta-analytic review. Acta Psychiatr Scand. 2010;121(6):404-14.
33. Smith DJ, Griffiths E, Kelly M, Hood K, Craddock N, Simpson SA. Unrecognized bipolar disorder in primary care patients with depression. Br J Psychiatry. 2011;199(1):49-56.
34. Newport DJ, Baldessarini RJ, Knight BT, et al. Comparison of women with confirmed versus presumably misdiagnosed bipolar disorder. J Clin Psychiatry. 2012;73(2):242-6.
35. Baldessarini RJ, Faedda GL, Offidani E, et al. Antidepressant-associated mood-switching and transition from unipolar major depression to bipolar disorder. J Affect Disord. 2013;148(1):129-35.
36. Barbuti M, Pacchiarotti I, Vieta E, et al. Antidepressant-induced hypomania/mania in patients with major depression: evidence from the BRIDGE-II-MIX study. J Affect Disord. 2017;219(9):187-92.
37. Hantouche EG, Akiskal HS. Bipolar II vs. unipolar depression: psychopathologic differentiation by dimensional measures. J Affect Disord. 2005;84(2-3):127-32.
38. Mendlowicz MV, Akiskal HS, Kelsoe JR, Rapaport MH, Jean-Louis G, Gillin JC. Temperament in the clinical differentiation of depressed bipolar and unipolar major depressive patients. J Affect Disord. 2005;84(2-3):219-23.
39. Tondo L, Visioli C, Preti A, Baldessarini RJ. Bipolar disorders following initial depression: modeling predictive clinical factors. J Affect Disord. 2014;167(10):44-9.
40. Serra G, Koukopolos A, De Chiara L, et al. Features preceding diagnosis of bipolar versus major depressive disorders. J Affect Disord. 2015;173(3):134-42.
41. Kupka RW, Altshuler LL, Nolen WA, et al. Three times more days depressed than manic or hypomanic in both bipolar I and bipolar II disorder. Bipolar Disord. 2007;9(5):531-325.
42. De Dios C, Ezquiaga E, Garcia A, Soler B, Vieta E. Time spent with symptoms in a cohort of bipolar disorder outpatients in Spain: prospective, 18-month follow-up study. J Affect Disord. 2010;125(1-3):74-81.
43. Brodaty H, Luscombe G, Peisah C, Anstey K, Andrews G. 25-year longitudinal, comparison study of the outcome of depression. Psychol Med. 2001;31(8):1347-59.

44. Baldessarini RJ, Tondo L, Visioli C. First-episode types in bipolar disorder: predictive associations with later illness. Acta Psychiatr Scand. 2014;129(5):383-92.
45. Uher R, Pallaskorpi S, Suominen K, Mantere O, Pavlova B, Isometsä E. Clinical course predicts long--term outcomes in bipolar disorder. Psychol Med. 2019;49(7):1109-17.
46. Baldessarini RJ, Undurraga J, Vazquez GH, et al. Predominant recurrence polarity among 928 adult international bipolar I disorder patients. Acta Psychiatr Scand. 2012;125(4):293-302.
47. Zimmerman M, Galione JN, Chelminski I, Young D, Dalrymple K, Ruggero CJ. Sustained unemployment in psychiatric outpatients with bipolar disorder: frequency and association with demographic variables and comorbid disorders. Bipolar Disord. 2010;12(7):720-6.
48. Arvilommi P, Suominen K, Mantere O, Valtonen H, Leppamaki S, Isometsa E. Predictors of long-term work disability among patients with type I and II bipolar disorder: prospective 18-month follow-up study. Bipolar Disord. 2015;17(8):821-35.
49. Godard J, Baruch P, Grondin S, Lafleur MF. Psychosocial and neurocognitive functioning in unipolar and bipolar depression: 12 month prospective study. Psychiatry Res. 2012;196(1):145-53.
50. Grande I, Goikolea JM, de Dios C, et al. Occupational disability in bipolar disorder: analysis of predictors of being on severe disablement benefit (PREBIS study data). Acta Psychiatr Scand. 2013;127(5):403-11.
51. Wingo AP, Harvey PD, Baldessarini RJ. Cognitive impairment in euthymic bipolar disorder patients: functional implications. Bipolar Disord. 2009;11(2):113-25.
52. Yoon JK, Kim SS, Choi SS, et al. Homicide and bipolar I disorder: 22-year study. Forensic Sci Int. 2012;217(1-3):113-8.
53. Baethge C, Baldessarini RJ, Khalsa HM, Hennen J, Salvatore P, Tohen M. Substance abuse in first--episode bipolar I disorder: indications for early intervention. Am J Psychiatry. 2005;162(5):1008-10.
54. Baethge C, Hennen J, Khalsa HM, Salvatore P, Tohen M, Baldessarini RJ. Sequencing of substance abuse and affective morbidity in 166 first-episode bipolar I disorder patients. Bipolar Disord. 2008;10(6):738-41.
55. Klimkiewicz A, Klimkiewicz J, Jokubczyk A, Kieres-Salomonski I, Wojnar M. Comorbidity of alcohol dependence with other psychiatric disorders: epidemiology of dual diagnosis. Psychiatr Pol. 2015;49(2):65-275.
56. Pavlova B, Perlis RH, Uher R. Lifetime prevalence of anxiety disorders in people with bipolar disorder: systematic review and meta-analysis. Lancet Psychiatry. 2015;2(8):710-7.
57. Preti A, Vrublevska J, Veroniki AA, Huedo-Medina TB, Fountoulakis KN. Prevalence, impact and treatment of generalized anxiety disorder in bipolar disorder: systematic review and meta-analysis. Evid Based Ment Health. 2016;19(3):73-81.
58. Messer T, Lammers G, Müller-Siecheneder F, Schmidt RF, Latifi S. Substance abuse in patients with bipolar disorder: systematic review and meta-analysis. Psychiatry Res. 2017;253(7):338-50.
59. Stokes PRA, Kalk NJ, Young AH. Bipolar disorder and addictions: the elephant in the room. Br J Psychiatry. 2017;211(3):132-4.
60. Post RM, Leverich GS, McElroy S, et al. Prevalence of axis-II comorbidities in bipolar disorder: relationship to mood-state. Bipolar Disord. 2018;20(4):303-12.
61. Hjorthøj AR, Madsen T, Agerbo E, Nordentoft M. Risk of suicide according to level of psychiatric treatment: nationwide nested case-control study. Soc Psychiatry Psychiatr Epidemiol. 2014;49(9):1357-65.
62. Pinna M, Visioli C, Rago CM, Manchia M, Tondo L, Baldessarini RJ. Attention deficit-hyperactivity disorder in adult bipolar disorder patients. J Affect Disord. 2019;243(1):391-6.
63. Correll CU, Solmi M, Veronese N, et al. Prevalence, incidence and mortality from cardiovascular disease in patients with pooled and specific severe mental illness: a large-scale, meta-analysis of 3,211,768 patients and 113,383,368 controls. World Psychiatry. 2017;16(2):163-80.

64. Fornaro M, Solmi M, Veronese N, et al. Burden of mood-disorder/cerebrovascular disease comorbidity: essential neurobiology, psychopharmacology, and physical activity interventions. Int Rev Psychiatry. 2017;29(5):425–35.
65. McIntyre RS, Soczynska JK, Beyer JL, et al. Medical comorbidity in bipolar disorder: reprioritizing unmet needs. Curr Opin Psychiatry. 2007;20(4):406–16.
66. Almeida OP, McCaul K, Hankey GJ, et al. Duration of diabetes and its association with depression in later life: Health In Men Study (HIMS). Maturitas. 2016;86(4):3–9.
67. Almeida OP, Hankey GJ, Yeap BB, Golledge J, Flicker L. Older men with bipolar disorder: clinical associations with early and late illness. Int J Geriatr Psychiatry. 2018;33(12):1613–9.
68. Wu SI, Chen SC, Liu SI, et al. Relative risk of acute myocardial infarction in people with schizophrenia and bipolar disorder: population-based cohort study. PLoS One. 2015;10(8):e013463.
69. Tsai SY, Lee CH, Chen PH, et al. Risk factors for early cardiovascular mortality in patients with bipolar disorder. Psychiatry Clin Neurosci. 2017;71(10):716–24.
70. Vancampfort D, Firth J, Schuch FB, et al. Sedentary behavior and physical activity levels in people with schizophrenia, bipolar disorder and major depressive disorder; global systematic review and meta-analysis. World Psychiatry. 2017;16(3):308–15.
71. Fiedorowicz JG, Prossin AR, Johnson CP, Christensen GE, Magnotta VA, Wemmie JA. Peripheral inflammation during abnormal mood states in bipolar I disorder. J Affect Disord. 2015;187(11):172–8.
72. Rosenblat JD, McIntyre RS. Bipolar disorder and inflammation. Psychiatr Clin N Am. 2016;39(1):125–37.
73. Halaris A. Inflammation-associated co-morbidity between depression and cardiovascular disease. Curr Top Behav Neurosci. 2017;31(11):45–70.
74. Horsdal HT, Kohler-Forsberg O, Benros ME, Gasse C. C-reactive protein and white blood cell levels in schizophrenia, bipolar disorders and depression: associations with mortality and psychiatric outcomes, a population-based study. Eur Psychiatry. 2017;44(7):164–72.
75. Vázquez GH, Camino S, Tondo L, Baldessarini RJ. Potential novel treatments for bipolar depression: ketamine, fatty acids, anti-inflammatory agents, and probiotics. CNS Neurol Disord Drug Targets. 2017;16(8):858–69.
76. Kalelioğlu T, Ünalan P, Kök B, et al. Atherogenic index of plasma as a cardiovascular risk marker in manic, depressive, and euthymic stages of bipolar disorder. Turk Kardiyol Dern Ars. 2018;46(1):32–8.
77. Vancampfort D, Vansteelandt K, Correll CU, et al. Metabolic syndrome and metabolic abnormalities in bipolar disorder: meta-analysis of prevalence rates and moderators. Am J Psychiatry. 2013;170(3):265–74.
78. Pennix BWJH, Lange SMM. Metabolic syndrome in psychiatric patients: overview, mechanisms, and implications. Dialogues Clin Neurosci. 2018;20(1):63–73.
79. American Heart Association (AHA). Symptoms and diagnosis of metabolic syndrome. http://www.heart.org/en/health-topics/metabolic-syndrome/symptoms-and-diagnosis-of-metabolic-syndrome. Accessed 18 Nov 2018.
80. Aguilar M, Bhuket T, Torres S, Liu B, Wong RJ. Prevalence of metabolic syndrome in the United States, 2003–2012. JAMA. 2015;313(19):1973–4.
81. Silarova B, Giltay EJ, Van Reedt-Dortland A, et al. Metabolic syndrome in patients with bipolar disorder: comparison with major depressive disorder and nonpsychiatric controls. J Psychosom Res. 2015;78(4):391–8.
82. Moreira FP, Jansen K, Cardoso TA, et al. Metabolic syndrome in subjects with bipolar disorder and major depressive disorder in a current depressive episode: population-based study. J Psychiatr Res. 2017;92(9):119–23.
83. Guha P, Bhowmick K, Mazumder P, Ghosal M, Chakraborty I, Burman P. Assessment of insulin resistance and metabolic syndrome in drug-naïve patients of bipolar disorder. Indian J Clin Biochem. 2014;29(1):51–6.

84. Strassnig M, Kotov R, Cornaccio D, Fochtmann L, Harvey PD, Bromet EJ. Twenty-year progression of body-mass index in a county-wide cohort of people with schizophrenia or bipolar disorder identified at their first episode of psychosis. Bipolar Disord. 2017;19(5):336–43.
85. Correll CU, Detraux J, De Lepeleire J, De Hert M. Effects of antipsychotics, antidepressants and mood stabilizers on risk for physical diseases in people with schizophrenia, depression, or bipolar disorder. World Psychiatry. 2015;14(20):119–36.
86. Høye A, Nesvåg R, Reichborn-Kiennerud T, Kacobsen BK. Sex differences in mortality among patients admitted with affective disorders in North Norway: 33-year prospective register study. Bipolar Disord. 2016;18(3):272–81.
87. Hällgren J, Ösby U, Westman J, Gissler M. Mortality trends in external causes of death in people with mental health disorders in Sweden, 1987-2010. Scand J Public Health. 2018;47(2):121–6.
88. Hayes JF, Marston L, Walters K, King MB, Osborn PJ. Mortality gap for people with bipolar disorder and schizophrenia: UK-based cohort study 2000–2014. Br J Psychiatry. 2017;211(3):175–81.
89. Staudt-Hansen P, Frahm-Laursen M, Grøntved S, Puggard-Vogt-Straszek S, Licht RW, Nielsen RE. Increasing mortality gap for patients diagnosed with bipolar disorder: nationwide study with 20 years of follow-up. Bipolar Disord. 2019;21(3):270–5.
90. Chesney E, Goodwin GM, Fazel S. Risks of all-cause and suicide mortality in mental disorders: meta--review. World Psychiatry. 2014;13(2):153–60.
91. Brietzke E, Mansur RB, McIntyre RS. Impact of inequalities in healthcare on the mortality risk of individuals with severe mental illnesses. Braz J Psychiatry. 2017;39(3):193–4.
92. Hjorthøj C, Drivsholm-Østergaard ML, Eriksen-Benros M, et al. Association between alcohol and substance use disorders and all-cause and cause-specific mortality in schizophrenia, bipolar disorder, and unipolar depression: nationwide, prospective, register-based study. Lancet Psychiatry. 2015;2(9):801–8.
93. Dickerson F, Origoni A, Schroeder J, et al. Natural cause mortality in persons with serious mental illness. Acta Psychiatr Scand. 2018;137(5):371–9.
94. World Health Organization (WHO). International suicide rates, 2018. http://www.who.int/gho/mental_health/suicide_rates_crude/en/. Accessed 3 Dec 2018.
95. Bachmann S. Epidemiology of suicide and the psychiatric perspective. Int J Environ Res Public Health. 2018;15(7):E1425–47.
96. Baldessarini RJ, Hennen J. Genetics of suicide: overview. Harv Rev Psychiatry. 2004;12(1):1–13.
97. Charlier P, Malaurie J, Wasserman D, et al. EPA guidance on suicide treatment and prevention needs to be adjusted to fight the epidemics of suicide at the North Pole area and other autochthonous communities. Eur Psychiatry. 2017;41(3):129–31.
98. Levey DF, Polimanti R, Cheng Z, et al. Genetic associations with suicide attempt severity and genetic overlap with major depression. Transl Psychiatry. 2019;9:22–4.
99. Tondo L, Albert M, Baldessarini RJ. Suicide rates in relation to health-care access in the United States. J Clin Psychiatry. 2006;67(4):517–23.
100. Diekstra RFW. Epidemiology of suicide and parasuicide. Acta Psychiatr Scand Suppl. 1993;371(Suppl):9–20.
101. Simon RI, Hales RE, editors. Textbook of suicide assessment and management. 2nd ed. Washington: American Psychiatric Press; 2012.
102. Baldessarini RJ, Tondo L, Strombom IM, et al. Analysis of ecological studies of relationships between antidepressant utilization and suicidal risk. Harv Rev Psychiatry. 2007;15(4):133–45.
103. Nordstrom P, Samuelsson M, Åsberg M. Survival analysis of suicide risk after attempted suicide. Acta Psychiatr Scand. 1995;91(5):336–40.
104. American Psychiatric Association (APA). Practice guideline for the assessment and treatment of patients with suicidal behaviors. Am J Psychiatry. 2003;160(11 Suppl):1–60.

105. Oquendo MA, Chaudhury SR, Mann JJ. Pharmacotherapy of suicidal behavior in bipolar disorder. Arch Suicide Res. 2005;9(3):237–50.
106. Baldessarini RJ, Tondo L, Davis P, et al. Decreased risk of suicides and attempts during long-term lithium treatment: meta-analytic review. Bipolar Disord. 2006;8(5):625–39.
107. Lenz B, Röther M, Bouna-Pyrrou P, Mühle C, Tektas OY, Kornhuber J. Androgen model of suicide completion. Prog Neurobiol. 2019;172(1):84–103.
108. Posner K, Oquendo MA, Gould M, Stanley B, Davies M. Columbia Classification Algorithm of Suicide Assessment (C-CASA): classification of suicidal events in the FDA pediatric suicidal risk analysis of antidepressants. Am J Psychiatry. 2007;164(7):1035–43.
109. Sheehan DV, Giddens JM. Suicidality: roadmap for assessment and treatment. Tampa: Harm Research Press; 2015.
110. Tondo L, Isacsson G, Baldessarini RJ. Suicide in bipolar disorder: risk and prevention. CNS Drugs. 2003;17(7):491–511.
111. Kessler RC, Berglund P, Borges G, Nock M, Wang PS. Trends in suicide ideation, plans, gestures, and attempts in the US, 1990–1992 to 2001–2003. JAMA. 2005;293(20):2487–95.
112. Harris EC, Barraclough B. Excess mortality of mental disorder. Br J Psychiatry. 1998;173(7):11–53.
113. Goldsmith SK, Pellmar TC, Kleinman AM, Bunney WE Jr, editors. Reducing suicide. Washington: Institute of Medicine of the US National Academies of Science; 2002.
114. Plans L, Barrot C, Nieto E, et al. Association between completed suicide and bipolar disorder: systematic review. J Affect Disord. 2019;242(1):111–22.
115. Tondo L, Lepri B, Baldessarini RJ. Suicidal status during antidepressant treatment in 789 Sardinian patients with major affective disorder. Acta Psychiatr Scand. 2008;118(2):106–15.
116. Large M, Swaraj S. Suicide, substance use and natural causes are respectively the most important causes of mortality in the first year post discharge from psychiatric hospitals. Evid Based Ment Health. 2018;21(2):e8–9.
117. Walter F, Carr MJ, Mok PLH, et al. Suicide methods and specific types of accidental death and fatal poisoning among discharged psychiatric patients: national cohort study. J Clin Psychiatry. 2018;79(6):17m11809–26.
118. Forte A, Buscaioni A, Fiorillo A, Pompili M, Baldessarini RJ. Suicidal risk following hospital discharge: review. Harv Rev Psychiatry. 2019;27(4):209–16.
119. Isometsä ET, Henriksson MM, Aro HM, Heikkinen ME, Kuoppasalmi KI, Lönnqvist JK. Suicide in major depression. Am J Psychiatry. 1994;151(4):530–6.
120. Tondo L, Baldessarini RJ, Hennen J, et al. Suicide attempts in major affective disorder patients with comorbid substance use disorders. J Clin Psychiatry. 1999;60(2):63–9.
121. Tondo L, Lepri B, Baldessarini RJ. Risks of suicidal ideation, attempts and suicides among 2826 men and women with types I and II bipolar, and recurrent major depressive disorders. Acta Psychiatr Scand. 2007;116(6):419–28.
122. Murphy SL, Xu J, Kochanek KD. Deaths: preliminary data for 2010. Nat Vital Stat Rep. 2012;60(4):1–51. http://www.cdc.gov/nchs/data/nvsr/nvsr60/nvsr60_04.pdf. Accessed 20 Dec 2018.
123. Laughren TP. In Proceedings of a meeting of the Psychopharmacology Drug Advisory Committee (PDAC) concerning suicidal risk in trials of antidepressant drugs in juvenile and adult patients; 2006. http://www.fda.gov/ohrms/dockets/ac/06/briefing//2006-4272b1-01-fda.pdf. Accessed 22 Dec 2018.
124. Nock MK, Borges G, Bromet EJ, et al. Cross-national prevalence and risk factors for suicidal ideation, plans and attempts. Br J Psychiatry. 2008;192(2):98–105.
125. Nock MK, Hwang I, Sampson N, et al. Cross-national analysis of associations among mental disorders and suicidal behavior: findings from WHO world mental health surveys. PLoS Med. 2009;6(8):e1000123–40.
126. Baldessarini RJ. Chemotherapy in psychiatry. 3rd ed. New York: Springer Press; 2013.

127. Saunders KE, Hawton K. Clinical assessment and crisis intervention for the suicidal bipolar disorder patient. Bipolar Disord. 2013;15(5):575-83.
128. Judd LL, Akiskal HS, Schettler PJ, et al. Long-term natural history of the weekly symptomatic status of bipolar I disorder. Arch Gen Psychiatry. 2002;59(6):530-7.
129. Baldessarini RJ, Salvatore P, Khalsa HM, et al. Morbidity in 303 first-episode bipolar I disorder patients. Bipolar Disord. 2010b;12(3):264-70.
130. Meltzer HY, Alphs L, Green AI, et al. Clozapine treatment for suicidality in schizophrenia: International Suicide Prevention Trial (InterSePT). Arch Gen Psychiatry. 2003;60(1):82-91.
131. Zalsman G, Hawton K, Wasserman D, et al. Suicide prevention strategies revisited: 10-year systematic review. Lancet Psychiatry. 2016;3(7):646-59.
132. Isometsä ET. Suicide in bipolar I disorder in Finland: psychological autopsy findings from the National Suicide Prevention Project in Finland. Arch Suicide Res. 2005;9(3):251-60.
133. Ernst CL, Bird SA, Goldberg JF, Ghaemi SN. Prescription of psychotropic medications for patients discharged from a psychiatric emergency service. J Clin Psychiatry. 2006;67(5):720-6.
134. Ahmedani BK, Simon GE, Stewart C, et al. Healthcare contacts in the year before suicide death. J Gen Intern Med. 2014;29(6):870-7.
135. Hammad TA, Laughren TP, Racoosin JA. Suicide rates in short-term randomized controlled trials of newer antidepressants. J Clin Psychopharmacol. 2006;26(2):203-7.
136. Bridge JA, Iyengar S, Salary CB, et al. Clinical response and risk for reported suicidal ideation and suicide attempts in pediatric antidepressant treatment: meta-analysis of randomized controlled trials. JAMA. 2007;297(15):1683-96.
137. Barbui C, Esposito E, Cipriani A. Selective serotonin reuptake inhibitors and risk of suicide: systematic review of observational studies. CMAJ. 2009;180(3):291-7.
138. Braun C, Bschor T, Franklin J, Baethge C. Suicides and suicide attempts during long-term treatment with antidepressants: meta-analysis of 29 placebo-controlled studies including 6934 patients with major depressive disorder. Psychother Psychosom. 2016;85(3):171-9.
139. Möller HJ. Is there evidence for negative effects of antidepressants on suicidality in depressive patients? Systematic review. Eur Arch Psychiatry Clin Neurosci. 2006;256(8):476-96.
140. Baldessarini RJ, Lau WK, Sim J, Sum MY, Sim K. Suicidal risks in reports of long-term treatment trials for major depressive disorder. Int J Neuropsychopharmacol. 2016;19(3):1-2.
141. Koukopoulos A, Koukopoulos A. Agitated depression as a mixed state and the problem of melancholia. Psychiatr Clin N Am. 1999;22(3):547-64.
142. Akiskal HS, Benazzi F, Perugi G, Rimher Z. Agitated "unipolar" depression re-conceptualized as a depressive mixed state: implications for the antidepressant-suicide controversy. J Affect Disord. 2005;85(3):245-58.
143. Maj M, Pirozzi R, Magliano L, Fiorillo A, Bartoli L. Agitated "unipolar" major depression: prevalence, phenomenology and outcome. J Clin Psychiatry. 2006;67(5):712-9.
144. Pacchiarotti I, Bond DJ, Baldessarini RJ, et al. International Society for Bipolar Disorders (ISBD) Task-Force report on antidepressant use in bipolar disorders. Am J Psychiatry. 2013;170(11):1249-62.
145. Beasley CM Jr, Dornseif BE, Bosomworth JC, et al. Fluoxetine and suicide: meta-analysis of controlled trials of treatment for depression. BMJ. 1991;303(3804):685-92.
146. Tollefson GD, Rampey AH Jr, Beasley CM Jr, Enas GG, Potvin JH. Absence of a relationship between adverse events and suicidality during pharmacotherapy for depression. J Clin Psychopharmacol. 1994;14(3):163-9.
147. Acharya N, Rosen AS, Polzer JP, et al. Duloxetine: meta-analyses of suicidal behaviors and ideation in clinical trials for major depressive disorder. J Clin Psychopharmacol. 2006;26(6):587-94.
148. Plöderl M, Hengartner MP. Antidepressant prescription rates and suicide attempt rates from 2004 and 2016 in a nationally representative sample of adolescents in the USA. Epidemiol Psychiatr Sci. 2019;28:589.

149. Khan A, Leventhal RM, Khan S, Brown WA. Suicide risk in patients with anxiety disorders: meta--analysis of the FDA database. J Affect Disord. 2002;68(2-3):183-90.
150. Diefenbach GJ, Woolley SB, Goethe JW. Association between self-reported anxiety symptoms and suicidality. J Nerv Ment Dis. 2009;197(2):92-7.
151. Gaertner I, Gilot C, Heidrich P, Gaertner HJ. Case control study on psychopharmaco-therapy before suicide committed by 61 psychiatric inpatients. Pharmacopsychiatry. 2002;35(2):37-43.
152. Yerevanian BI, Choi YM. Impact of psychotropic drugs on suicide and suicidal behaviors. Bipolar Disord. 2013;315(5):594-621.
153. Angst J, Angst F, Gerber-Werder R, Gamma A. Suicide in 406 mood-disorder patients with and without long-term medication: a 40 to 44 years' follow-up. Arch Suicide Res. 2005;9(3):279-300.
154. Müller-Oerlinghausen B, Ahrens B, Felber W. Suicide-preventive and mortality-reducing effect of lithium. In: Bauer M, Grof P, Müller-Oerlinghausen B, editors. Lithium in neuropsychiatry. London: Informa Healthcare; 2006. p. 79-192.
155. Baldessarini RJ, Tondo L. Lithium and suicidal risk. Bipolar Disord. 2008;10(1):114-5.
156. Roberts E, Cipriani A, Geddes JR, Nierenberg AA, Young AH. Evidence for lithium in suicide prevention. Br J Psychiatry. 2017;211(6):396-7.
157. Felber W, Bauer M, Lewitzka U, Müller-Oerlinghausen B. Lithium clinics in Berlin and Dresden: 50-year experience. Pharmacopsychiatry. 2018;51(5):166-71.
158. Malhi GS. Lithium: global perspective. Pharmacopsychiatry. 2018;51(5):220-1.
159. Tondo L, Baldessarini RJ. Antisuicidal effects in mood disorders: are they unique to lithium? Pharmacopsychiatry. 2018;51(5):177-88.
160. Marangell LB, Dennehy EB, Wisniewski SR, et al. Case-control analyses of the impact of pharmacotherapy on prospectively observed suicide attempts and completed suicides in bipolar disorder. J Clin Psychiatry. 2008;69(6):916-22.
161. Oquendo MA, Galfalvy HC, Currier D, et al. Treatment of suicide attempters with bipolar disorder: randomized clinical trial comparing lithium and valproate in the prevention of suicidal behavior. Am J Psychiatry. 2011;168(10):1050-6.
162. Tondo L, Hennen J, Baldessarini RJ. Reduced suicide risk with long-term lithium treatment in major affective illness: meta-analysis. Acta Psychiatr Scand. 2001;104(3):163-72.
163. Cipriani A, Pretty H, Hawton K, Geddes JR. Lithium in the prevention of suicidal behavior and all-cause mortality in patients with mood disorders: systematic review of randomized trials. Am J Psychiatry. 2005;162(10):1805-19.
164. Lauterbach E, Felber W, Müller-Oerlinghausen B, et al. Adjunctive lithium treatment in the prevention of suicidal behavior in depressive disorders: randomized, placebo-controlled, one-year trial. Acta Psychiatr Scand. 2008;118(6):469-79.
165. Khan A, Khan SR, Hobus J, et al. Differential pattern of response in mood symptoms and suicide risk measures in severely ill depressed patients assigned to citalopram with placebo or citalopram combined with lithium: role of lithium levels. J Psychiatr Res. 2011;45(11):1489-96.
166. Tondo L, Baldessarini RJ, Hennen J, Floris G, Silvetti F, Tohen M. Lithium treatment and risk of suicidal behavior in bipolar disorder patients. J Clin Psychiatry. 1998;59(8):405-14.
167. Guzzetta F, Tondo L, Centorrino F, Baldessarini RJ. Lithium treatment reduces suicide risk in recurrent major depressive disorder. J Clin Psychiatry. 2007;68(3):380-3.
168. Wasserman D, Rihmer Z, Rujescu D, et al. European Psychiatric Association (EPA) guidance on suicide treatment and prevention. Eur Psychiatry. 2012;27(2):129-41.
169. Lewitzka U, Bauer M, Felber W, Müller-Oerlinghausen B. Antisuicidal effect of lithium: current state of research and its clinical implications for the long-term treatment of affective disorders. Nervenarzt. 2013;84(3):294-306.

170. Yatham LN, Kennedy SH, Parikh SV, et al. Canadian Network for Mood and Anxiety Treatments (CANMAT) and International Society for Bipolar Disorders (ISBD) 2018 guidelines for the management of patients with bipolar disorder. Bipolar Disord. 2018;20(2):97-170.
171. Bschor T, Bauer M. Efficacy and mechanisms of action of lithium augmentation in refractory major depression. Curr Pharm Des. 2006;12(23):2985-92.
172. Kovacsics CE, Gottesman II, Gould T. Lithium's antisuicidal efficacy: elucidation of neurobiological targets using endophenotype strategies. Annu Rev Pharmacol Toxicol. 2009;49(12):175-98.
173. Müller-Oerlinghausen B, Lewitzka U. Lithium reduces pathological aggression and suicidality: mini-review. Neuropsychobiology. 2010;62(1):43-9.
174. Manchia M, Hajek T, O'Donovan C, et al. Genetic risk of suicidal behavior in bipolar spectrum disorder: analysis of 737 pedigrees. Bipolar Disord. 2013;15(5):496-506.
175. Nelson JC, Spyker DA. Morbidity and mortality associated with medications used in the treatment of depression: analysis of cases reported to US poison control centers, 2000-2014. Am J Psychiatry. 2017;174(5):438-50.
176. Tondo L, Baldessarini RJ. Reduction of suicidal behavior in bipolar disorder patients during long-term treatment with lithium. In: Koslow SH, Ruiz P, Nemeroff CB, editors. Concise guide to understanding suicide: epidemiology pathophysiology and prevention. Cambridge: Cambridge University Press; 2014. p. 217-28.
177. Søndergård L, Lopez AG, Andersen PK, Kessing LV. Mood-stabilizing pharmacological treatment in bipolar disorders and risk of suicide. Bipolar Disord. 2008;10(1):87-94.
178. Thies-Flechtner K, Müller-Oerlinghausen B, Seibert W, Walther A, Greil W. Effect of prophylactic treatment on suicide risk in patients with major affective disorders: data from a randomized prospective trial. Pharmacopsychiatry. 1996;29(3):103-7.
179. Goodwin FK, Fireman B, Simon GE, Hunkeler EM, Lee J, Revicki D. Suicide risk in bipolar disorder during treatment with lithium and divalproex. JAMA. 2003;290(11):1467-73.
180. Food and Drug Administration (US FDA). Antiepileptic drugs and suicidality 2008. Anticon. https://www.fda.gov/downloads/drugs/drugsafety/postmarketdrugsafetyinformationforpatientsandproviders/ucm192556.pdf. Accessed 22 Dec 2018.
181. Yerevanian BI, Koek RJ, Mintz J. Bipolar pharmacotherapy and suicidal behavior: lithium, divalproex and carbamazepine. J Affect Disord. 2007;103(1-3):23-8.
182. Gibbons RD, Hur K, Brown CH, Mann JJ. Relationship between antiepileptic drugs and suicide attempts in patients with bipolar disorder. Arch Gen Psychiatry. 2009;66(12):1354-60.
183. Smith EG, Søndergård L, Lopez AG, Andersen PK, Kessing LV. Association between consistent purchase of anticonvulsants or lithium and suicide risk: longitudinal cohort study from Denmark, 1995-2001. J Affect Disord. 2009;117(3):162-7.
184. Baldessarini RJ, Tondo L. Suicidal risks during treatment of bipolar disorder patients with lithium versus anticonvulsants. Pharmacopsychiatry. 2009;42(2):72-5.
185. Khan A, Khan SR, Leventhal RM, Brown WA. Symptom reduction and suicide risk among patients treated with placebo in antipsychotic clinical trials: analysis of the FDA database. Am J Psychiatry. 2001;158(9):1449-54.
186. Schneider-Thoma J, Efthimiou O, Huhn M, et al. Second-generation antipsychotic drugs and short-term mortality: systematic review and meta-analysis of randomized placebo-controlled trials. Lancet Psychiatry. 2018;5(8):653-63.
187. Tiihonen J, Wahlbeck K, Lönnqvist J, et al. Effectiveness of antipsychotic treatments in a nationwide cohort of patients in community care after first hospitalization due to schizophrenia and schizoaffective disorder: observational follow-up study. BMJ. 2006;333(7561):224-9.
188. Hennen J, Baldessarini RJ. Suicidal risk during treatment with clozapine: meta-analysis. Schizophr Res. 2005;73(2-3):139-45.

189. Haukka J, Tiihonen J, Härkänen T, Lönnqvist J. Association between medication and risk of suicide, attempted suicide and death in nationwide cohort of suicidal patients with schizophrenia. Pharmacoepidemiol Drug Saf. 2008;17(7):686–96.
190. Pompili M, Baldessarini RJ, Forte A, et al. Do atypical antipsychotics have antisuicidal effects? A hypothesis-generating overview. Int J Mol Sci. 2016;17(10):E1700–13.
191. Wimberley T, MacCabe JH, Laursen TM, et al. Mortality and self-harm in association with clozapine in treatment-resistant schizophrenia. Am J Psychiatry. 2017;174(10):990–8.
192. Vermeulen JM, van Rooihen G, van de Kerkhof MPJ, Sutterland AL, Correll CU, de Haan L. Clozapine and long-term mortality risk in patients with schizophrenia: systematic review and meta-analysis of studies lasting 1.1–12.5 years. Schizophr Bull. 2019;45(2):315–29.
193. Patchan KM, Richardson C, Vyas G, Kelly DL. Risk of suicide after clozapine discontinuation: cause for concern. Ann Clin Psychiatry. 2015;27(4):253–6.
194. Li XB, Tang YL, Wang CY, de Leon J. Clozapine for treatment-resistant bipolar disorder: systematic review. Bipolar Disord. 2015;17(3):235–47.
195. Arensman E, Townsend E, Hawton K, et al. Psychosocial and pharmacological treatment of patients following deliberate self-harm: methodological issues involved in evaluating effectiveness. Suicide Life Threat Behav. 2001;31(2):169–80.
196. Hawton K, Arensman E, Townsend E, et al. Deliberate self-harm: systematic review of efficacy of psychosocial and pharmacological treatments in preventing repetition. BMJ. 1998;317(7156):441–7.
197. Brown GK, Ten Have T, Henriques GR, Xie SX, Hollander JE, Beck AT. Cognitive therapy for the prevention of suicide attempts: randomized controlled trial. JAMA. 2005;294(5):563–70.
198. Witt K, de Moraes DP, Salisbury TT, et al. Treatment as usual (TAU) as a control condition in trials of cognitive behavioral-based psychotherapy for self-harm: impact of content and quality on outcomes in a systematic review. J Affect Disord. 2018;235(8):434–47.
199. Linehan MM, Armstrong HE, Suarez A, Allmon D, Heard HL. Cognitive-behavioral treatment of chronically parasuicidal borderline patients. Arch Gen Psychiatry. 1991;48(12):1060–4.
200. Chesin M, Stanley B. Risk assessment and psychosocial interventions for suicidal patients. Bipolar Disord. 2013;15(5):584–93.
201. Rucci P, Frank E, Kostelnik B, et al. Suicide attempts in patients with bipolar I disorder during acute and maintenance phases of intensive treatment with pharmacotherapy and adjunctive psychotherapy. Am J Psychiatry. 2002;159(7):1160–4.
202. Guthrie E, Kapur NE, Mackway-Jones K, et al. Predictors of outcome following brief psychodynamic--interpersonal therapy for deliberate self-poisoning. Aust N Z J Psychiatry. 2003;37(5):532–6.
203. Mehlum L, Dieserud G, Ekeberg Ø, et al. Prevention of suicide: psychotherapy, drug treatment and electroconvulsive treatment. Kunnskapssenteret report 24-2006. Oslo: Norwegian Knowledge Centre for the Health Services; 2006.
204. Möller HJ. Attempted suicide: efficacy of different aftercare strategies. Int Clin Psychopharmacol. 1992;6(6):58–69.
205. Cuijpers P, de Beurs DP, van Spijker BA, Berking M, Andersson G, Kerkhof AJ. Effects of psychotherapy for adult depression on suicidality and hopelessness: systematic review and meta-analysis. J Affect Disord. 2013;144(3):183–90.
206. Parsaik AK, Singh B, Khosh-Chashm D, Mascarenhas SS. Efficacy of ketamine in bipolar depression: systematic review and meta-analysis. J Psychiatr Pract. 2015;21(6):427–35.
207. Wilkinson ST, Ballard ED, Bloch MH, et al. Effect of a single dose of intravenous ketamine on suicidal ideation: systematic review and individual participant data meta-analysis. Am J Psychiatry. 2018;175(2):150–8.
208. Fink M, Kellner CH, McCall WV. Role of ECT in suicide prevention. J ECT. 2014;30(1):5–9.

209. Chung DT, Ryan CJ, Hadzi-Pavlovic D, Singh SP, Stanton C, Large MM. Suicide rates after discharge from psychiatric facilities. JAMA Psychiat. 2017;74(7):694–702.
210. Baldessarini RJ, Tondo L, Vázquez GH. Pharmacological treatment of adult bipolar disorder. Mol Psychiatry. 2019;24(2):198–217.
211. Vázquez GH, Tondo L, Undurraga J, Baldessarini RJ. Overview of antidepressant treatment of bipolar depression. Int J Neuropsychopharmacol. 2013;16(7):1673–85.
212. McGirr A, Vöhringer PA, Ghaemi SN, Lam RW, Yatham LN. Safety and efficacy of adjunctive second generation antidepressant therapy with a mood-stabilizer or an atypical anti-psychotic in acute bipolar depression: systematic review and meta-analysis of randomized placebo-controlled trials. Lancet Psychiatry. 2016;3(12):1138–46.. [and eAppendix; accessible at doi.org/10.1016/S2215-0366(16)30264-4].
213. Goodwin GM, Haddad PM, Ferrier IN, et al. Evidence-based guidelines for treating bipolar disorder: revised third edition recommendations from the British Association for Psychopharmacology. J Psychopharmacol. 2016;30(6):495–553.
214. Baldessarini RJ, Henk H, Sklar A, Chang J, Leahy L. Psychotropic medications for patients with bipolar disorder in the United States: polytherapy and adherence. Psychiatr Serv. 2008;59(10):1175–83.
215. Gijsman HJ, Geddes JR, Rendell JM, Nolen WA, Goodwin GM. Antidepressants for bipolar depression: systematic review of randomized, controlled trials. Am J Psychiatry. 2004;161(9):1537–47.
216. Ghaemi SN, Wingo AF, Filkowski MA, Baldessarini RJ. Long-term antidepressant treatment in bipolar disorder: meta-analyses of benefits and risks. Acta Psychiatr Scand. 2008;118(5):347–56.
217. Sidor MM, MacQueen GM. Update on antidepressant use in bipolar depression. Curr Psychiatry Rep. 2012;14(6):696–704.
218. Amsterdam JD, Shults J. Efficacy and safety of long-term fluoxetine vs. lithium monotherapy of bipolar II disorder: randomized, double-blind, placebo-substitution study. Am J Psychiatry. 2010;167(7):792–800.
219. McElroy SL, Weisler RH, Chan W, et al. Double-blind, placebo-controlled study of quetiapine and paroxetine as monotherapy in adults with bipolar depression (EMBOLDEN II). J Clin Psychiatry. 2010;71(2):163–74.
220. Altshuler LL, Sugar CA, McElroy SL, et al. Switch rates during acute treatment for bipolar II depression with lithium, sertraline, or the two combined: randomized, double-blind comparison. Am J Psychiatry. 2017;174(3):266–76.
221. Fountoulakis KN, Vieta E, Young A, et al. Unmet needs in the treatment of bipolar disorder and recommendations for future research. Int J Neuropsychopharmacol. 2017;20(2):196–205.
222. Liu B, Zhang Y, Fang H, et al. Efficacy and safety of long-term antidepressant treatment for bipolar disorders: meta-analysis of randomized controlled trials. J Affect Disord. 2017;223(12):41–8.
223. Gitlin MJ. Antidepressants in bipolar depression: an enduring controversy. Int J Bipolar Disord. 2018;6(1):25–31.
224. Nemeroff CB, Evans DL, Gyulai L, et al. Double-blind, placebo-controlled comparison of imipramine and paroxetine in the treatment of bipolar depression. Am J Psychiatry. 2001;158:906–12.
225. Tohen M, Vieta E, Calabrese J, et al. Efficacy of olanzapine and olanzapine-fluoxetine combination in the treatment of bipolar I depression. Arch Gen Psychiatry. 2003;60(11):1079–88.
226. Shelton RC, Stahl SM. Risperidone and paroxetine given singly and in combination for bipolar depression. J Clin Psychiatry. 2004;65:1715–9.
227. Agosti V, Stewart JW. Hypomania with and without dysphoria: comparison of comorbidity and clinical characteristics of respondents from a national community sample. J Affect Disord. 2008;108(1–2):177–82.
228. Ghaemi SN. Antidepressants in bipolar depression: an update. In Proceedings of the 168th annual meeting of the American Psychiatric Association; Toronto, Ontario, Canada; 16–20 May 2015.

229. Yatham LN, Vieta E, Goodwin GM, et al. Agomelatine or placebo as adjunctive therapy to a mood-stabilizer in bipolar I depression: randomized double-blind placebo-controlled trial. Br J Psychiatry. 2016;208(1):78-86.
230. Sachs GS, Nierenberg AA, Calabrese JR, et al. Effectiveness of adjunctive antidepressant treatment for bipolar depression. N Engl J Med. 2007;356(17):1711-22.
231. Vázquez GH, Tondo L, Baldessarini RJ. Comparison of antidepressant responses in patients with bipolar vs. unipolar depression: meta-analytic review. Pharmacopsychiatry. 2011;44(1):21-6.
232. Tondo L, Baldessarini RJ, Vázquez GH, Lepri B, Visioli C. Clinical responses to antidepressants among 1036 acutely depressed patients with bipolar or unipolar major affective disorders. Acta Psychiatr Scand. 2013;127(5):355-64.
233. Cohn JB, Collins G, Ashbrook E, Wernicke JF. Combination of fluoxetine, imipramine, and placebo in patients with bipolar depressive disorder. Int Clin Psychopharmacol. 1989;4:313-22.
234. Fountoulakis KN, Kasper S, Andreassen O, et al. Efficacy of pharmacotherapy in bipolar disorder: report by the WPA section on pharmacopsychiatry. Eur Arch Psychiatry Clin Neurosci. 2012;262(1):1-48.
235. Undurraga J, Baldessarini RJ, Valenti M, et al. Bipolar depression: clinical correlates of receiving antidepressants. J Affect Disord. 2012;139(1):89-93.
236. Koukopoulos A, Reginaldi D, Tondo L, Visioli C, Baldessarini RJ. Course sequences in bipolar disorder: depressions preceding or following manias or hypomanias. J Affect Disord. 2013;151(1):105-10.
237. Bond DJ, Noronha MM, Kauer-Sant'Anna M, Lam RW, Yatham LN. Antidepressant-associated mood elevations in bipolar II disorder compared with bipolar I disorder and major depressive disorder: systematic review and meta-analysis. J Clin Psychiatry. 2008;69(10):1589-601.
238. Viktorin A, Lichtenstein P, Thase ME, et al. Risk of switch to mania in patients with bipolar disorder during treatment with an antidepressant alone and in combination with a mood stabilizer. Am J Psychiatry. 2014;171(10):1067-673.
239. Grande I, De Arce R, Jimenez-Arrieto MA, et al. Patterns of pharmacological maintenance treatment in a community mental health services bipolar disorder cohort study (SIN-DERES). Int J Neuropsychopharmacol. 2013;16(3):513-23.
240. Miura T, Noma H, Furukawa TA, et al. Comparative efficacy and tolerability of pharmacological treatments in the maintenance treatment of bipolar disorder: systematic review and network meta-analysis. Lancet Psychiatry. 2014;1(5):351-9.. [and eAppendix; accessible at doi.org/10.1016/S2215-0366(14)70314-1].
241. Selle V, Schalkwijk S, Vázquez GH, Baldessarini RJ. Treatments for acute bipolar depression: meta-analyses of placebo-controlled, monotherapy trials of anticonvulsants, lithium, and second-generation antipsychotics. Pharmacopsychiatry. 2014;47(2):43-52.
242. Sim K, Lau KL, Sim J, Sum MY, Baldessarini RJ. Prevention of relapse and recurrence in adults with major depressive disorder: systematic review and meta-analyses of controlled trials. Int J Neuropsychopharmacol. 2015;19(2):1-13.
243. Baldessarini RJ, Tondo L, Ghiani C, Lepri B. Illness risk following rapid vs. gradual discontinuation of antidepressants. Am J Psychiatry. 2010;167(8):934-41.
244. Leverich GS, Altshuler LL, Frye MA, et al. Risk of switch in mood polarity to hypomania or mania in patients with bipolar depression during acute and continuation trials of venlafaxine, sertraline, and bupropion as adjuncts to mood stabilizers. Am J Psychiatry. 2006;163(2):232-329.
245. Ghaemi SN, Ostacher MM, El-Mallakh RS, et al. Antidepressant discontinuation in bipolar depression: randomized clinical trial of long-term effectiveness and safety. J Clin Psychiatry. 2010;71(4):372-80.
246. Erol A, Winham SJ, McElrory SL, et al. Sex differences in the risk of rapid cycling and other indicators of adverse illness course in patients with bipolar I and II disorder. Bipolar Disord. 2015;17(6):670-6.

247. Geddes JR, Miklowitz DJ. Treatment of bipolar disorder. Lancet. 2013;381(9878):1672-82.
248. Reinares M, Rosa AR, Franco C, et al. Systematic review on the role of anticonvulsants in the treatment of acute bipolar depression. Int J Neuropsychopharmacol. 2013;16(2):485-96.
249. Vázquez GH, Tondo L, Undurraga J, Zaratiegui R, Selle V, Baldessarini RJ. Pharmacological treatment of bipolar depression. Adv Psychiatr Treat. 2014;20(1):193-201.
250. Muzina DJ, Gao K, Kemp DE, et al. Acute efficacy of divalproex sodium versus placebo in mood stabilizer-naive bipolar I or II depression: double-blind, randomized, placebo-controlled trial. J Clin Psychiatry. 2011;72(6):813-9.
251. Solmi M, Veronese N, Zaninoto L, et al. Lamotrigine compared to placebo and other agents with antidepressant activity in patients with unipolar and bipolar depression: comprehensive meta--analysis of efficacy and safety outcomes in short-term trials. CNS Spectr. 2016;21(5):403-18.
252. Frye MA, Ha K, Kanba S, et al. International consensus group on depression prevention in bipolar disorder. J Clin Psychiatry. 2011;72(10):1295-310.
253. Young AH, McElroy SL, Bauer M, et al. Double-blind, placebo-controlled study (EMBOLDEN I) of quetiapine and lithium monotherapy in adults in the acute phase of bipolar depression. J Clin Psychiatry. 2010;71(2):150-62.
254. Bschor T. Lithium in the treatment of major depressive disorder. Drugs. 2014;74(8):855-62.
255. Cipriani A, Hawton K, Stockton S, Geddes JR. Lithium in the prevention of suicide in mood disorders: updated systematic review and meta-analysis. BMJ. 2013;346(6):f3646-59.
256. Song J, Sjolander A, Joas E, et al. Suicidal behavior during lithium and valproate treatment: a within--individual 8-year prospective study of 50,000 patients with bipolar disorder. Am J Psychiatry. 2017;174(8):795-802.
257. Durgam S, Earley W, Lipschitz A, et al. Eight-week randomized, double-blind, placebo-controlled evaluation of the safety and efficacy of cariprazine in patients with bipolar-I depression. Am J Psychiatry. 2016;173(3):271-81.
258. Brown EB, McElroy SL, Keck PE Jr, et al. Seven-week, randomized, double-blind trial of olanzapine/fluoxetine combination versus lamotrigine in the treatment of bipolar I depression. J Clin Psychiatry. 2006;67(7):1025-33.
259. Tamayo JM, Zarate CA Jr, Vieta E, Vázquez GH, Tohen M. Level of response and safety of pharmacological monotherapy in the treatment of acute bipolar I disorder phases: systematic review and meta-analysis. Int J Neuropsychopharmacol. 2010;13(6):813-32.
260. Tarsy D, Lungu C, Baldessarini RJ. Epidemiology of tardive dyskinesia before and during the era of modern antipsychotic drugs. In: Weiner WJ, Tolosa E, editors. Hyperkinetic movement disorders. In: Aminoff MJ, Boller F, Swaab DF (series editors). Handbook of clinical neurology. Edinburgh: Elsevier Press; 2010, pp. 601-16.
261. Carbon M, Hsieh C-H, Kane JM, Correll CU. Tardive dyskinesia prevalence in the period of second--generation antipsychotic use, meta-analysis. J Clin Psychiatry. 2017;78(3):e264-78.
262. Centorrino F, Masters GA, Talamo A, Baldessarini RJ, Öngür D. Metabolic syndrome in psychiatrically hospitalized patients treated with antipsychotics and other psychotropics. Hum Psychopharmacol. 2012;27(5):521-6.
263. Lindström L, Lindström E, Nilsson M, Höistad M. Maintenance therapy with second generation antipsychotics for bipolar disorder – systematic review and meta-analysis. J Affect Disord. 2017;213(12):138-50.
264. Fava M, Freeman MP, Flynn M, et al. Double-blind, placebo-controlled, dose-ranging trial of intravenous ketamine as adjunctive therapy in treatment-resistant depression (TRD). Mol Psychiatry. 2018; https://doi.org/10.1038/s41380-018-0256-5; [Epub ahead of print 3 Oct].
265. Aan het Rot M, Collins KA, Murrough JW, et al. Safety and efficacy of repeated-dose intravenous ketamine for treatment-resistant depression. Biol Psychiatry. 2010;67(2):139-45.

266. Rasmussen KG, Lineberry TW, Galardy CW, Kung S, Lapid MI, Palmer BA, Ritter MJ, Schak KM, Sola CL, Hanson AJ, Frye MA. Serial infusions of low-dose ketamine for major depression. J Psychopharmacol. 2013;27(5):444–50.
267. Muller J, Pentyala S, Dilger J, Pentyala S. Ketamine enantiomers in rapid and sustained antidepressant effects. Ther Adv Psychopharmacol. 2016;6(3):185–92.
268. Berman RM, Cappiello A, Anand A, Oren DA, Heninger GR, Charney DS, Krystal JH. Antidepressant effects of ketamine in depressed patients. Biol Psychiatry. 2000;47(4):351–4.
269. Zanos P, Moaddel R, Morris PJ, et al. NMDAR inhibition-dependent antidepressant actions of ketamine metabolites. Nature. 2016;533(7604):481–2.
270. Williams NR, Heifets BD, Blasey C, et al. Attenuation of antidepressant effects of ketamine by opioid receptor antagonism. Am J Psychiatry. 2018;175(12):1205–15.
271. Van de Voort JL, Morgan RJ, Kung S, et al. Continuation phase intravenous ketamine in adults with treatment-resistant depression. J Affect Disord. 2016;206(12):300–4.
272. Dhir A. Investigational drugs for treating major depressive disorder. Expert Opin Investig Drugs. 2017;26(1):9–24.
273. Garay RP, Zarate CA Jr, Charpeaud T, et al. Investigational drugs in recent clinical trials for treatment-resistant depression. Expert Rev Neurother. 2017;17(6):593–609.
274. Bahji A, Hawken ER, Sepehry AA, Cabrera CA, Vázquez GH. ECT beyond unipolar major depression: systematic review and meta-analysis of electroconvulsive therapy in bipolar depression. Acta Psychiatr Scand. 2019;139(3):214–26.
275. Itagaki K, Takebayashi M, Shibasaki C, et al. Factors associated with relapse after a response to electroconvulsive therapy in unipolar versus bipolar depression. J Affect Disord. 2017;208(1):113–9.
276. Perugi G, Medda P, Toni C, et al. Role of electroconvulsive therapy (ECT) in bipolar disorder: effectiveness in 522 patients with bipolar depression, mixed-state, mania and catatonic features. Curr Neuropharmacol. 2017;15(3):359–71.
277. Liang CS, Chung CH, Ho PS, Tsai CK, Chien WC. Superior antisuicidal effects of electroconvulsive therapy in unipolar disorder and bipolar depression. Bipolar Disord. 2018;41(3):341–53.
278. Tseng PT, Chen YW, Tu KY, et al. Light therapy in the treatment of patients with bipolar depression: meta-analytic study. Eur Neuropsychopharmacol. 2016;26(6):1037–47.
279. Kurczewska E, Ferensztajn-Rochowiak E, Jasińska-Mikołajczyk A, Chłopocka-Woźniak M, Rybakowski JK. Augmentation of pharmacotherapy by sleep deprivation with sleep phase advance in treatment-resistant depression. Pharmacopsychiatry. 2019;52(4):186–92.
280. Sit DK, McGowan J, Wiltrout C, et al. Adjunctive bright light therapy for bipolar depression: randomized double-blind placebo-controlled trial. Am J Psychiatry. 2018;175(2):131–9.
281. Suzuki M, Dallaspezia S, Locatelli C, Uchiyama M, Colombo C, Benedetti F. Does early response predict subsequent remission in bipolar depression treated with repeated sleep deprivation combined with light therapy and lithium? J Affect Disord. 2018;229(3):371–6.
282. Cimpianu CL, Strube W, Falkai P, Palm U, Hasan A. Vagus nerve stimulation in psychiatry: systematic review of the available evidence. J Neural Transm. 2017;124(1):145–58.
283. Conway CR, Kumar A, Xiong W, Bunker M, Aaronson ST, Rush AJ. Chronic vagus nerve stimulation significantly improves quality of life in treatment-resistant major depression. J Clin Psychiatry. 2018;79(5):52–9.
284. Salloum NC, Walker MC, Gangwani S, Conway CR. Emergence of mania in two middle-aged patients with a history of unipolar, treatment-refractory depression receiving vagus nerve stimulation. Bipolar Disord. 2017;19(1):60–4.
285. Nierenberg AA, Alpert JE, Gardner-Schuster EE, Seay S, Mischoulon D. Vagus nerve stimulation: 2-year outcomes for bipolar versus unipolar treatment-resistant depression. Biol Psychiatry. 2008;64(6):455–60.

286. Mayberg HS. Targeted electrode-based modulation of neural circuits for depression. J Clin Invest. 2009;119(4):717-25.
287. Loo C, Katalinic N, Mitchell PB, Greenberg B. Physical treatments for bipolar disorder: review of electroconvulsive therapy, stereotactic surgery and other brain stimulation techniques. J Affect Disord. 2011;32(1-2):1-13.
288. Filkowski MM, Mayberg HS, Holtzheimer PE. Considering eligibility for studies of deep brain stimulation for treatment-resistant depression: insights from a clinical trial in unipolar and bipolar depression. J ECT. 2016;32(2):122-6.
289. Oldani L, Altamura AC, Abdelghani M, Young AH. Brain stimulation treatments in bipolar disorder: review of the current literature. World J Biol Psychiatry. 2016;17(7):482-94.
290. Dondé C, Amad A, Nieto I, et al. Transcranial direct-current stimulation (tDCS) for bipolar depression: systematic review and meta-analysis. Prog Neuro-Psychopharmacol Biol Psychiatry. 2017;78(8):123-31.
291. Widge AS, Malone DA Jr, Dougherty DD. Closing the loop on deep brain stimulation for treatment-resistant depression. Front Neurosci. 2018;12(3):1-9.
292. Fitzgerald PB, Hoy KE, Elliot D, McQueen S, Wambeek LE, Daskalakis ZJ. Negative double-blind controlled trial of sequential bilateral rTMS in the treatment of bipolar depression. J Affect Disord. 2016;198(7):158-62.
293. Kazemi R, Rostami R, Khomami D, et al. Electrophysiological correlates of bilateral and unilateral repetitive transcranial magnetic stimulation in patients with bipolar depression. Psychiatry Res. 2015;240(6):364-75.
294. McMahon K, Herr NR, Zerubavel N, Hoertel N, Neacsiu AD. Psychotherapeutic treatment of bipolar depression. Psychiatr Clin N Am. 2016;39(1):35-56.
295. Costa RT, Cheniaux E, Range BP, Versiani M, Nardi AE. Group cognitive behavior therapy for bipolar disorder can improve the quality of life. Braz J Med Biol Res. 2012;45:862-8.
296. Miklowitz DJ, Otto MW, Frank E, et al. Psychosocial treatments for bipolar depression: one-year randomized trial from the systematic treatment enhancement program. Arch Gen Psychiatry. 2007;64:419-26.
297. Bouwkamp CG, de Kruiff ME, van Troost TM, et al. Interpersonal and social rhythm group therapy for patients with bipolar disorder. Int J Group Psychother. 2013;63:97-115.
298. Miklowitz DJ, George EL, Richards JA, Simoneau TL, Sudduth RL. Randomized study of family focused psychoeducation and pharmacotherapy in the outpatient management of bipolar disorder. Arch Gen Psychiatry. 2003;60:904-12.
299. Lovas DA, Schuman-Olivier Z. Mindfulness-based cognitive therapy for bipolar disorder: systematic review. J Affect Disord. 2018;240:247-61.
300. Deckersbach T, Hölzel B, Eisner L, Lazar SW, Nierenberg AA. Mindfulness-based cognitive therapy for bipolar disorder. New York: Guilford Press; 2014.

5
Necessidades não atendidas em estados mistos

Terence A. Ketter

INTRODUÇÃO

Há mais de cem anos, os estados mistos foram definidos pelo Dr. Emil Kraepelin como características centrais da doença maníaco-depressiva (mais tarde conhecida como transtorno bipolar [TB]), em que a coexistência de sintomas de polaridade oposta era explicada pela falta de sincronia entre os padrões de mudança para três parâmetros: humor, atividade (volição) e pensamento[1,2] (Tabela 5.1). Junto com mania pura (ortodoxa) (com euforia, hiperatividade e pensamentos acelerados) e depressão pura (ortodoxa) (com tristeza, hipoatividade e pobreza de pensamentos), o Dr. Kraepelin, na oitava edição de seu livro de 1913, identificou dois estados depressivos mistos, um dos quais parecia particularmente notável e uma fonte de controvérsia contínua, especificamente: *depressão agitada (excitada)*, com hiperatividade substituindo a hipoatividade da depressão pura. O outro estado misto depressivo era a depressão com fuga de ideias, com pensamentos acelerados substituindo a pobreza de pensamentos da depressão pura. Assim, os estados depressivos bipolares podem ser considerados como: *depressão pura (anérgica)*, *depressão agitada (excitada)* e *depressão com fuga de ideias*. Neste capítulo, focalizaremos principalmente a depressão agitada (excitada) *versus* a depressão pura (anérgica).

Curiosamente, na visão de Kraepelin, a tristeza em si não era suficiente para estipular a depressão, pois a combinação de tristeza, hiperatividade e fuga de ideias era chamada de mania depressiva (ansiosa)[1] (Tabela 5.1). Alguns (principalmente) europeus viam a depressão bipolar agitada como sobreposição substancial da depressão bipolar mista[3-12] e, portanto, merecem consideração particularmente cuidadosa.

TABELA 5.1 Estados puros (ortodoxos) e mistos de doença maníaco-depressiva segundo Kraepelin

	Humor	Atividade	Pensamento
Mania (principalmente ≥ 2↑'s)			
– Mania pura (ortodoxa)	↑	↑	↑
– Mania com pobreza de pensamento	↑	↑	↓
– Mania inibida	↑	↓	↑
– Mania depressiva (ansiosa)	↓	↑	↑
– Estupor maníaco (exceção para ≥ 2↑'s)	↑	↓	↓
Depressão (≥ 2 ↓'s)			
– Depressão pura (ortodoxa)	↓	↓	↓
– Depressão agitada (excitada)	↓	↑	↓
– Depressão com fuga de ideias	↓	↓	↑

Adaptada de Kraepelin E. Manic-Depressive Insanity and Paranoia. E. & S. Livingstone, Edimburgo, Escócia, 1921.

EPISÓDIOS MANÍACOS MISTOS NO DSM-IV

A quarta edição do *Manual diagnóstico e estatístico de transtornos mentais* (DSM-IV), da American Psychiatric Association, adotou uma abordagem bastante (vista por muitos como excessivamente) exclusiva, definindo episódios mistos (maníacos) em pacientes com TB como a ocorrência concomitante de sintomas sindrômicos de episódios maníacos e depressivos (completos, de nível limiar) do DSM-IV por pelo menos uma semana,[13] mas *SEM* definir o que era visto pela maioria como estados mais comuns com ocorrências concomitantes de episódios sindrômicos maníacos[14,15] ou hipomaníacos[14] e sintomas depressivos subsindrômicos (p. ex., mania disfórica/hipomania), bem como ocorrências concomitantes de episódios depressivos sindrômicos e sintomas maníacos subsindrômicos (ou seja, depressão mista).[9]

De fato, os sintomas de elevação do humor subsindrômicos do DSM-IV aparecem muito comumente na depressão bipolar e, portanto, estavam presentes na maioria dos pacientes do Programa de Aprimoramento do Tratamento Sistemático para TB (STEP-BD, do inglês *Systematic Treatment Enhancement Program for BD*) com episódios depressivos bipolares basais.[16] Além disso, foi estabelecido que mesmo a elevação modesta do humor na linha de base (p. ex., pontuação total média na Escala de Mania de Young [YMRS][17] durante a depressão = 3,7) foi associada a fenômenos clinicamente importantes no TB, como mania emergente durante o tratamento antidepressivo.[18] Em vista do problema de excesso de exclusividade com a abordagem do DSM-IV, a Dra. Susan McElroy conceituou mania/hipomania disfórica definida (não DSM) como um episódio maníaco/hipomaníaco do DSM-IV concomitante mais três sintomas depressivos,[14] ao passo que o Dr. Alan Swann definiu mania disfórica (não DSM) como um episódio maníaco do DSM-IV concomitante mais ≥ 2 sintomas depressivos do Programa para Transtornos Afetivos e Esquizofrenia (SADS, do inglês *Schedule for Affective Disorders and Schizophrenia*).[15,19]

Assim, o diagnóstico diferencial dos estados mistos do DSM-IV incluiu: 1) depressão mista (DSM-5) (como descrita a seguir); 2) mania delirante grave (estágio III) (não DSM); 3) transtorno bipolar de ciclagem ultrarrápida e ciclagem ultradiana (não DSM); e 4) instabilidade afetiva do transtorno da personalidade (DSM-IV).[4,14,20-24]

Em geral, tem sido um desafio distinguir a ciclagem ultrarrápida (ou seja, um termo que não consta no DSM, refletindo a mudança de polaridade do humor ao longo de dias a semanas) e especialmente a ciclagem ultradiana (ou seja, outro termo não utilizado no DSM, refletindo a mudança de polaridade do humor dentro de um dia) a partir de episódios mistos únicos.[23,25,26] De acordo com o DSM-IV, episódios maníacos mistos exigem que sejam atendidos os critérios para episódios maníacos e depressivos maiores quase todos os dias durante pelo menos uma semana. Além disso, no DSM-IV e no seu Texto Revisado (DSM-IV-TR[27]), mas não no DSM-5, o texto narrativo especificou que "o indivíduo apresenta humores rapidamente alternados (tristeza, irritabilidade e euforia) acompanhados por sintomas de um episódio maníaco e um episódio depressivo maior". O professor Mario Maj sustentou que a última declaração que estava no texto do DSM-IV e do DSM-IV-TR (mas não no texto do DSM-5) estipulava que os episódios maníacos mistos do DSM-IV ou do DSM-IV-TR (mas não os episódios do DSM-5 com características mistas) abrangiam a ciclagem ultradiana.[23]

Apesar de serem considerados excessivamente exclusivos, os episódios maníacos mistos do DSM-IV foram relatados em até um terço dos pacientes com transtornos bipolares (em geral relacionados à seleção de sujeitos),[28,29] com predominância do sexo feminino[14] e com anormalidades neurológicas (p. ex., anormalidades no eletrencefalograma [EEG], convulsões, atraso no desenvolvimento, enxaquecas e traumatismo craniano).[30] Tem sido afirmado que os episódios maníacos mistos do DSM-IV ou os episódios maníacos disfóricos (não DSM-IV), em comparação com episódios maníacos (puros), indicavam doença mais grave, geralmente com resistência ao tratamento.[15,31]

Por exemplo, entre 184 pacientes internados com transtorno bipolar I (TB-I), todos os quais receberam lítio, carbamazepina ou divalproato para episódios maníacos disfóricos/mistos (N = 107) *versus* puros (N = 77), 36,7% *versus* 8,2% ($p < 0,0001$) tiveram pelo menos uma tentativa de suicídio e 57,9% *versus* 1,3% tiveram ideação ou tentativa suicida atual ($p < 0,0001$), com probabilidade de remissão diminuindo 49% para cada tentativa de suicídio anterior.[31] Além disso, episódios maníacos mistos podem estar relacionados a ciclagem rápida (≥ 4 episódios de humor por ano),[23] um modificador de curso do transtorno bipolar do DSM-IV (e DSM-5) associado a desfecho ruim,[32,33] e correlatos clínicos desfavoráveis que se sobrepõem à mania mista do DSM-IV, incluindo resistência ao tratamento a agentes como o lítio.[32,33] Assim, exemplos de desfechos piores de mania mista *versus* pura do DSM-IV incluíram recuperação tardia de episódios de humor (p. ex., média de 17 semanas *versus* 6 semanas,[34] ou seja, resistência ao tratamento de episódios de humor agudos)[31,34-37] e recorrência de episódios de humor acelerado[38] (p. ex., resistência ao tratamento de manutenção com lítio[38]).

De fato, os episódios maníacos mistos *versus* puros do DSM-IV podem produzir resultados diferenciais de medicação. Por exemplo, em um estudo de registro da eficácia e segurança do divalproato de liberação prolongada (LP) em episódios maníacos puros agudos do DSM-IV, no qual indivíduos com episódios maníacos mistos agudos do DSM-IV foram excluídos,[39] 62% dos pacientes tiveram mania clássica (pura) (não DSM-IV) (com < 2 sintomas depressivos SADS), enquanto 38% dos pacientes tiveram mania disfórica (não DSM-IV) (com ≥ 2 sintomas depressivos SADS),[15] e foi considerado importante identificar e monitorar tais sintomas depressivos na mania, pois indicavam pior evolução da doença e resistência aguda ao tratamento com lítio, mas melhores respostas com divalproato de LP.[15] Além disso, surgiram preocupações de que os antidepressivos poderiam exacerbar a mania mista do DSM-IV (assim como a ciclagem rápida).[40-45] Para o tratamento de episódios maníacos mistos do DSM-IV, embora a Food and Drug Administration (FDA) *não tenha aprovado* antidepressivos, lítio, divalproato de LP, comprimidos de carbamazepina, lamotrigina, clorpromazina, haloperidol ou quetiapina de liberação imediata (LI), *aprovou* carbamazepina e divalproato de LP, olanzapina, risperidona, ziprasidona, aripiprazol, quetiapina de LP, asenapina e cariprazina para essa indicação.[46]

Em resumo, apesar de serem amplamente considerados exclusivos em excesso, os episódios maníacos mistos do DSM-IV foram relatados em cerca de um terço dos pacientes com TB (comumente relacionados à seleção de sujeitos),[28,29] com predominância do sexo feminino,[14] foram observados juntamente com anormalidades neurológicas (p. ex., anormalidades no EEG, convulsões, atraso no desenvolvimento, enxaquecas e traumatismo craniano)[30] e, em comparação com episódios maníacos puros, foram associados a várias características desfavoráveis da doença, incluindo início precoce do TB,[14] maior risco de suicídio (ideação e tentativas de suicídio),[14,31,47-49] mais transtornos comórbidos por uso de álcool e substâncias,[13,14,28,50] respostas mais fracas ao lítio e aos antidepressivos, mas um pouco melhores a anticonvulsivante estabilizador do humor e antipsicóticos atípicos, e piores desfechos.[14,28,29,34] De fato, como observado anteriormente, nove agentes têm aprovação da FDA para o tratamento da mania mista conforme o DSM-IV.[46]

EPISÓDIOS COM CARACTERÍSTICAS MISTAS DO DSM-5

A quinta edição do DSM adotou uma abordagem um pouco mais inclusiva de "misto". Define episódio maníaco com características mistas (análogo à mania mista do DSM-IV) se acompanhado por um episódio depressivo maior (EDM) sindrômico, mas novo (e mais inclusivo) se acompanhado apenas por sintomas depressivos maiores subsindrômicos e (novo e mais inclusivo) episódio hipomaníaco com características mistas (hipomania mista), bem como episódio depressivo (novo e mais inclusivo) com características mistas (depressão mista) se os sintomas do polo oposto forem subsindrômicos.[51] Entretanto, o DSM-5 permaneceu relativamente exclusivo em relação à abordagem europeia de depressão mista (referida como estado misto de depressão [DMX], ou seja, um EDM acompanhado por pelo menos três sintomas de elevação do humor, incluindo distração, irritabilidade e agitação psicomotora). Especificamente, o DSM-5 exigia que "com características mistas" incluísse ≥ 3 sintomas de elevação de humor "não sobrepostos" (NOMES – do inglês *"non-overlapping" mood elevation symptoms*), ou seja, sem contar distração, irritabilidade e agitação psicomotora (os chamados sintomas *dip*[52] em relação à depressão mista, afirmando que tais sintomas careciam de especificidade polar, pois podiam ser vistos tanto na elevação do humor quanto na depressão).[51] Vários pesquisadores, principalmente fora dos Estados Unidos, questionaram essa abordagem relativamente exclusiva de não contar os sintomas *dip*.[11,12,52,53] Em especial, o que preocupa alguns pesquisadores é que o DSM-5 não considerou a depressão agitada (não DSM) (ou seja, EDM com agitação psicomotora proeminente) como incluída na depressão mista.[11,54]

O DSM-5 estipulou que episódios maníacos suplantavam episódios depressivos maiores, pois os episódios maníacos geralmente eram considerados mais graves do que os episódios depressivos maiores. Se um paciente preenchia os critérios para episódios maníacos e depressivos maiores (ou seja, tinha mania mista do DSM-IV), no DSM-5 ele seria considerado como tendo um "episódio maníaco com características mistas", em vez de um "episódio depressivo maior com características mistas". Em contraste, o DSM-5 foi omisso sobre como caracterizar episódios concomitantes hipomaníacos e depressivos maiores, deixando para os médicos escolherem entre "episódio hipomaníaco com características mistas" e "episódio depressivo maior com características mistas", dependendo de qual polo era clinicamente mais proeminente (embora isso não tenha sido especificamente declarado no DSM-5). Por fim, Maj alegou que a (então proposta, posteriormente finalizada) caracterização de "mistura" do DSM-5, diferentemente das versões do DSM-IV e do DSM-IV-TR, deixou de abranger a ciclagem ultradiana.[23]

Assim, os episódios do DSM-5 envolveram: 1) episódios sindrômicos (critérios completos) maníacos, hipomaníacos ou depressivos maiores; 2) psicose, hospitalização ou comprometimento funcional acentuado (somente critérios de episódio maníaco, e não critérios de EDM ou hipomaníaco); 3) não ser devido a uma substância ou condição médica geral; e um 4) especificador de episódio "com características mistas", desde que houvesse ≥ 3 sintomas de polos opostos não sobrepostos quase todos os dias por ≥ 1 semana.

Continuam havendo necessidades substanciais não atendidas relacionadas às controvérsias em curso sobre os estados mistos do DSM-5 (e DSM-IV). Por exemplo, permanece indeterminado o grau em que os estados mistos do DSM-5 (e DSM-IV) são: 1) dimensionalmente semelhantes *versus* categoricamente diferentes dos estados "puros"; 2) estados de transição entre depressão e mania; 3) relacionados ao subtipo bipolar (ou seja, tipo I *versus* tipo II); e 4) as implicações clínicas das gradações de depressão subsindrômica em hipo/mania (que agora são respondidas como hipo/mania mista/disfórica foram "finalmente" incluídas no DSM-5 como episódios maníacos ou hipomaníacos com características mistas); bem como 5) as implicações clínicas das gradações de hipo/mania subsindrômica na depressão (que agora são respondidas como depressão mista foram "finalmente" incluídas no DSM-5 como EDM com características mistas).[4,13,14,20,22,51]

DEPRESSÃO MISTA NO DSM-5

O DSM-5 foi publicado em 2013[51] e buscou harmonizar-se melhor com a 11ª edição da Classificação internacional de doenças e problemas relacionados à saúde (CID-11).[23,55] Os episódios depressivos maiores com características mistas do DSM-5 (depressão mista) atraíram mais atenção do que os episódios maníacos ou hipomaníacos do DSM-5 com características mistas (mania mista ou hipomania mista). Isso poderia estar relacionado ao fato de a mania mista e a hipomania mista (como discutido anteriormente) já terem recebido considerável atenção durante a era do DSM-IV, antes de a depressão mista ser incluída no DSM.[14,15]

Embora a depressão mista do DSM-5 tenha tido prevalência relatada de até aproximadamente um terço (comumente relacionada à seleção de sujeitos),[56,57] ainda foi considerada por alguns como excessivamente exclusiva,[52,53,58,59] pois distração, irritabilidade e agitação psicomotora não contam para esse diagnóstico.[52,53,58] No DSM-5, a depressão mista *versus* pura tem sido associada a características desfavoráveis da doença, como transtornos por uso de álcool e substâncias comórbidos no TB (mas não no transtorno depressivo maior [TDM] unipolar).[56] Usando definições menos exclusivas de depressão mista, a depressão mista *versus* pura foi associada a personalidade *borderline* comórbida,[60] mais comorbidade de transtorno de ansiedade ao longo da vida e irritabilidade atual e menos uso atual de antidepressivos,[59] mais resistência a antidepressivos,[61] maior risco de suicídio[57] e mais agressividade.[62] O TB-II *versus* depressão mista no TDM unipolar foi associado a idade de início mais jovem, mais recorrência de EDM, características mais atípicas e mais história familiar de TB-II.[63]

Uma importante necessidade não atendida para a depressão mista do DSM-5 é determinar o quão inclusivo esse construto deve ser. Dados limitados indicam que a depressão mista do DSM-5 pode ter sido definida exclusivamente.[11,12,58,59] Um estudo avaliou os pontos fortes e as limitações do uso de uma definição de depressão mista do TB mais inclusiva do que a do DSM-5 contando, em vez de sintomas de elevação de humor "não sobrepostos" (NOMES, que *excluíam* a contagem de distração, irritabilidade e agitação psicomotora) para a depressão mista, como no DSM-5, sintomas de elevação do humor "sobrepostos" (OMES, que *incluíam* a contagem de distração, irritabilidade e agitação psicomotora) para a depressão mista, o que era mais inclusivo do que a definição do DSM-5[59] e sobrepunha o construto europeu DMX3.[8,63-66] Esse estudo, em que 153 pacientes ambulatoriais deprimidos com TB foram avaliados com o Systematic Treatment Enhancement Program for TB (STEP-BD) Affective Disorders Evaluation usando a definição de depressão mista no TB mais inclusiva (≥ 3 OMES) *versus* a menos inclusiva do DSM-5 (≥ 3 NOMES), produziu uma taxa de depressão mista 3 vezes maior (22,9% *versus* 7,2%). Foram encontrados correlatos clínicos diferenciais para depressão mista *versus* pura, como mais comorbidade de transtorno de ansiedade ao longo da vida, mais irritabilidade atual e menos uso atual de antidepressivos, que não foram significativos usando o limiar mais exclusivo do DSM-5.[59]

Em outro estudo,[56] 26% ($N = 149$) e 34% ($N = 65$) dos pacientes preencheram os critérios para depressão mista durante um índice de EDM como parte do TDM unipolar ou TB. Pacientes com depressão mista *versus* pura do DSM-5 como parte de TB ou TDM unipolar apresentaram um fenótipo depressivo mais grave ($p \leq 0{,}0002$) e taxa mais alta de transtorno por uso de álcool/substâncias em TB ($p = 0{,}002$), mas não em TDM unipolar.

Assim, necessidades não atendidas importantes para os transtornos do humor do DSM-5 incluem responder perguntas sobre as definições ideais de mania "mista" ou "disfórica" e depressão mista, os correlatos clínicos e as implicações do tratamento de sintomas mistos subsindrômicos e os papéis da agitação psicomotora[11] e da ansiedade[67] na mania mista e na depressão mista do DSM.

TRATAMENTO PARA DEPRESSÃO MISTA DO DSM-5

Espera-se que pacientes com depressão mista *versus* pura do DSM-5 tenham melhores resultados com tratamentos antipsicóticos do que com medicamentos antidepressivos. Uma necessidade não atendida relevante para a depressão mista do DSM-5 é a falta de estabelecimento definitivo de tratamentos ideais. Contudo, análises individuais *post hoc* e *a priori* de ensaios randomizados controlados por placebo indicaram que o tratamento eficaz pode incluir certos antipsicóticos atípicos (p. ex., olanzapina,[68] ziprasidona[69] e lurasidona[61,70]) em vez de antidepressivos.[11]

Em uma análise *post hoc* de dois ensaios agrupados de monoterapia com olanzapina randomizados e controlados por placebo ($N = 1.214$) na depressão do TB-I do DSM-IV-TR, a olanzapina foi pelo menos numericamente superior ao placebo, independentemente do nível de "sintomas mistos".[68] No início do estudo, os pacientes com depressão mista *versus* pura tinham idade de início mais jovem e mais frequentemente tinham curso de ciclagem rápida e características psicóticas concomitantes.

As taxas de resposta à depressão na Escala de Depressão de Montgomery-Asberg (MADRS) para olanzapina *versus* placebo foram: 52,6% *versus* 39,8% (número necessário tratar [NNT] = 8, $p < 0{,}05$, entre 154 pacientes olanzapina [OLZ] e 108 placebo [PBO]) sem nenhum sintoma misto (ou seja, depressão pura); 50,3% *versus* 40,0% (NNT = 10, $p < 0{,}05$, em 332 pacientes OLZ *versus* 250 PBO) com 1 a 2 sintomas mistos (menos depressão mista); e 42,2% *versus* 33,7% (NNT = 12, p = não significativo, em 204 pacientes OLZ *versus* 166 PBO) com ≥ 3 sintomas mistos (mais depressão mista) (Figura 5.1).

Como não houve interação significativa entre o número de características mistas e tratamento para a taxa de resposta na MADRS, os autores afirmaram que não houve interação estatística significativa entre características mistas e tratamento e, portanto, concluíram que a olanzapina funcionou de forma semelhante para depressão bipolar, independentemente da presença de sintomas maníacos concomitantes. No entanto, o NNT de olanzapina *versus* placebo para análise de resposta na MADRS foi consistente com pelo menos uma relação não significativa entre mais sintomas mistos e NNT mais alto (NNT = 8 com 0 sintoma misto, NNT = 10 com 1 a 2 sintomas mistos e NNT = 12 com ≥ 3 sintomas mistos) (Figura 5.1). Os autores admitiram que, em um estudo anterior,[71] a monoterapia com olanzapina teve taxas de resposta progressivamente mais baixas à medida que o número de sintomas de elevação do humor aumentou, com taxas

Benefício (NNT)
Resposta MADRS

	0 sintoma misto	1-2 sintomas mistos	≥ 3 sintomas mistos
NNT	8	10	12
	Olanzapina X placebo	Olanzapina X placebo	Olanzapina X placebo

OLZ 52,6% / PBO 12,8% (diferença 39,8%); N = 154 / 108
OLZ 50,3% / PBO 10,3% (diferença 40,0%); N = 332 / 250
OLZ 42,2% / PBO 8,5% (diferença 33,7%); N = 204 / 166

sintomas mistos = # de 11 itens YMRS ≥ 1

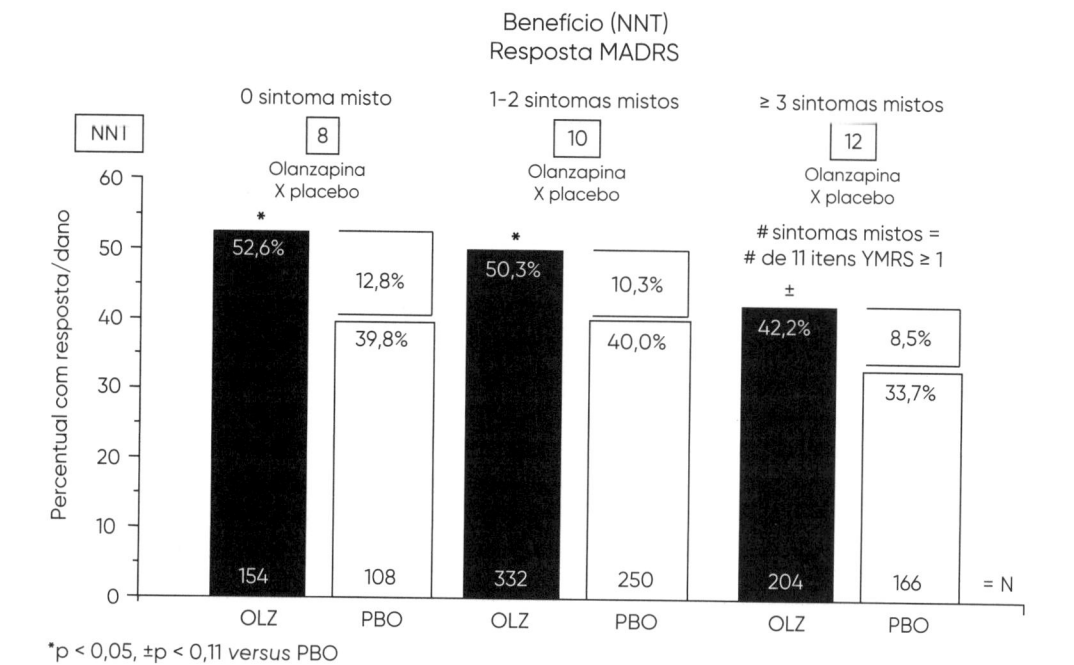

*p < 0,05, ±p < 0,11 versus PBO

FIGURA 5.1 Números necessários tratar e taxas de resposta de olanzapina *versus* monoterapia com placebo na depressão mista do TB-I (análise *post hoc* de dois ensaios de depressão do TB-I do DSM-IV-TR), estratificados pelo número de sintomas mistos.[68]

de resposta numericamente mais altas do que o placebo. Contudo, o estudo de Benazzi (2009) usou dados apenas de um dos dois estudos usados por Tohen em 2014, e os critérios de características mistas do estudo de Benazzi (2009) (coocorrência de EDM e ≥ 2 sintomas maníacos/hipomaníacos, ou seja, ≥ 2 itens da YMRS com pontuação ≥ 2) diferiram dos usados por Tohen em 2014.

McIntyre e colaboradores relataram uma análise *post hoc* de um estudo randomizado, controlado por placebo, de monoterapia com lurasidona em 485 pacientes com depressão do TB-I do DSM-IV-TR,[70] definindo-os como mistos (YMRS ≥ 4, $N = 272$, 56,1%) e depressão pura (YMRS < 4, $N = 213$, 43,9%). Assim, na linha de base, os pacientes com depressão mista *versus* pura eram mais do sexo feminino (60,7% *versus* 52,1%; $p = 0,0065$) e brancos (71,3% *versus* 59,2%; $p = 0,002$), com idade mais precoce de início da doença bipolar (26,6 anos *versus* 29,0 anos; $p = 0,020$), e mais frequentemente tinham histórico de ciclagem rápida (9,2% *versus* 2,8%; $p = 0,005$), bem como níveis mais elevados de ansiedade (escore médio da Escala de Avaliação de Ansiedade de Hamilton, 17,2 *versus* 14,5; $p < 0,001$).

Entre os 272 pacientes com depressão mista *post hoc*, a lurasidona (LUR) foi superior ao placebo, com resposta na MADRS da lurasidona *versus* placebo NNT = 6.[70] Assim, a lurasidona teve quase duas vezes mais probabilidade de produzir benefício do que dano, ao passo que o número necessário para causar dano (NNH) de lurasidona *versus* placebo para acatisia nesses pacientes com depressão mista foi 11 (Figura 5.2). Por fim, em indivíduos com depressão mista, o NNH para lurasidona *versus* placebo na virada maníaca emergente do tratamento não foi significativo.

Da mesma forma, entre os 213 pacientes com depressão pura *post hoc*, a lurasidona também foi superior ao placebo, com resposta na MADRS de lurasidona *versus* placebo NNT = 4.[70] Assim, a lurasidona teve nove vezes mais probabilidade de produzir benefício do que dano, ao passo que o NNH de lurasidona *versus* placebo para acatisia em indivíduos com depressão pura foi 36 (Figura 5.3). Além disso, em indivíduos com depressão pura, o NNH para lurasidona *versus* placebo na virada maníaca emergente do tratamento não foi significativo em 29.

Por fim, lurasidona *versus* placebo na depressão mista *versus* pura não teve diferença significativa nas taxas de resposta da MADRS de lurasidona *versus* placebo (Figura 5.2); a vantagem da lurasidona *versus* placebo na depressão mista *versus* pura não diferiu de modo significativo (18,9% *versus* 25,4%, *p* = 0,51) (Figura 5.3).

Além disso, em uma pequena (*N* = 73) análise *a priori* de um estudo randomizado, controlado por placebo, de terapia adjuvante/monoterapia com ziprasidona (ZIP) na depressão mista (sobreposição de 2-3 sintomas de elevação do humor) no TB-II ou no TDM unipolar, a ziprasidona (dose média de 130 mg/dia) teve eficácia superior ao placebo, com resposta na MADRS ziprasidona *versus* placebo NNT = 5 e, portanto, teve aproximadamente duas vezes mais probabilidade de produzir benefício do que dano, com NNH por acatisia com ziprasidona *versus* placebo = 10 (Figura 5.4).[69]

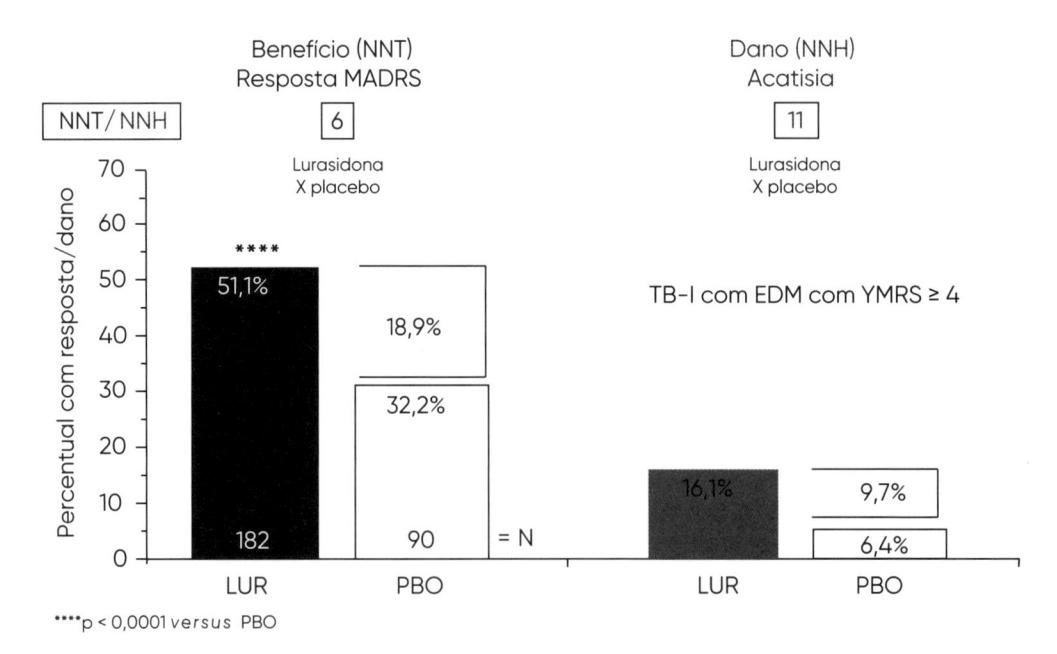

FIGURA 5.2 Números necessários para tratar e para causar danos na monoterapia com lurasidona na depressão mista do TP-I (análise *post hoc* de um estudo de depressão com TP-I do DSM-IV-TR), taxas de resposta e de acatisia.[70]

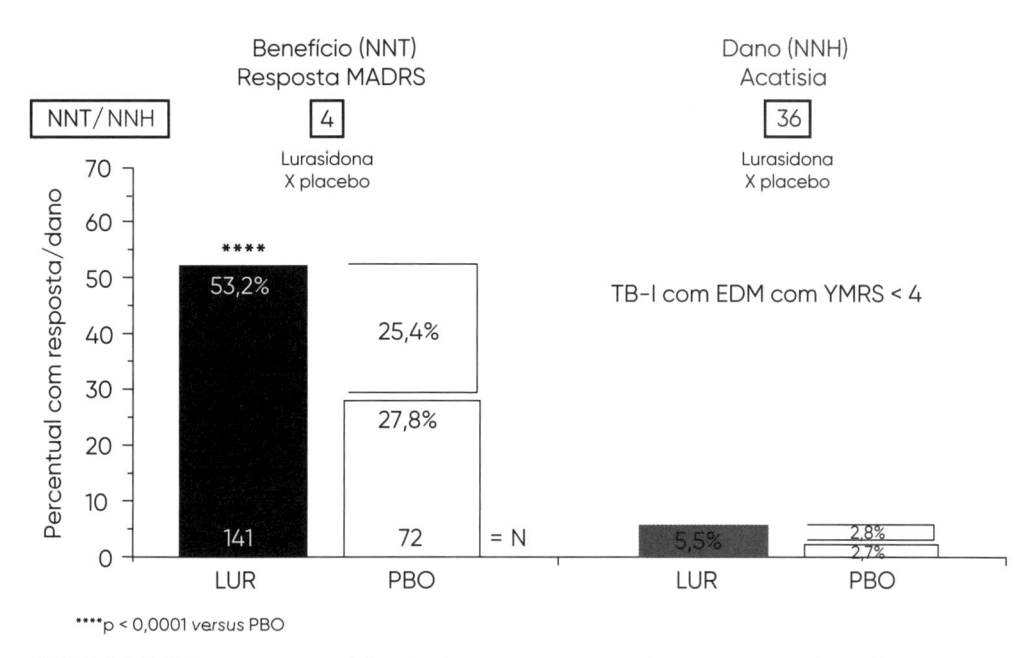

FIGURA 5.3 Números necessários tratar e para causar danos na monoterapia com lurasidona na depressão pura do TB-I (análise *post hoc* de um estudo de depressão do TB-I do DSM-IV-TR), taxas de resposta e de acatisia.[70]

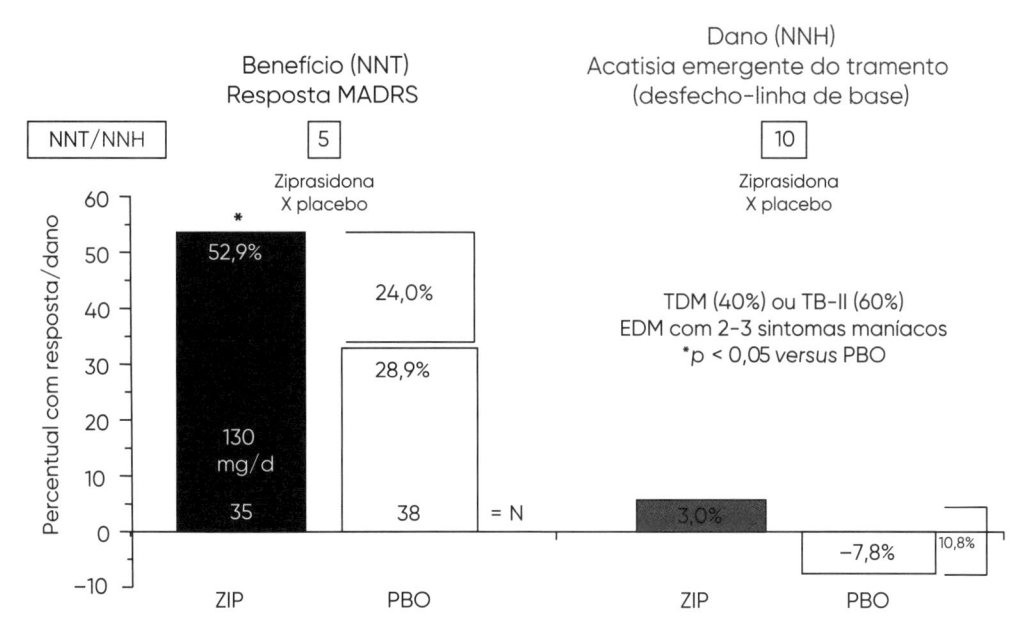

FIGURA 5.4 Números necessários tratar e para causar danos na terapia adjuvante/ monoterapia com ziprasidona no TB-II ou depressão mista em TDM unipolar (análise *a priori*), taxas de resposta e de acatisia emergente do tratamento.[69]

Por fim, em uma análise *a priori* de um estudo randomizado e controlado por placebo de terapia adjuvante de lurasidona em depressão mista (≥ 2 NOMES) em pacientes com TDM unipolar (N = 208), a lurasidona (dose média de 36,2 mg/dia) foi superior ao placebo, com resposta na MADRS lurasidona *versus* placebo NNT = 3, e teve aproximadamente sete vezes mais probabilidade de produzir benefício do que dano, com sonolência de lurasidona *versus* placebo NNH = 22[61] (Figura 5.5).

Em resumo, para o tratamento de episódios de humor com características mistas, existem apenas dados de tratamento escassos,[61,68-70] e a FDA *NÃO* aprovou nenhum tratamento para essas indicações. Contudo, como observado, dados preliminares sugerem que certos antipsicóticos de segunda geração, como olanzapina,[68] ziprasidona[69] e lurasidona,[61,70] podem ser considerados eficazes na depressão mista.

CASO: SRA. A — TRANSTORNO BIPOLAR I, DEPRIMIDA, COM CARACTERÍSTICAS MISTAS E CURSO DE CICLAGEM RÁPIDA

Histórico (primeira visita ambulatorial)

A Sra. A era uma sino-americana de 35 anos, recém-separada, caixa de banco, que se queixava de irritabilidade atual, impulsividade e depressão, e apenas mínima melhora em sua depressão, bem como surgimento de ansiedade subliminar desde o início da

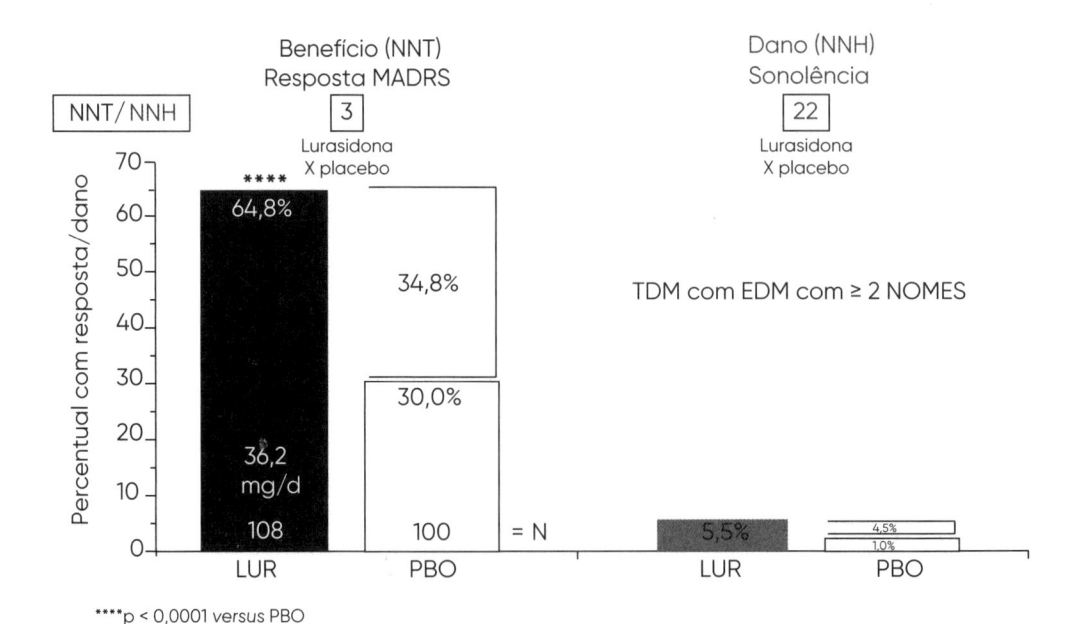

FIGURA 5.5 Números necessários tratar e para causar dano na terapia adjuvante com lurasidona na depressão unipolar mista (análise *a priori*), taxas de resposta e sonolência.[61]

bupropiona, um mês atrás. Relatou ter sido internada devido a mania aos 18 anos, bem como ter tido um episódio hipomaníaco e três episódios depressivos no ano anterior, mas negou qualquer história de transtorno de ansiedade/uso de substâncias ou tentativa de suicídio sindrômicas.

Relatou recusa de psicoterapia individual e de casais no passado, devido à "falta de tempo".

A farmacoterapia anterior havia incluído o anticonvulsivante estabilizador do humor lamotrigina até 200 mg/dia, que produziu erupção cutânea benigna, mas NÃO carbamazepina (que a paciente relatou recusar devido ao risco grave de erupção cutânea, pois também relatou ser positiva para o haplótipo HLA-B*1502) e NÃO divalproato (que a paciente relatou recusar devido ao risco de exacerbação da síndrome dos ovários policísticos [SOP]), mas havia incluído o antipsicótico atípico aripiprazol, até 15 mg/dia (que foi ineficaz para a depressão e causou ganho de peso de 4,5 kg), e o antidepressivo paroxetina (que tinha sido ineficaz para a depressão, além de produzir agitação psicomotora, irritabilidade e disfunção sexual).

A psicofarmacoterapia atual incluiu bupropiona 300 mg/dia (dose máxima tolerada por um mês, devido a ansiedade/agitação/irritabilidade) e lítio 900 mg/dia, que resultou em concentração sérica de 0,8 mEq/L (dose máxima tolerada por dois anos, devido à sedação).

Seu histórico médico era marcado pela SOP, que havia se atenuado com seu anticoncepcional hormonal atual (que, segundo seu relato, não tinha nenhum efeito substancial no humor), e histórico de obesidade, com índice de massa corporal (IMC) atual de 29,5 kg/m².

Sua história familiar era marcada por uma mãe com TB-I com crises maníacas psicóticas e obesidade, que não aderira aos medicamentos psiquiátricos e teve um curso psiquiátrico ruim, assim como uma irmã com TB-I com mania psicótica, que melhorou um pouco, mas teve sedação e ganho de peso de 9 kg com quetiapina (dose máxima de 300 mg/dia, devido à sedação).

Sua história social era marcada pela separação de seu marido, com quem era casada há quatro anos (em parte devido à infidelidade e à irritabilidade da paciente), duas semanas atrás, e estava cogitando morar com um colega de trabalho casado, mas admitiu estar reconsiderando esse plano devido à tensão recente nesse novo relacionamento.

Visita ambulatorial seguinte

Em sua consulta ambulatorial seguinte (três dias depois), sua história foi confirmada, e seus sintomas depressivos atuais permaneceram praticamente inalterados, incluindo anedonia, baixa autoestima e concentração, insônia, e ideação suicida passiva, sem intenção, preparação ou planos. Seus sintomas atuais de elevação do humor incluíam (nas últimas duas semanas): diminuição da necessidade de sono (3 horas por noite eram suficientes, segundo seu relato); aumento da atividade direcionada a metas (trabalhar 60 h/semana); impulsividade (novo caso incomum com um colega de trabalho casado); e irritabilidade e agitação psicomotora proeminentes (embora os dois últimos sintomas não contassem para o especificador "com características mistas" do DSM-5). Admitiu ansiedade subsindrômica atual (limitando a dose de bupropiona), mas negou sintomas atuais de ansiedade sindrômica. Sua atitude atual em relação ao tratamento incluía pedir medicação para irritabilidade e depressão que não produzisse efeitos colaterais de ansiedade, sedação, ganho de peso ou disfunção sexual.

Questão 1: Aconselhamento atual de antidepressivos?
1. Vale a pena considerar.
2. Evitar.

Resposta 1: Aconselhamento atual de antidepressivos

Vale a pena considerar (provavelmente não)
   Parecia haver pouca justificativa para essa posição – embora a idade atual da paciente fosse superior a 25 anos (mais do que a idade em que os antidepressivos tendiam a apresentar piores resultados) e já estivesse tomando lítio (que teoricamente poderia ter um contrapeso antimaníaco, pois permitia que sua depressão maior pura piorasse para depressão mista após a adição de bupropiona ao lítio).

Evitar (provavelmente)
   O curso de ciclagem rápida, a piora induzida pelo antidepressivo atual (conversão de depressão pura para depressão mista com adição de bupropiona ao lítio), o histórico de problemas com outro antidepressivo (paroxetina) e o fato de ter dois parentes diretos com mania psicótica aumentaram o risco de essa paciente ter um desfecho ruim com antidepressivos. Além disso, a utilidade potencial de outros agentes (especificamente os antipsicóticos lurasidona e quetiapina) fez com que valesse a pena considerar abordagens não antidepressivas, como esses antipsicóticos atípicos.

Questão 2: Aconselhamento atual de estabilizadores do humor *versus* antipsicóticos
1. Certos estabilizadores do humor.
2. Certos antipsicóticos de segunda geração.

Resposta 2: Aconselhamento atual de estabilizadores do humor *versus* antipsicóticos

Certos estabilizadores do humor (provavelmente não)
   O lítio já havia se mostrado ineficaz na prevenção da depressão e na prevenção da mudança da depressão pura para mista com a adição de bupropiona. A lamotrigina não foi tolerada devido a erupção cutânea benigna. A paciente já havia recusado carbamazepina devido ao risco de erupção cutânea grave. De fato, foi confirmado que ela era positiva para o haplótipo HLA-B*1502, um marcador de risco aumentado de erupção cutânea grave com carbamazepina. A paciente já havia recusado divalproato devido ao risco de exacerbação da SOP. Essas considerações superaram a tendência geral dos estabilizadores do humor de serem mais bem tolerados do que os antipsicóticos atípicos ao selecionar o tratamento.

Certos antipsicóticos de segunda geração (provavelmente)
Olanzapina mais fluoxetina, quetiapina e lurasidona foram aprovadas pela FDA para o tratamento da depressão bipolar aguda do DSM-IV. Embora os riscos de ganho de peso grave e até mesmo diabetes melito com olanzapina mais fluoxetina desaconselhem o uso dessa combinação neste momento, os problemas de peso e metabólicos associados aos antipsicóticos atípicos quetiapina e lurasidona têm sido em menor número e mais leves.

Questão 3: Escolha do antipsicótico
1. Olanzapina (com fluoxetina)
2. Quetiapina
3. Ziprasidona
4. Aripiprazol
5. Lurasidona

Resposta 3: Escolha do antipsicótico
Olanzapina com fluoxetina (provavelmente não)
Os riscos de ganho de peso grave e até mesmo diabetes melito com olanzapina mais fluoxetina corroboram que se deve evitar essa combinação neste momento, apesar de sua eficácia documentada na depressão bipolar aguda.

Quetiapina (possivelmente)
Ainda que o antipsicótico atípico quetiapina ocasione problemas de peso e metabólicos menos frequentes e mais leves se comparado à olanzapina mais fluoxetina, os problemas desse agente com sedação/sonolência e o ganho de peso de 9 kg da irmã da paciente com quetiapina podem limitar sua utilidade, apesar da eficácia documentada desse agente em depressão bipolar aguda.

Ziprasidona (provavelmente não)
Os riscos de ineficácia para depressão bipolar aguda (p. ex., nenhuma indicação da FDA para depressão bipolar aguda) e acatisia desaconselham o uso desse agente neste momento, apesar de ser o mais neutro no peso em comparação com os outros antipsicóticos atípicos listados.

Aripiprazol (provavelmente não)
Os riscos de ineficácia para depressão bipolar (p. ex., nenhuma indicação da FDA para depressão bipolar aguda, além de já ter falhado na paciente para esse problema) e acatisia corroboram que se deve evitar esse agente neste momento, apesar de ser mais neutro no peso do que outros antipsicóticos atípicos e ter utilidade adjuvante no TDM unipolar.

Lurasidona (provavelmente)
Comparada com a combinação de olanzapina mais fluoxetina e com a quetiapina, a lurasidona tem apresentado problemas de peso/metabólicos e sedação/sonolência em menor número e mais leves, respectivamente. Embora os problemas desse agente com acatisia e náusea possam limitar sua utilidade, ele tem eficácia documentada

(e indicação da FDA) na depressão bipolar aguda, tornando-se uma opção atraente para a paciente neste momento.

Declarações: Nos últimos três anos, Terence Ketter, MD, recebeu *apoio financeiro/pesquisa* (via Stanford University) da Merck Pharmaceuticals e da Sunovion Pharmaceuticals; *honorários de consultoria/assessoria* da Alkermes plc, Neurocrine Biosciences e Otsuka Pharmaceuticals; e *honorários de palestras* da Otsuka Pharmaceuticals. Sua esposa (Nzeera Ketter, MD) é funcionária aposentada (desde 27/4/17) da Johnson & Johnson e possui ações da marca.

REFERÊNCIAS

1. Kraepelin E. Manic-depressive insanity and paranoia. Edinburgh: E. & S. Livingstone; 1921.
2. Akiskal HS, Benazzi F. Validating Kraepelin's two types of depressive mixed states: "depression with flight of ideas" and "excited depression". World J Biol Psychiatry. 2004;5(2):107-13.
3. Benazzi F. Mixed depression: a clinical marker of bipolar-II disorder. Prog Neuro-Psychopharmacol Biol Psychiatry. 2005;29(2):267-74.
4. Benazzi F. The continuum/spectrum concept of mood disorders: is mixed depression the basic link? Eur Arch Psychiatry Clin Neurosci. 2006;256(8):512-5.
5. Benazzi F. Bipolar disorder—focus on bipolar II disorder and mixed depression. Lancet. 2007;369(9565):935-45.
6. Benazzi F. Challenging the unipolar-bipolar division: does mixed depression bridge the gap? Prog Neuro-Psychopharmacol Biol Psychiatry. 2007;31(1):97-103.
7. Benazzi F. Irritability in depression can be a symptom of mixed depression. Acta Psychiatr Scand. 2010;121(1):80; author reply.
8. Benazzi F, Akiskal HS. Delineating bipolar II mixed states in the Ravenna-San Diego collaborative study: the relative prevalence and diagnostic significance of hypomanic features during major depressive episodes. J Affect Disord. 2001;67(1-3):115-22.
9. Koukopoulos A, Albert MJ, Sani G, Koukopoulos AE, Girardi P. Mixed depressive states: nosologic and therapeutic issues. Int Rev Psychiatry. 2005;17(1):21-37.
10. Koukopoulos A, Koukopoulos A. Agitated depression as a mixed state and the problem of melancholia. Psychiatr Clin North Am. 1999;22(3):547-64.
11. Koukopoulos A, Sani G. DSM-5 criteria for depression with mixed features: a farewell to mixed depression. Acta Psychiatr Scand. 2014;129(1):4-16.
12. Koukopoulos A, Sani G, Ghaemi SN. Mixed features of depression: why DSM-5 is wrong (and so was DSM-IV). Br J Psychiatry. 2013;203(1):3-5.
13. American Psychiatric Association. Diagnostic and statistical manual of mental disorders, fourth edition (DSM-IV). Washington: American Psychiatric Association; 1994.
14. McElroy SL, Keck PE Jr, Pope HG Jr, Hudson JI, Faedda GL, Swann AC. Clinical and research implications of the diagnosis of dysphoric or mixed mania or hypomania. Am J Psychiatry. 1992;149(12):1633-44.
15. Swann AC, Bowden CL, Morris D, Calabrese JR, Petty F, Small J, et al. Depression during mania. Treatment response to lithium or divalproex. Arch Gen Psychiatry. 1997;54(1):37-42.
16. Goldberg JF, Perlis RH, Bowden CL, Thase ME, Miklowitz DJ, Marangell LB, et al. Manic symptoms during depressive episodes in 1,380 patients with bipolar disorder: findings from the STEP-BD. Am J Psychiatry. 2009;166(2):173-81.
17. Young RC, Biggs JT, Ziegler VE, Meyer DA. A rating scale for mania: reliability, validity and sensitivity. Br J Psychiatry. 1978;133:429-35.

18. Frye MA, Helleman G, McElroy SL, Altshuler LL, Black DO, Keck PE Jr, et al. Correlates of treatment-emergent mania associated with antidepressant treatment in bipolar depression. Am J Psychiatry. 2009;166(2):164-72.
19. Endicott J, Spitzer RL. A diagnostic interview: the schedule for affective disorders and schizophrenia. Arch Gen Psychiatry. 1978;35(7):837-44.
20. Benazzi F. Symptoms of depression as possible markers of bipolar II disorder. Prog Neuro-Psychopharmacol Biol Psychiatry. 2006;30(3):471-7.
21. Carlson GA, Goodwin FK. The stages of mania. A longitudinal analysis of the manic episode. Arch Gen Psychiatry. 1973;28(2):221-8.
22. Frye MA. Diagnostic dilemmas and clinical correlates of mixed states in bipolar disorder. J Clin Psychiatry. 2008;69(5):e13.
23. Maj M. Mixed states and rapid cycling: conceptual issues and options for ICD-11. World Psychiatry. 2012;11(Suppl):65-8.
24. Hantouche EG, Akiskal HS, Azorin JM, Chatenet-Duchene L, Lancrenon S. Clinical and psychometric characterization of depression in mixed mania: a report from the French National Cohort of 1090 manic patients. J Affect Disord. 2006;96(3):225-32.
25. Judd LL, Akiskal HS, Schettler PJ, Coryell W, Endicott J, Maser JD, et al. A prospective investigation of the natural history of the long-term weekly symptomatic status of bipolar II disorder. Arch Gen Psychiatry. 2003;60(3):261-9.
26. Judd LL, Akiskal HS, Schettler PJ, Endicott J, Maser J, Solomon DA, et al. The long-term natural history of the weekly symptomatic status of bipolar I disorder. Arch Gen Psychiatry. 2002;59(6):530-7.
27. American Psychiatric Association. Diagnostic and statistical manual of mental disorders, fourth edition, text revision (DSM-IV-TR). Washington: American Psychiatric Association; 2000.
28. Himmelhoch JM, Mulla D, Neil JF, Detre TP, Kupfer DJ. Incidence and significance of mixed affective states in a bipolar population. Arch Gen Psychiatry. 1976;33(9):1062-6.
29. Kruger S, Trevor Young L, Braunig P. Pharmacotherapy of bipolar mixed states. Bipolar Disord. 2005;7(3):205-15.
30. Himmelhoch JM, Garfinkel ME. Sources of lithium resistance in mixed mania. Psychopharmacol Bull. 1986;22(3):613-20.
31. Goldberg JF, Garno JL, Leon AC, Kocsis JH, Portera L. Association of recurrent suicidal ideation with nonremission from acute mixed mania. Am J Psychiatry. 1998;155(12):1753-5.
32. Ananth J, Wohl M, Ranganath V, Beshay M. Rapid cycling patients: conceptual and etiological factors. Neuropsychobiology. 1993;27(4):193-8.
33. Dunner DL, Fieve RR. Clinical factors in lithium carbonate prophylaxis failure. Arch Gen Psychiatry. 1974;30(2):229-33.
34. Keller MB, Lavori PW, Coryell W, Endicott J, Mueller TI. Bipolar I: a five-year prospective follow-up. J Nerv Ment Dis. 1993;181(4):238-45.
35. Keller MB. The course of manic-depressive illness. J Clin Psychiatry. 1988;49(11 Suppl):4-7.
36. Dilsaver SC, Swann AC, Shoaib AM, Bowers TC, Halle MT. Depressive mania associated with nonresponse to antimanic agents. Am J Psychiatry. 1993;150(10):1548-51.
37. Kupfer DJ, Frank E, Grochocinski VJ, Luther JF, Houck PR, Swartz HA, et al. Stabilization in the treatment of mania, depression and mixed states. Acta Neuropsychiatr. 2000;12(3):110-4.
38. Prien RF, Himmelhoch JM, Kupfer DJ. Treatment of mixed mania. J Affect Disord. 1988;15(1):9-15.
39. Bowden CL, Brugger AM, Swann AC, Calabrese JR, Janicak PG, Petty F, et al. Efficacy of divalproex vs lithium and placebo in the treatment of mania. The Depakote Mania Study Group. JAMA. 1994;271(12):918-24.
40. Fornaro M, Martino M, De Pasquale C, Moussaoui D. The argument of antidepressant drugs in the treatment of bipolar depression: mixed evidence or mixed states? Expert Opin Pharmacother. 2012;13(14):2037-51.

41. Lee HJ, Son GH, Geum D. Circadian rhythm hypotheses of mixed features, antidepressant treatment resistance, and manic switching in bipolar disorder. Psychiatry Investig. 2013;10(3):225-32.
42. Sani G, Napoletano F, Vohringer PA, Sullivan M, Simonetti A, Koukopoulos A, et al. Mixed depression: clinical features and predictors of its onset associated with antidepressant use. Psychother Psychosom. 2014;83(4):213-21.
43. Sussman M, Friedman M, Korn JR, Hassan M, Kim J, Menzin J. The relationship between use of antidepressants and resource utilization among patients with manic or mixed bipolar disorder episodes: findings from a managed care setting. J Affect Disord. 2012;138(3):425-32.
44. Valenti M, Pacchiarotti I, Rosa AR, Bonnin CM, Popovic D, Nivoli AM, et al. Bipolar mixed episodes and antidepressants: a cohort study of bipolar I disorder patients. Bipolar Disord. 2011;13(2):145-54.
45. Pacchiarotti I, Bond DJ, Baldessarini RJ, Nolen WA, Grunze H, Licht RW, et al. The International Society for Bipolar Disorders (ISBD) task force report on antidepressant use in bipolar disorders. Am J Psychiatry. 2013;170(11):1249-62.
46. Ketter TA. Advances in the treatment of bipolar disorder. Washington: American Psychiatric Publishing; 2015.
47. Balazs J, Benazzi F, Rihmer Z, Rihmer A, Akiskal KK, Akiskal HS. The close link between suicide attempts and mixed (bipolar) depression: implications for suicide prevention. J Affect Disord. 2006;91(2-3):133-8.
48. Strakowski SM, McElroy SL, Keck PE Jr, West SA. Suicidality among patients with mixed and manic bipolar disorder. Am J Psychiatry. 1996;153(5):674-6.
49. Dilsaver SC, Chen YW, Swann AC, Shoaib AM, Krajewski KJ. Suicidality in patients with pure and depressive mania. Am J Psychiatry. 1994;151(9):1312-5.
50. Tohen M, Greenfield SF, Weiss RD, Zarate CA Jr, Vagge LM. The effect of comorbid substance use disorders on the course of bipolar disorder: a review. Harv Rev Psychiatry. 1998;6(3):133-41.
51. American Psychiatric Association. Diagnostic and statistical manual of mental disorders, fifth edition (DSM-5). Washington: American Psychiatric Association; 2013.
52. Malhi GS, Fritz K, Allwang C, Burston N, Cocks C, Devlin J, et al. Are manic symptoms that 'dip' into depression the essence of mixed features? J Affect Disord. 2016;192:104-8.
53. Malhi GS, Irwin L, Hamilton A, Morris G, Boyce P, Mulder R, et al. Modelling mood disorders: an ACE solution? Bipolar Disord. 2018;20(Suppl 2):4-16.
54. Parker G. The DSM-5 classification of mood disorders: some fallacies and fault lines [editorial]. Acta Psychiatr Scand. 2014;129(6):404-9.
55. de Dios C, Goikolea JM, Colom F, Moreno C, Vieta E. Bipolar disorders in the new DSM-5 and ICD-11 classifications. Rev Psiquiatr Salud Ment. 2014;7(4):179-85.
56. McIntyre RS, Soczynska JK, Cha DS, Woldeyohannes HO, Dale RS, Alsuwaidan MT, et al. The prevalence and illness characteristics of DSM-5-defined "mixed feature specifier" in adults with major depressive disorder and bipolar disorder: results from the International Mood Disorders Collaborative Project. J Affect Disord. 2015;172:259-64.
57. Judd LL, Schettler PJ, Akiskal H, Coryell W, Fawcett J, Fiedorowicz JG, et al. Prevalence and clinical significance of subsyndromal manic symptoms, including irritability and psychomotor agitation, during bipolar major depressive episodes. J Affect Disord. 2012;138(3):440-8.
58. Malhi GS, Byrow Y, Outhred T, Fritz K. Exclusion of overlapping symptoms in DSM-5 mixed features specifier: heuristic diagnostic and treatment implications. CNS Spectr. 2017;22(2):126-33.
59. Kim H, Kim W, Citrome L, Akiskal HS, Goffin KC, Miller S, et al. More inclusive bipolar mixed depression definition by permitting overlapping and non-overlapping mood elevation symptoms. Acta Psychiatr Scand. 2016;134(3):199-206.
60. Perugi G, Angst J, Azorin JM, Bowden CL, Caciagli A, Mosolov S, et al. Relationships between mixed features and borderline personality disorder in 2811 patients with major depressive episode. Acta Psychiatr Scand. 2016;133(2):133-43.

61. Suppes T, Silva R, Cucchiaro J, Mao Y, Targum S, Streicher C, et al. Lurasidone for the treatment of major depressive disorder with mixed features: a randomized, double-blind, placebo-controlled study. Am J Psychiatry. 2016;173(4):400-7.
62. Verdolini N, Perugi G, Samalin L, Murru A, Angst J, Azorin JM, et al. Aggressiveness in depression: a neglected symptom possibly associated with bipolarity and mixed features. Acta Psychiatr Scand. 2017;136(4):362-72.
63. Akiskal HS, Benazzi F. Family history validation of the bipolar nature of depressive mixed states. J Affect Disord. 2003;73(1-2):113-22.
64. Benazzi F. Sensitivity and specificity of clinical markers for the diagnosis of bipolar II disorder. Compr Psychiatry. 2001;42(6):461-5.
65. Benazzi F. Depressive mixed state: testing different definitions. Psychiatry Clin Neurosci. 2001;55(6):647-52.
66. Benazzi F. Clinical differences between bipolar II depression and unipolar major depressive disorder: lack of an effect of age. J Affect Disord. 2003;75(2):191-5.
67. Cassidy F. Anxiety as a symptom of mixed mania: implications for DSM-5. Bipolar Disord. 2010;12(4):437-9.
68. Tohen M, Kanba S, McIntyre RS, Fujikoshi S, Katagiri H. Efficacy of olanzapine monotherapy in the treatment of bipolar depression with mixed features. J Affect Disord. 2014;164:57-62.
69. Patkar A, Gilmer W, Pae CU, Vöhringer PA, Ziffra M, Pirok E, et al. A 6 week randomized double--blind placebo-controlled trial of ziprasidone for the acute depressive mixed state. PLoS One. 2012;7(4):e34757.
70. McIntyre RS, Cucchiaro J, Pikalov A, Kroger H, Loebel A. Lurasidone in the treatment of bipolar depression with mixed (subsyndromal hypomanic) features: post hoc analysis of a randomized placebo-controlled trial. J Clin Psychiatry. 2015;76(4):398-405.
71. Benazzi F, Berk M, Frye MA, Wang W, Barraco A, Tohen M. Olanzapine/fluoxetine combination for the treatment of mixed depression in bipolar I disorder: a post hoc analysis. J Clin Psychiatry. 2009;70(10):1424-31.

6
Necessidades não atendidas no tratamento de transtornos da personalidade

Joel Paris

INCAPACIDADE DE RECONHECER TRANSTORNOS DA PERSONALIDADE

Transtorno da personalidade (TP) é um construto diagnóstico que descreve condições complexas que não são episódios de doença sintomática, mas padrões disfuncionais permanentes que afetam o trabalho e os relacionamentos.[1,2] Assim, os TPs só podem ser compreendidos no contexto das histórias de vida. Os problemas começam cedo, geralmente na adolescência, ou o mais tardar no início da idade adulta. Os TPs afetam negativamente o funcionamento ao longo de muitos anos. Os pacientes podem ser incapazes de iniciar uma carreira ou estabelecer vínculos interpessoais estáveis.

A classificação dos TPs tem sido controversa. O *Manual diagnóstico e estatístico de transtornos mentais* (DSM-5), Seção II,[1] como em suas edições anteriores, descreve um conjunto de categorias, das quais apenas algumas são bem pesquisadas. Dessas categorias, o transtorno da personalidade *borderline* (TPB) gerou mais dados empíricos.[3] Há também grande literatura sobre transtorno da personalidade antissocial[4] e o construto mais restrito de psicopatia[5], mas esses estudos se encontram principalmente em revistas forenses.

Um sistema alternativo foi adicionado na Seção III do DSM-5,[1] no qual 6 das 10 categorias originais são construídas com base em perfis de traços que podem ser pontuados dimensionalmente. Embora esse sistema não tenha sido bem pesquisado no momento da publicação da 5ª edição do DSM, ele gerou muitos outros estudos desde então.[6]

A *Classificação internacional de doenças e problemas relacionados à saúde* (CID-11)[2] vai um passo além, permitindo apenas uma única categoria de TP, que é descrita por perfis de traços e por classificações de gravidade. O resultado é que agora temos três sistemas diferentes, não apenas um. Se o Research Domain Criteria[7] for incluído, podemos ter até quatro. Talvez essa situação confusa apenas reflita a complexidade do construto TP.

O TPB atraiu a maioria das pesquisas e é uma das condições mais comuns observadas na psiquiatria clínica. Tem prevalência comunitária de 1 a 2%[8,9] e prevalência clínica de 9%.[9]

O TPB é caracterizado principalmente por desregulação emocional – humor que mostra alta intensidade e mudanças rápidas que duram horas em vez de dias.[10] Esses fenômenos podem ser diferenciados da instabilidade afetiva observada no transtorno bipolar, no qual o humor anormal dura semanas a fio.[11] O TPB também está associado a uma ampla gama de outros sintomas, entre os quais comportamentos impulsivos, particularmente tentativas de suicídio, automutilação e abuso de substâncias; relações interpessoais instáveis, com vínculos rápidos seguidos de conflitos graves; bem como sintomas micropsicóticos, como despersonalização, tendências paranoides e alucinações auditivas.[3] Todas essas características levam os pacientes com TPB a procurarem tratamento. Quando todas estão presentes, os médicos podem diagnosticar facilmente o transtorno.

A CID-11, seguindo seu objetivo de evitar categorias, tinha como meta eliminar o diagnóstico de TPB, mas acabou fazendo um acordo com integrantes da comunidade científica sobre transtornos da personalidade, representada por pesquisadores que passaram décadas estudando o TPB.[12] O resultado é que o diagnóstico de TP da CID-11[2] possibilita um "padrão limítrofe" além de um perfil de traços, com base em uma descrição que usa praticamente os mesmos critérios encontrados na Seção II do DSM.

Uma vez que o TPB é o TP clinicamente mais importante, tendo sido examinado em milhares de estudos empíricos, este capítulo se concentrará nesse padrão limítrofe.

A necessidade não atendida mais importante do TPB está relacionada a uma falha de reconhecimento. Os médicos podem achar o diagnóstico de qualquer TP desafiador, preferindo focar em sintomas "comórbidos", como depressão, ansiedade ou abuso de substâncias, e concentrar seus esforços no gerenciamento desses problemas. Cerca de metade dos pacientes em uma grande coorte clínica que preencheram os critérios formais para TPB permaneceu sem diagnóstico na prática.[13] Além disso, não se pode simplesmente tratar a "comorbidade" como se um paciente com TP fosse responder da mesma forma às intervenções que aqueles que não têm TP. Uma extensa literatura corrobora o princípio de que, quando os pacientes têm TP, eles não respondem aos tratamentos padrão, especialmente medicamentos para depressão maior.[14] É por isso que nem as diretrizes do National Institute for Clinical Excellence (NICE),[15] nem os relatórios da Cochrane[16] recomendam o uso rotineiro de antidepressivos em pacientes com TPB. Mesmo assim, essas prescrições são muitas vezes feitas, visando supostamente à depressão "comórbida".

Paradoxalmente, uma das razões pelas quais o TPB muitas vezes não é reconhecido é que o tratamento mais baseado em evidências é a psicoterapia especializada e empiricamente fundamentada, métodos que nem sempre são compreendidos pelos médicos. Os psiquiatras são muito menos propensos do que costumavam a oferecer psicoterapia, pois a prática da especialidade passou a se concentrar quase exclusivamente na psicofarmacologia.[17,18]

Por fim, os pacientes com TPB têm fama de serem difíceis, e muitos psiquiatras não gostam deles e os evitam.[19] Esses pontos de vista podem ser especialmente comuns entre os médicos que só atendem essa população de pacientes em salas de emergência, quando eles estão em seu pior estado, ou em ambientes de internação de curto prazo, onde muitas vezes não há tratamento ativo do transtorno. O diagnóstico pode ser orientado por essa percepção de intratabilidade. Esta é provavelmente a principal razão pela qual os pacientes recebem diagnósticos que são considerados administráveis com prescrições de medicamentos. Além disso, todo clínico verá pacientes com TP que fizeram anos de psicoterapia com pouco benefício. Somente nos últimos anos se disseminou a notícia de que o tratamento psicológico baseado em evidências para esses pacientes costuma ser útil.[20] Dito isso, é justo dizer que essas terapias são caras e geralmente inacessíveis. Caso estivessem mais prontamente disponíveis, é provável que os diagnósticos de TP fossem mais frequentes.

TRATAMENTO FARMACOLÓGICO INEFICAZ

Existe vasta literatura sobre o tratamento do TPB com agentes farmacológicos.[15,16] Contudo, todas as drogas estudadas foram originalmente projetadas para outros transtornos mentais. Portanto, não é surpreendente que as evidências para qualquer um desses agentes no TPB sejam fracas.[15,16] Há momentos em que os pacientes precisam ser medicados, sobretudo quando a insônia grave é um problema. Entretanto, as intervenções farmacológicas nunca produzem a remissão de um TP, como pode ocorrer nos transtornos para os quais foram originalmente desenvolvidas.

Assim, veem-se apenas efeitos fracos dos antidepressivos no TPB.[16] Os estabilizadores do humor desenvolvidos para o transtorno bipolar também são ineficazes para o TPB, e um estudo recente em larga escala não encontrou nenhum valor para a lamotrigina.[21] Os benzodiazepínicos não foram bem pesquisados no TPB e apresentam risco de dependência. O único grupo de medicamentos que às vezes pode ser útil são os antipsicóticos.[22] Contudo, devido aos seus efeitos colaterais, esses agentes devem ser usados em curto prazo e em doses baixas.

Apesar desses achados empíricos, é comum encontrar pacientes com TPB em uso de múltiplos medicamentos, levando a um regime de polifarmácia.[23] A explicação está no fato de que esses indivíduos geralmente têm uma resposta temporária baseada em placebo aos medicamentos ou nenhuma resposta. Porém, em vez de fazerem encaminhamentos para psicoterapia, muitos psiquiatras veem esse problema como depressão resistente ao tratamento[24] e seguem algoritmos que acrescentam drogas adicionais ao regime com o objetivo de "aumento". Assim, quando o quadro é crônico, cada vez mais medicamentos são adicionados, e poucos são subtraídos. O resultado é com frequência resposta ruim, mas alta carga de efeitos colaterais.

É possível que, em algum momento no futuro, tenhamos drogas que visem mais especificamente aos traços subjacentes ao TPB, em particular a instabilidade afetiva (também chamada de desregulação emocional) e a impulsividade. Se assim for, poderíamos tratar essa população de forma mais eficaz. No entanto, no momento, as psicoterapias especializadas são os tratamentos com maior base de evidências.

FALTA DE ACESSO A PSICOTERAPIAS BASEADAS EM EVIDÊNCIAS

Agora sabemos que a maioria dos pacientes com TPB melhora com o tempo[25] e que psicoterapias especializadas podem produzir recuperação mais rápida. Existem evidências para várias formas de terapia, sendo a mais pesquisada a terapia comportamental dialética (DBT[26]) de Marsha Linehan. Esse tratamento inovador, baseado na teoria de que os pacientes com TPB sofrem de desregulação emocional com base no temperamento, amplificada por experiências de invalidação por membros da família, tornou-se uma terapia padrão. E, onde a DBT está disponível, os diagnósticos de TPB tendem a ser feitos com prontidão. Há também uma série de alternativas no mercado,[27] incluindo tratamento baseado em mentalização (MBT), psicoterapia focada na transferência (TFP), psicoterapia focada no esquema (SFT), treinamento de sistemas para previsibilidade emocional e resolução de problemas (STEPPS) e gerenciamento psiquiátrico geral (GPM). Todos estes, embora um pouco diferentes na teoria, têm notáveis semelhanças na prática.

O problema é que os tratamentos baseados em evidências para o TPB não estão prontamente disponíveis. No sistema de saúde mental dos Estados Unidos, a cobertura dos seguros para psicoterapia de todos os tipos é pequena, e a maioria dos planos cobre apenas algumas sessões. No Reino Unido, no Canadá e na Austrália, a assistência médica é, em princípio, assegurada pelo governo, mas os recursos humanos necessários para realizar DBT ou outras psicoterapias são muito limitados. A situação na Europa continental é variável, e o acesso é melhor nos generosos sistemas de saúde da Alemanha e da Escandinávia, mas pior nos países menos ricos.

O acesso à assistência é um problema que precisa ser tratado encurtando-se a terapia. Zanarini[28] (p. 376) afirma que "formas de tratamento menos intensivas e menos onerosas precisam ser desenvolvidas". McMain e Pos[29] (p. 649) recomendam que, "dada a falta de disponibilidade de tratamentos eficazes para o transtorno da personalidade *borderline*, são necessárias pesquisas sobre a eficácia de modelos de assistência menos intensivos para ajudar a informar as decisões sobre a alocação de recursos de saúde escassos".

A maneira mais eficiente de atender à demanda é abreviar o tratamento. E os pacientes não precisam sofrer por não receberem uma terapia insuficientemente longa. A maioria dos pacientes com TPB melhora sintomaticamente depois de apenas 12 semanas de tratamento.[30] Além disso, a maioria dos que são atendidos brevemente não retorna necessariamente pedindo intervenções mais longas. Encurtar a terapia significa que há espaço para tratar mais pessoas, sem pedir aos pacientes altamente impulsivos que permaneçam em uma longa lista de espera. Embora sempre haja pessoas que precisam de mais tratamento, a terapia breve costuma ser eficaz. Evitaria bloqueios em salas de emergência, ambulatórios e enfermarias. Para resolver esse problema, podem-se oferecer *cuidados escalonados*,[31] em que a maioria dos pacientes recebe terapia mais breve, com cursos extensivos de tratamento reservados para aqueles que falham nesse primeiro passo (ou falharam em muitos outros tratamentos).

INCAPACIDADE DE DESENVOLVER TRATAMENTO INTEGRATIVO PARA TRANSTORNO DA PERSONALIDADE *BORDERLINE*

A psicoterapia como tratamento para transtornos mentais tem sofrido por ser fragmentada em muitos métodos, cada um associado a uma sigla. Isso também ocorre no TPB, em que os tratamentos são todos descritos por siglas. A maioria tem três letras — fáceis de lembrar; mas o acrônimo de seis letras STEPPS não implica melhor resultado.

A pesquisa não confirma diferenças entre psicoterapias bem planejadas e sistemáticas de qualquer tipo para transtornos mentais. Comparações diretas de abordagens psicodinâmicas e cognitivo-comportamentais não encontraram diferenças na eficácia.[32] Estas estão entre as descobertas mais consistentes na pesquisa em psicoterapia. Os resultados dos estudos comparativos foram chamados de veredito do "pássaro dodô", em alusão a uma cena de *Alice no país das maravilhas*, de Lewis Carroll, em que o pássaro anuncia que, após uma corrida, "todos ganharam e todos receberão prêmios".

Isso não significa que qualquer terapia antiga servirá. No TPB, todos os métodos baseados em evidências são superiores ao tratamento usual (TAU, do inglês *treatment as usual*), ou seja, a maneira um pouco confusa como os pacientes são tratados em clínicas não especializadas. Entretanto, as comparações entre os tratamentos encontraram apenas pequenas diferenças no resultado.[27] Cada abordagem pode ter algo valioso a oferecer, mas não há base para ter forte preferência por uma em detrimento de outra.

Esses achados sugerem que deveria haver uma terapia para o TPB combinando as melhores ideias de todas essas fontes. Além disso, dado que a maioria das abordagens existentes é longa (com duração mínima de um ano), a terapia integrada desse tipo também deve ser breve e acessível. Os elementos básicos da DBT (regulação emocional, controle da impulsividade, melhoria das relações interpessoais) provavelmente precisam ser uma parte crucial de qualquer pacote de tratamento.

INCAPACIDADE DE DESENVOLVER TERAPIAS PARA TRANSTORNOS NÃO *BORDERLINE*

Houve algumas tentativas de usar métodos específicos (paralelos aos desenvolvidos para o TPB) no tratamento de outros TPs.[33] Entretanto, não se pode concluir muito do pequeno número de estudos publicados. Por exemplo, enquanto alguns estudos apoiaram o uso de métodos de terapia cognitivo-comportamental (TCC) no transtorno da personalidade de esquiva que são empregados para ansiedade social, a Cochrane considerou as evidências insuficientes para uma conclusão.[34] Problemas semelhantes com recomendações firmes surgem de estudos de transtorno da personalidade antissocial, conhecido por ser refratário a intervenções de todos os tipos.[35] Também seria valioso desenvolver um método de tratamento para o transtorno da personalidade narcisista, mas a pesquisa nessa área é essencialmente ausente.

FALTA DE CONHECIMENTO SOBRE ETIOLOGIA

Precisamos urgentemente de melhor compreensão sobre as origens dos TPs. Trata-se, porém, de condições biopsicossociais complexas e de etiologia multifatorial. Nesse ponto, podemos identificar fatores de risco estatisticamente significativos, mas não podemos prever se um TP se desenvolverá em um indivíduo. Classificar essas rotas pode levar muitas décadas de pesquisas adicionais.

Como essas condições costumam ter início na infância, precisamos particularmente de pesquisas prospectivas para estudar a identificação precoce e o tratamento dessas condições. Recentemente, alguns estudos tentaram responder essa questão.[36] Até agora, o custo de tais investigações, bem como a tendência de perda de seguimento de pacientes com TP, têm sido um obstáculo. Contudo, é necessário saber mais para evitar um tratamento inadequado.

CONCLUSÕES

Os TPs foram descritos como "os enteados da psiquiatria".[37] Contudo, essas condições são muito comuns, tanto na comunidade quanto na clínica.[9] Felizmente, as últimas décadas viram o desenvolvimento de uma comunidade de pesquisa dos TPs, com organizações que patrocinam muitos encontros internacionais e vários periódicos dedicados à pesquisa sobre TPs.

Traduzir esse esforço de pesquisa para a prática clínica levará mais tempo. Todavia, houve progresso real. Primeiramente, agora sabemos que o resultado em longo prazo do TPB é muito mais benigno do que se acreditava anteriormente. Em segundo lugar, desenvolvemos uma série de terapias especializadas que podem tratar os pacientes com sucesso.

REFERÊNCIAS

1. American Psychiatric Association. Diagnostic and statistical manual of mental disorders. Washington, DC: American Psychiatric Publishing; 2013.
2. World Health Organization. International classification of diseases, 11th rev. Geneva: World Health Organization; 2018 www.who.int/classifications/icd/em.
3. Gunderson JG. Borderline personality disorder. N Engl J Med. 2011;364:2037-42.
4. DeBrito S, Hodgins S. Antisocial personality disorder. In: McMurran M, Howard R, editors. Personality, personality disorder, and violence: an evidence-based approach. London: Wiley; 2009. p. 133-55.
5. Kiehl KA. The psychopath whisperer: the science of those without conscience. New York: Crown; 2014.
6. Hopwood CJ, Kotov R, Krueger RF, Watson D, Widiger TA. The time has come for dimensional personality disorder diagnosis. Personal Ment Health. 2018;12:82-6.
7. Cuthbert N. Research domain criteria: toward future psychiatric nosologies. Dialogues Clin Neurosci. 2015;17:89-97.
8. Trull TJ, Jahng S, Tomko D, Wood PK, Sher KJ. Revised NESARC personality disorder diagnoses: gender, prevalence, and comorbidity with substance dependence disorders. J Personal Disord. 2010;24:412-26.

9. Ellison WD, Rosenstein LK, Morgan TA, Zimmerman M. Community and clinical epidemiology of borderline personality disorder. Psychiatr Clin North Am. 2018;41:561–73.
10. Koenigsberg H. Affective instability: toward an integration of neuroscience and psychological perspectives. J Personal Disord. 2010;24:60–82.
11. Paris J. Differentiating borderline personality disorder from bipolar-II disorder. In: Parker G, editor. Bipolar-II disorder. 2nd ed. Cambridge: Cambridge University Press; 2013. p. 81–8.
12. Herpertz SC, Huprich SK, Bohus M, Chanen A, Goodman M. The challenge of transforming the diagnostic system of personality disorders. J Pers Disord. 2017;31:577–89.
13. Zimmerman M, Mattia J. Differences between clinical and research practices in diagnosing borderline personality disorder. Am J Psychiatry. 1999;156:1570–4.
14. Newton-Howes G, Tyrer P, Johnson T. Personality disorder and the outcome of depression: meta-analysis of published studies. Br J Psychiatry. 2006;188:13–22.
15. Stoffers J, Völlm BA, Rücker G, Timmer A, Huband N, Lieb K. Pharmacological interventions for borderline personality disorder. Cochrane Database Syst Rev. 2010;(6):CD005653. https://doi.org/10.1002/14651858.CD005653.pub2. Accessed 3 Dec 2018.
16. National Institute for Health and Care Excellence. Borderline personality disorder: recognition and management. NICE guidelines. 2009. https://www.nice.org.uk/guidance/CG78/. Accessed 3 Dec 2018.
17. Mojtabai R, Olfson M. National trends in psychotherapy by office-based psychiatrists. Arch Gen Psychiatry. 2008;65:962–70.
18. Mojtabai R, Olfson M. National trends in psychotropic medication polypharmacy in office-based psychiatry. Arch Gen Psychiatry. 2010;67:26–31.
19. Chartonas D, Kyratsous M, Dracass S, Lee T, Bhui K. Personality disorder: still the patients psychiatrists dislike? BJPsych Bull. 2017;41:12–7.
20. Stoffers-Winterling JM, Völlm BA, Rücker G, Timmer A, Huband N, Lieb K. Psychological interventions for borderline personality disorder. Cochrane Database Syst Rev. 2012;(8):CD005652. https://doi.org/10.1002/14651858.CD005652.pub2.
21. Crawford M, Sanatinia R, Barrett BM, Cunningham G. The clinical effectiveness and cost-effectiveness of lamotrigine in borderline personality disorder: a randomized placebo-controlled trial. Am J Psychiatry. 2018;175:576–80.
22. Black DW, Zanarini MC, Ronine A, Shaw M, Allen J, Schulz SC. Comparison of low and moderate dosages of extended-release quetiapine in borderline personality disorder: a randomized, double--blind, placebo-controlled trial. Am J Psychiatry. 2014;171:1174–82.
23. Zanarini MC, Frankenburg FR, Khera GS, Bleichmar J. Treatment histories of borderline inpatients. Compr Psychiatry. 2001;42:144–50.
24. Demyttenaera K, van Duppen Z. The impact of (the concept of) treatment-resistant depression: an opinion review. Int J Neuropsychopharmacol. 2019;22:85. https://doi.org/10.1093/ijnp/pyy052.
25. Temes CM, Zanarini MC. The longitudinal course of borderline personality disorder. Psychiatr Clin North Am. 2018;41:685–94.
26. Linehan MM. Cognitive behavior therapy for borderline personality disorder. New York: Guilford Press; 1993.
27. Paris J. Applying the principles of psychotherapy integration to the treatment of borderline personality disorder. J Psychother Integr. 2015;25:13–9.
28. Zanarini MC. Psychotherapy of borderline personality disorder. Acta Psychiatr Scand. 2009;120:373–7.
29. McMain S, Pos AE. Advances in psychotherapy of personality disorders: a research update. Curr Psychiatry Rep. 2007;9:46–52.
30. Laporte L, Paris J, Zelkowitz P, Cardin JF. Clinical outcomes of a stepped care program for the treatment of borderline personality disorder. Personal Ment Health. 2018;12:252–64.
31. Paris J. Stepped care for borderline personality disorder. New York: Academic Press; 2017.

32. Wampold BE. The great psychotherapy debate: models, methods, and findings. Mahwah: L. Erlbaum Associates; 2001.
33. Paris J. A concise guide to personality disorders. Washington, DC: American Psychological Association; 2015.
34. Ahmed U, Gibbon S, Jones H, Huband N, Ferriter M, Völlm BA, Stoffers JM, Lieb K, Dennis JA, Duggan C. Psychological interventions for avoidant personality disorder (protocol). Cochrane Database Syst Rev. 2012;(1):CD009549. https://doi.org/10.1002/14651858. CD00954935.
35. Gibbon S, Duggan C, Stoffers J, Huband N, Völlm BA, Ferriter M, Lieb K. Psychological interventions for antisocial personality disorder. Cochrane Database Syst Rev. 2010;(6):CD007668. https://doi.org/10.1002/14651858.CD007668.pub2s.
36. Stepp SD, Lazarus SA, Byrd AL. A systematic review of risk factors prospectively associated with borderline personality disorder: taking stock and moving forward. Personal Disord Theory Res Treat. 2016;7:316-23.
37. Gabbard GO. Personality disorders come of age. Am J Psychiatry. 2005;162:833-5.

7
Necessidades não atendidas na avaliação e no tratamento da agitação psicomotora

Alessandro Cuomo, Simone Bolognesi,
Arianna Goracci, Despoina Koukouna,
Pier Francesco Laurenzi e Andrea Fagiolini

VISÃO GERAL

A agitação é uma preocupação comum em emergências médicas e psiquiátricas e pode ser descrita como atividade motora excessiva (p. ex., andar de um lado para o outro, inquietação) ou psicológica, com sensação de tensão interna, acompanhada por um conjunto de sintomas relacionados, como irritabilidade, agressividade, vocalização ou gritos excessivos e ansiedade.[1-4]

A agitação pode estar associada a condições psiquiátricas, abstinência de drogas ou álcool, intoxicação ou condições físicas, como demência, trauma, delírio, anormalidades endócrinas, sepse ou infecção, acidente vascular cerebral (AVC) e muitas outras doenças. Aqui, descrevemos a epidemiologia, a fisiopatologia, as estratégias de avaliação e o tratamento da agitação.

EPIDEMIOLOGIA E FATORES DE RISCO

A prevalência da agitação varia de acordo com inúmeras questões, como a causa subjacente, os fatores ambientais e a faixa etária dos indivíduos afetados. Por exemplo, agitação e comportamentos agressivos são relatados em até 80% dos pacientes internados com demência, em 33% dos pacientes que vivem na comunidade e em 70% dos pacientes hospitalizados devido a traumatismo craniencefálico (TCE).[4,5] Um estudo transversal, observacional e multicêntrico que relatou a prevalência de casos no pronto-socorro psiquiátrico ou na unidade de internação aguda (UIA) de 27 centros participantes na Europa identificou 334 episódios de agitação em 7.295 emergências no departamento de psiquiatria. Transtorno bipolar (TB), transtorno da personalidade e esquizofrenia foram as condições psiquiátricas mais comuns associadas à agitação. O estudo concluiu que a agitação aguda é um sintoma psiquiátrico comum na UIA e no pronto-socorro psiquiátrico.[6] Outro estudo observacional multicêntrico realizado em pacientes recém-admitidos com esquizofrenia em 14 hospitais na China concluiu que a prevalência geral de agitação foi de 47,50% (665 de 1.400).[7] Um estudo publicado no *Indian Journal of Psychological Medicine* observou que o risco de suicídio é maior em pacientes deprimidos com agitação.[8] Em um estudo de coorte prospectivo, unicêntrico, que avaliou a incidência de agitação em pacientes internados em unidade de terapia intensiva (UTI), foi relatada pontuação na Escala de Agitação e Sedação de Richmond ≥+2 em 31,8% dos 113 pacientes participantes. De forma não surpreendente, a maioria dos indivíduos apresentou agitação nos primeiros três dias de admissão na UTI. De acordo com a análise multivariada, tabagismo, dor intensa ou moderada, delírio e ventilação mecânica foram os fatores independentes para agitação, ao passo que a hiperlactatemia foi associada a menor risco de agitação.[9] Fatores como as diferenças nos instrumentos usados para medir a agitação entre os vários estudos, bem como as diferenças na definição de agitação, provavelmente contribuíram para as inconsistências na faixa de incidências relatadas de agitação, que, no entanto, se mostrou muito prevalente na maioria dos estudos.[10]

FISIOPATOLOGIA

Estudos em animais identificaram várias regiões do cérebro, tanto excitatórias quanto inibitórias, envolvidas em comportamentos agitados e agressivos.[11,12] Desregulações dos sistemas GABAérgico (ácido gama-aminobutírico), dopaminérgico, noradrenérgico e serotoninérgico mediam as anormalidades fisiopatológicas subjacentes de agitação e agressão. Não há características clínicas distintas associadas a essas anormalidades, nem há uma fisiopatologia etiológica unificadora da agitação, embora possa haver uma rota final comum. Independentemente da etiologia, agentes que aumentam o tônus GABAérgico ou serotoninérgico e/ou reduzem o tônus noradrenérgico ou dopaminérgico podem reduzir a agitação.[12]

Depois de avaliarem os efeitos do lítio por três meses, Sheard e colaboradores[13] concluíram que ele tem uma atividade serotoninérgica que pode ser clinicamente benéfica na redução da agressão impulsiva não relacionada à psicose em populações de presos. Asberg e colaboradores[14] observaram que pacientes com baixos níveis de 5-HIAA (ácido 5-hidroxi-indolacético) eram mais propensos a cometer suicídio usando meios violentos. Esses ensaios seminais levaram a muitos estudos semelhantes, que sugeriram consistentemente uma associação significativa entre baixos níveis de 5-HIAA (um produto da degradação da serotonina) e comportamentos violentos.[4]

Quatro estudos experimentais, nos quais a suplementação ou a depleção de triptofano foi realizada para manipular os níveis de 5HT no cérebro, confirmaram uma relação inversa entre agressividade e atividade de 5HT.[4] Curiosamente, um polimorfismo promotor do gene transportador de serotonina foi correlacionado com comportamento agressivo em crianças, por meio de redução nos níveis de serotonina.[11,15] Assim, o polimorfismo da triptofano hidroxilase também pode ser uma causa de agressão.[11] Estudos em animais mostraram que aumento da atividade dopaminérgica e noradrenérgica pode desencadear ou pelo menos facilitar comportamento agressivo em humanos. Também foi aventada a hipótese da testosterona como um fator que contribui para a agressão.[4] Contudo, altos níveis de agressão não são observados em fêmeas hirsutas após aumentar seus níveis de andrógenos, nem em machos hipogonádicos que recebem testosterona exógena. Entretanto, Rasanen e colaboradores descobriram que indivíduos agressivos, em populações criminosas e psiquiátricas, apresentam níveis plasmáticos de testosterona mais elevados, em comparação com os níveis de testosterona de prisioneiros com esquizofrenia não agressivos. A vasopressina, o cortisol e a prolactina também foram postulados como causadores de agressão; contudo, faltam resultados conclusivos.[4]

ESTIMATIVA E AVALIAÇÃO

A agitação não é uniformemente definida. Por exemplo, o Grupo de Trabalho de Definição de Agitação da International Psychogeriatric Association (IPA) identificou várias características de agitação em pessoas com transtornos cognitivos e avaliou aquelas que foram reconhecidas por pelo menos 50% dos entrevistados, as quais foram, então, estabelecidas como características centrais na agitação (Quadro 7.1).

Fornecer uma avaliação precisa, determinar a etiologia (quando possível) e estabelecer um diagnóstico é a chave para um manejo bem-sucedido da agitação.[11] Por exemplo, um clínico deve avaliar se a condição se deve a uma doença mental grave, ao uso de álcool ou substâncias de abuso (o que muitas vezes ainda se qualifica como doença mental) ou a uma condição médica, uma vez que a abordagem de tratamento é diferente. O Quadro 7.2 apresenta um exemplo de condições frequentemente associadas à agitação.

A avaliação de pacientes agudamente agitados pode representar uma situação dramática. Tal situação pode ser muito desafiadora em termos de determinar o diagnóstico preciso e estabelecer a estratégia de manejo mais adequada.[11]

A argumentação representa o procedimento de primeira linha durante a avaliação do paciente agressivo, e, quando falha, as medidas coercitivas que forem menos restritivas devem ser aplicadas. A argumentação inclui o uso eficaz de habilidades de comunicação verbal e não verbal para ajudar a reduzir a agitação ou o comportamento agressivo e prevenir maior escalada de agressão e violência. Tal procedimento visa a reduzir o nível de ansiedade e o risco de danos ao paciente e a outras pessoas, bem como ao ambiente físico, além de possibilitar os procedimentos terapêuticos adequados que levarão à eliminação do comportamento agressivo.[17]

De acordo com Fishkind, existem 10 domínios principais na argumentação:

1. Respeite o espaço pessoal – para garantir a segurança do paciente e dos profissionais da saúde, recomenda-se manter distância de pelo menos dois braços do paciente, sem bloquear a porta da sala.
2. Evite ser provocativo – para evitar uma piora secundária (iatrogênica) da agressão, é importante que os profissionais da saúde usem uma linguagem corporal apropriada que possa ter um efeito calmante no paciente. A expressão facial deve refletir calma, mas evitando contato visual constante, que o paciente pode inter-

QUADRO 7.1 Comportamentos comuns em pessoas com agitação[16]

Item	Percentual de respondentes que acharam que o item pertencia à definição de agitação
Andar de um lado para o outro	68
Vagar sem rumo	52
Cuspir nas refeições	29
Cuspir nas pessoas	40
Xingar	42
Agressão verbal	71
Pedidos injustificados constantes de atenção ou ajuda	53
Perguntas repetitivas	35
Frases repetitivas	31
Bater nos outros	58
Bater em si mesmo	57
Agarrar as pessoas	48
Empurrar as pessoas	54
Jogar coisas	56
Inquietação geral	80
Berrar	63
Morder	49
Coçar	48
Tentar chegar a um lugar diferente (p. ex., sair da sala ou do prédio)	48
Cair intencionalmente	16
Reclamar	20
Negativismo	21
Resistência	54
Comer/beber substâncias inadequadas	15
Ferir a si mesmo	54
Ferir os outros	53
Lidar com as coisas de forma inadequada	26

(Continua)

QUADRO 7.1 Comportamentos comuns em pessoas com agitação[16] *(Continuação)*

Item	Percentual de respondentes que acharam que o item pertencia à definição de agitação
Esconder coisas	11
Acumular coisas	12
Rasgar coisas ou destruir propriedades	62
Executar maneirismos repetitivos	45
Fazer investidas sexuais verbais	23
Fazer investidas sexuais físicas	24
Fazer barulhos estranhos (risadas estranhas ou choro)	38
Teimosia	17
Gritar	62
Bater portas intencionalmente	46
Chutar móveis	52

Este quadro é de um artigo de acesso aberto, distribuído sob os termos da licença Creative Commons Attribution (http://creativecommons.org/licenses/by/3.0/), que permite a reutilização, a distribuição e a reprodução irrestrita em qualquer meio, desde que o trabalho original seja devidamente citado. https://www.ncbi.nlm.nih.gov/pmc/articles/PMC4301197/

pretar erroneamente como violento. As mãos devem estar abertas, e os joelhos, dobrados moderadamente. A expressão corporal global deve refletir o conteúdo verbal, a fim de garantir a confiança.

3. Estabeleça contato verbal – na situação de ter um paciente agudamente agressivo, é importante deixar a argumentação para o primeiro profissional da saúde que estabeleceu o contato com ele, ou, na falta de treinamento adequado, para alguém capaz de prosseguir. O contato com um paciente agressivo deve começar por se apresentar e garantir a segurança dele. Além disso, o paciente deve ser solicitado a se apresentar e dizer como prefere ser tratado (pelo nome ou sobrenome). Em seguida, é necessário orientá-lo sobre o local em que a conversa está ocorrendo e sobre quais serão os próximos passos.

4. Seja conciso – frases curtas e uso de vocabulário simples são o modo mais eficaz de alcançar a compreensão de um paciente agitado. A fala lenta, com repetição frequente de mensagens, permite que o paciente agitado processe as informações.

5. Identifique desejos e sentimentos – pacientes agitados devem ser questionados sobre suas expectativas. Profissionais da saúde qualificados podem reconhecer os desejos e sentimentos do paciente ao perceberem suas mensagens verbais e não verbais e responder de acordo.

QUADRO 7.2 Possíveis causas de agitação

Categoria	Diagnóstico/causa
Transtornos do neurodesenvolvimento	Transtorno do espectro autista Transtorno de déficit de atenção/hiperatividade Deficiência intelectual
Transtornos neurocognitivos	Afasias Catatonia *Delirium* Demência Síndrome do lobo frontal Alucinose orgânica Transtorno orgânico do humor Transtornos convulsivos
Transtornos psicóticos ou do humor	Psicose reativa breve Transtorno delirante Transtornos do humor (p. ex., transtornos bipolares, transtornos depressivos maiores) Outros transtornos psicóticos Transtorno esquizoafetivo Esquizofrenia
Transtornos da personalidade	Antissocial *Borderline* Paranoide Esquizotípico
Transtornos do controle de impulsos, disruptivos e da conduta	Transtorno explosivo intermitente Cleptomania Piromania
Medicamentos e substâncias	Antibióticos Anticolinérgicos Isoniazida Cloridrato de procarbazina Esteroides Substâncias de abuso (p. ex., cocaína, anfetaminas, outros estimulantes, opiáceos, etc.)
Retirada de medicamentos e substâncias	Clonidina Opiáceos Sedativo-hipnóticos (benzodiazepínicos e barbitúricos)

6. Ouça atentamente o que o paciente está dizendo – existem técnicas de escuta ativa que devem ser usadas durante a argumentação de um paciente agitado, como reflexão (repetir o que a pessoa disse e pedir confirmação) e a lei de Miller (tentar supor que é verdade o que a outra pessoa está dizendo), para evitar ser crítico e, assim, se envolver mais efetivamente na conversa.
7. Concorde ou concorde em discordar – o profissional da saúde pode concordar com o paciente em termos da verdade, do princípio ou das probabilidades.

No caso de ser solicitado pelo paciente a concordar com algo que é indubitavelmente falso, recomenda-se discordar honestamente do paciente.

8. Estabeleça a lei e estabeleça limites claros – é importante estabelecer regras básicas para o paciente sobre limites em seu comportamento (ou seja, falar sobre tolerância zero à violência e suas consequências). Também é essencial informar ao paciente sobre a necessidade de estabelecer condições ideais de trabalho, mantendo respeito bidirecional, e as consequências da violação desse ambiente. Uma vez obtida a confiança mútua, é importante orientar o paciente sobre como manter o controle e evitar piora da agressão.

9. Ofereça escolhas e otimismo – usando as técnicas assertivas para interromper a agressão e prevenir a violência potencial, recomenda-se oferecer ao paciente alternativas à violência, além de oferecer-lhe qualquer coisa que possa fazê-lo se sentir melhor (ou seja, alimento ou bebida). Além disso, é apropriado discutir as opções de medicação, com a explicação de que o objetivo de tal tratamento é calmante, não sedativo, e, se possível, oferecer a decisão entre a via de administração oral e parenteral. No final, o paciente deve receber uma previsão realista do prazo para superar o episódio de agressão.

10. Informe o paciente e a equipe – em caso de necessidade de intervenção involuntária, o profissional da saúde deve explicar ao paciente por que é necessário realizá-la e trabalhar com ele na prevenção de futuras agressões. Além disso, a equipe também deve ser informada se forem necessárias medidas coercitivas durante o episódio agressivo.[18]

Quando a argumentação falha, o uso de medidas coercitivas pode ser inevitável, empregando-se protocolos rígidos para evitar a violação dos direitos humanos. Tais medidas incluem medicação involuntária, isolamento, reclusão, contenção física e química. Apesar de serem usadas apenas como tentativa final de acalmar o paciente agitado, em hospitais psiquiátricos da Europa as taxas de uso de medidas coercitivas variam entre 21 e 59%.[19]

Em termos de avaliações iniciais, as seguintes orientações gerais devem ser seguidas:

- Qualquer condição médica grave, possivelmente com risco de morte, deve ser imediatamente detectada ou descartada. Se o paciente não tiver história prévia de doença psiquiátrica, deve-se suspeitar de agitação como possivelmente relacionada a uma condição médica que ainda não foi diagnosticada.[20]
- Pacientes com transtornos psicóticos ou com comportamentos seriamente agressivos devem receber medicamentos para permitir a realização de exames físicos e mentais seguros. Se for previsto que o comportamento violento vai piorar, deve haver argumentação verbal, modificação ambiental e tratamento medicamentoso. As contraindicações físicas ou médicas (p. ex., alergias) às medicações que estão prestes a ser administradas devem ser estabelecidas.[11]
- As etapas a seguir devem ser seguidas para obter um diagnóstico diferencial preciso:

- obter sinais vitais da história psiquiátrica e médica do paciente;
- realizar exame visual avaliando a aparência do paciente, déficits de atenção, nível de consciência e habilidades cognitivas;[11]
- obter informações adicionais de prontuários e fontes colaterais para identificar medicamentos e condições previamente diagnosticadas;[17]
- um exame do estado mental deve ser realizado o mais rápido possível, pois ajudará a estabelecer a causa provável da agitação e selecionar a intervenção mais adequada.[17]

- Se comprometimento cognitivo for detectado, uma história complementar (entrevista com amigos e familiares, prontuários, entrevistas com prestadores de cuidados ambulatoriais e outras pessoas que possam estar cientes do histórico do paciente) é necessária para determinar se o início do comprometimento é recente.[17]
- O paciente deve ser examinado quanto a intoxicação ou abstinência. O uso recente de drogas deve ser investigado para reconhecer sintomas clínicos com base em diferentes substâncias de uso.[17]
- Exames de rotina, incluindo glicemia e nível de oxigenação, testes de tireoide, teste de gravidez em pacientes do sexo feminino em idade fértil, perfil eletrolítico e função renal, devem ser realizados o mais rápido possível.[17]
- Uma avaliação precisa do estado mental e psiquiátrico deve ser realizada assim que uma causa médica aguda de agitação for descartada.[17]

A ENTREVISTA

Antes de realizar a entrevista com um paciente agitado, é importante fazer ajustes ambientais que possam minimizar o risco de violência e seu agravamento. Tais medidas devem incluir a remoção de todos os objetos perigosos da sala de exame, incluindo canetas, telefones e agulhas, que podem ser usados como armas. O clínico deve ficar atento a quaisquer sinais de perigo iminente, como sinais de invasão do espaço pessoal, aperto da mandíbula, gestos ou ameaças verbais e bater portas ou derrubar móveis. Se não for possível reduzir a agitação do paciente, podem ser necessárias tranquilização e contenções de emergência para garantir a segurança e recuperar o controle.[11] A distância da porta deve ser igual para o paciente e o profissional da saúde (para evitar a sensação de estar encurralado). Idealmente, todas as salas de exame devem estar equipadas com botão de alarme[21] e rotas de fuga visíveis apenas para segurança e membros da equipe. Ajustes arquitetônicos e ambientais foram testados com sucesso na Suécia, com declínio significativo no uso de medicações coercitivas ou medidas de contenção. Esses ajustes incluem redução do estresse de aglomeração, permitindo privacidade aos pacientes (quartos individuais com banheiro privativo), e redução do estresse ambiental (ou seja, redução de ruído, projeção de vistas naturais, fornecimento de temperatura ambiente confortável, etc.).[22] A entrevista com um paciente agitado deve ser realizada quando ele estiver suficientemente calmo.

Stowell e colaboradores[23] recomendam incluir as seguintes avaliações:

- queixa principal (que pode diferir entre o paciente e as pessoas que o acompanharam à enfermaria psiquiátrica);
- história da doença atual (início e duração dos sintomas, estressores potenciais);
- histórico médico anterior (incluindo condições médicas, especialmente lesões na cabeça e cirurgias realizadas);
- história psiquiátrica pregressa (incluindo contatos com atendimento psiquiátrico e diagnósticos determinados, tentativas de suicídio, história de violência, etc.);
- histórico de uso de substâncias (uso de nicotina, cafeína, álcool, drogas de rua, etc.);
- histórico social (formação educacional, família, estado civil, situação e histórico profissional, serviço militar, histórico de abuso sexual/físico, etc.);
- história familiar (com ênfase nas condições mentais e abuso de substâncias na família).

Há uma série de ferramentas de avaliação que foram desenvolvidas para estimar o risco de violência em pacientes agitados. Exemplos das escalas que têm sido amplamente utilizadas incluem:

- Behavioural Activity Rating Scale (BARS) – escala de três áreas (agressão física, agressão não física e agitação verbal) e 10 itens que é útil para avaliação rápida do nível de agressividade;[24,25]
- Lista de Verificação de Violência de Brøset (BVC) – ferramenta de avaliação de seis itens para previsão de comportamento violento iminente nas próximas 24 horas;[24, 25]
- Violence Risk Screening-10 (V-RISK-10) – útil para quadros psiquiátricos agudos;[26]
- Escala de Gravidade da Agitação (ASS) – escala de 21 itens útil para avaliação do comportamento envolvido na agitação em situações agudas.[20]

Vários exames laboratoriais podem ser necessários ao avaliar um paciente agitado,[27] incluindo:

- painel metabólico abrangente (CMP): glicose, cálcio, albumina, proteína total, eletrólitos, CO_2, cloreto, nitrogênio ureico no sangue (BUN), creatinina, ALP (fosfatase alcalina), ALT (alanina aminotransferase, também chamada de SGPT), AST (aspartato aminotransferase, também chamado de SGOT), bilirrubina;
- hemograma completo;
- saturação de oxigênio (principalmente por oximetria de pulso, visto que a gasometria arterial muitas vezes é inviável);
- painel de tireoide;

- nível de folato;
- toxicologia de soro e urina;
- painel de química do soro;
- níveis de vitamina B12;
- sorologias para doenças sexualmente transmissíveis;
- teste de gravidez, gonadotrofina coriônica β-humana na urina ou soro (mulheres em idade fértil);
- análise de urina;
- cálcio;
- amônia;
- taxa de sedimentação de eritrócitos.

Outros estudos diagnósticos baseados em suspeita clínica podem incluir:

- gasometria arterial;
- raio X do tórax;
- eletroencefalograma;
- punção lombar: marcadores especializados, contagem de células, coloração de Gram e pressão de abertura;
- eletrocardiograma;
- culturas de sangue ou urina;
- estudos paraneoplásicos;
- metais pesados séricos.

Os testes de neuroimagem podem incluir:

- radiografias;
- tomografia computadorizada;
- imagem de ressonância magnética;
- tomografia por emissão de pósitrons.

MANEJO FARMACOLÓGICO DA AGITAÇÃO

Existem três objetivos principais para o tratamento farmacológico da agitação aguda: a) acalmar o paciente sem sedação excessiva; b) reduzir a agressividade e, assim, criar um ambiente seguro, tanto para os profissionais da saúde quanto para o paciente; e c) permitir que os prestadores de assistência médica forneçam o manejo da doença primária de qualquer paciente. O tratamento da agitação aguda deve ser individualizado, com atenção especial às condições específicas de cada caso (ou seja, levando em consideração a idade do paciente, gravidez, intoxicação medicamentosa, insuficiência hepática ou renal).[28]

Até agora, não há consenso universal sobre o agente farmacológico preferível a ser administrado ao paciente com agitação aguda. Os medicamentos mais usados incluem benzodiazepínicos (BZDs) e antipsicóticos típicos (primeira geração) ou atípicos (segunda geração), que podem ser administrados por via oral (VO) (ou comprimidos de dissolução rápida), intramuscular (IM) ou intravenosa (IV).[3]

Os critérios para a escolha da medicação geralmente incluem tranquilização imediata (evitando sedação excessiva, se possível), eficácia imediata, baixa possibilidade de efeitos adversos, não interferência nos procedimentos diagnósticos.[29]

A administração oral geralmente é mais segura e preferida; no entanto, pacientes gravemente agitados podem se recusar a engolir o comprimido. A via IV garante ação imediata da droga, mas – novamente – pacientes agitados podem se opor à inserção de uma linha IV. A via IM costuma ser mais conveniente que a IV, apesar do maior tempo de resposta. Contudo, a via IM é complicada por questões como medo da agulha e baixa tolerância à dor por parte do paciente, juntamente com risco substancial de lesões por picada de agulha para os profissionais da saúde.[30] Novas formulações orais, como comprimidos sublinguais, aerossóis ou comprimidos orais de dissolução rápida, podem oferecer uma alternativa.[20]

Os BZDs são o tratamento de primeira linha para agitação moderada a grave. Drogas pertencentes a esse grupo (p. ex., lorazepam, diazepam) podem ser administradas por VO ou parenteral (IM ou IV).[11] Os BZDs também são um tratamento de primeira linha para a agitação induzida pela abstinência de álcool.[31]

Os BZDs têm como alvo os receptores GABA, aumentando a atividade do ácido gama-aminobutírico, que é um dos principais neurotransmissores inibitórios de ação rápida do sistema nervoso central (SNC). Existem três classes de receptores GABA – GABA-A, GABA-B e GABA-C –, e os BZDs aumentam a atividade dos receptores GABA-A. As vantagens dos BZDs incluem atividade ansiolítica e calmante imediata. Eles têm sido o tratamento de primeira escolha para agitação, por exemplo, em pacientes intoxicados com estimulantes (os BZDs têm baixo risco de arritmias), pacientes com comportamento violento induzido por abstinência de álcool ou pacientes com agitação relacionada a uma doença mental, como esquizofrenia, TB ou transtornos da personalidade. Contudo, os médicos devem ter cuidado com o uso desses agentes em longo prazo em pacientes diagnosticados com psicose, uma vez que os BZDs geralmente têm apenas um efeito sedativo, hipnótico e ansiolítico, mas são incapazes de atingir os sintomas psicóticos centrais. Os efeitos colaterais graves dos BZDs incluem depressão respiratória e cardiovascular em pacientes predispostos ou intoxicados com etanol ou outro depressor do SNC (ou seja, opioides).[3] Se a frequência respiratória cair abaixo de 10/min ou a saturação de oxigênio cair abaixo de 90%, é necessário reagir prontamente, administrar flumazenil e monitorar a respiração do paciente.[29] Pessoas cuja agitação está relacionada ao abuso de anfetaminas não devem tomar BZDs como monoterapia, devido à possibilidade de sintomas psicóticos; nesses casos, antipsicóticos isolados ou em combinação com BZDs podem ser uma opção de tratamento,[3] desde que o paciente não apresente arritmias.

O lorazepam é um dos BZDs mais convenientes para o tratamento da agitação aguda. Esse agente pode estar associado à maioria dos antipsicóticos disponíveis. Lorazepam pode ser administrado por VO ou parenteral. Uma de suas principais vantagens é o pequeno risco de acúmulo do fármaco, devido ao seu metabolismo (não sofre oxidação via citocromo P450, é eliminado após glicuronidação e não tem metabólito ativo). Entretanto, apesar de sua segurança geral e tolerabilidade, deve-se atentar para os efeitos colaterais, incluindo depressão respiratória, ataxia ou desinibição paradoxal.[32,33]

Diazepam e alprazolam são BZDs menos usados no tratamento da agitação aguda, principalmente devido a problemas de tolerabilidade. Um problema frequente encontrado com essas drogas se deve às suas meias-vidas prolongadas, aos seus muitos metabólitos ativos e à possível supersedação, que é frequente em pacientes idosos, que também correm risco de ativação paradoxal.[11,34]

Os antipsicóticos também são usados com frequência para o tratamento da agitação. A característica farmacodinâmica comum dessas drogas é o bloqueio da neurotransmissão dopaminérgica, embora alguns agentes desse grupo também afetem a neurotransmissão serotoninérgica. Os antipsicóticos têm sido frequentemente referidos como antagonistas do receptor D2 da dopamina. Para antipsicóticos antagonistas da D2, um efeito favorável nos sintomas psicóticos costuma ocorrer quando cerca de 65% da população de receptores D2 é bloqueada.[35]

Existem duas classes de antipsicóticos:

- antipsicóticos típicos, ou de primeira geração – introduzidos na prática clínica na década de 1950: clorpromazina, seguida de flufenazina, tioridazina, haloperidol, etc.;
- antipsicóticos atípicos, ou de segunda geração: olanzapina, risperidona, amissulprida, quetiapina, ziprasidona, asenapina, lurasidona, agonistas parciais (aripiprazol, brexpiprazol, cariprazina), etc.

Os antipsicóticos de primeira geração (APG) incluem agentes de baixa e alta potências. Os antipsicóticos de baixa potência incluem fenotiazinas (p. ex., clorpromazina). Esses agentes não têm perfil de segurança adequado e, portanto, geralmente não são prescritos como tratamento de primeira linha para agitação aguda, sobretudo devido ao risco aumentado de sedação excessiva, hipotensão ou prolongamento do intervalo QT, bem como redução do limiar convulsivo. O haloperidol, um fármaco de alta potência, é o APG preferido para o tratamento da agitação aguda. Essa droga pode induzir rápida tranquilização. Comparando com a clorpromazina, costuma haver menor possibilidade de efeitos colaterais. Contudo, o haloperidol pode induzir sintomas extrapiramidais, incluindo distonia aguda ou acatisia e, especialmente se administrado em altas doses, intervalo QT prolongado e *torsades de pointes* (TdP), que em geral é seguido de parada cardíaca súbita. Portanto, em alguns ambientes médicos, ainda é seguido um protocolo *off-label* de administração IV em baixas doses (dose máxima de 5-10 mg/dia), com monitoramento contínuo de eletrocardiograma (ECG). Entretanto, o haloperidol é usado principalmente por VO ou IM e continua sendo um dos agentes de primeira linha para pacientes agudamente agitados, como, por exemplo, aqueles com intoxicação aguda por etanol.[3,11,20,21,36]

A loxapina, um antipsicótico típico que pode ser administrado por inalação, foi recentemente aprovada e indicada para o tratamento agudo da agitação associada à esquizofrenia ou ao TB-I em adultos. Em ensaios clínicos, o efeito da loxapina foi aparente 10 minutos após a administração. No entanto, o uso dessa medicação é dificultado pela possibilidade de os pacientes com agitação aguda se recusarem a inalá-la. Além disso, embora com pouca frequência (2 pacientes de 259 que receberam loxapina nos três ensaios de curto prazo de 24 horas, controlados por placebo, envolvendo pacientes com agitação associada a esquizofrenia ou TB), a medicação pode causar broncoespasmo, com potencial para acarretar desconforto respiratório e parada respiratória.[37]

Os antipsicóticos de segunda geração (ASG), ou antipsicóticos atípicos, foram introduzidos na prática clínica na última década do século XX. Eles podem ser divididos em quatro grupos de acordo com as propriedades farmacodinâmicas que resultam de sua afinidade por receptores específicos: a) altamente seletivos para receptores serotoninérgicos 5-HT2A e dopamina D2 (assim como para receptores alfa-1 adrenérgicos) – risperidona, ziprasidona; b) agentes que apresentam afinidade pelos receptores serotoninérgicos 5-HT2A e dopamina D2, bem como por outros sistemas (colinérgico, histamínico) – olanzapina, quetiapina; c) agentes que bloqueiam predominantemente os receptores D2 e D3 — amissulprida; d) agonistas parciais de receptores de dopamina – aripiprazol, brexpiprazol, cariprazina. Uma das vantagens dos ASG, em comparação com seus homólogos mais antigos, é o seu melhor perfil de segurança. Eles podem ser usados para tranquilização rápida de pacientes agitados agudos, especialmente aqueles que são virgens de antipsicóticos, com baixo risco de causar sedação excessiva (que pode levar a depressão respiratória e cardiovascular) e sintomas extrapiramidais. Os efeitos colaterais dos ASG também são significativamente menores em comparação com a terapia combinada de APG (haloperidol).[3,11,20,21,32,36]

A risperidona tem sido usada por VO em quadros agudos. É fabricada na forma de comprimido desintegrante por VO, com características farmacocinéticas relativamente semelhantes às do haloperidol administrado por via parenteral. Contudo, devido à possibilidade de hipotensão ortostática, o médico deve estar atento ao uso de risperidona na tranquilização rápida, sobretudo em pacientes idosos com doença cardiovascular (DCV) que apresentam risco aumentado de AVC.

A olanzapina pode ser administrada tanto por VO, como comprimido desintegrado, quanto por via IM. Em um estudo de 42 pacientes com agitação, comprimidos de desintegração oral de olanzapina, olanzapina IM e solução de risperidona oral resultaram como tratamentos tão eficazes quanto o haloperidol IM. Entretanto, comprimidos desintegrantes de olanzapina e olanzapina IM foram mais eficazes do que haloperidol IM na fase inicial da intervenção.[38]

A combinação IM de olanzapina com BZDs IM ou IV, como, por exemplo, lorazepam, deve ser evitada. Quanto à risperidona, há risco aumentado de AVC em pacientes idosos com DCV.

A ziprasidona está disponível como formulação oral ou IM. A formulação IM é caracterizada por início rápido, resultando em melhora dos sintomas em até 30 minutos após a administração, e por baixo risco de sedação. Portanto, a ziprasidona IM pode ser usada em pacientes agudamente agitados que necessitam de tranquilização rápida sem sedação. Os efeitos colaterais mais graves desse agente incluem a possibilidade de prolongamento do intervalo QT e ritmo cardíaco irregular, ao passo que sintomas extrapiramidais e sedação excessiva são menos prováveis de ocorrer.[3,11,20,21,36]

Uma das combinações de medicamentos mais comumente prescritas para o manejo da agitação aguda é o haloperidol (antipsicótico típico de alta potência) com lorazepam (BZD). Essa combinação é considerada tratamento de primeira linha para agitação indiferenciada em todo o mundo. A incidência de efeitos colaterais, incluindo síndrome extrapiramidal, costuma ser baixa. A coadministração de agentes anticolinérgicos, como a benzotropina, reduz ainda mais o risco de sintomas extrapiramidais. A combinação de haloperidol, lorazepam e benzotropina é frequentemente administrada a homens jovens e musculosos que apresentam risco aumentado de distonia. Esse "coquetel 9-1-1 IM" (9 mg de haloperidol, 1 mg de lorazepam, 1 mg de benzotropina) tem sido usado há muito tempo nos ambientes médicos dos Estados Unidos. Entretanto, sua popularidade é baseada principalmente em evidências empíricas, e uma dose menor (5 mg) de haloperidol IM pode ser preferida. Ensaios clínicos são necessários para confirmar a validade e a segurança da combinação. Outros agentes anti-histamínicos, como, por exemplo, difenidramina, foram adicionados à combinação de haloperidol e lorazepam. Contudo, os médicos devem estar cientes de que cada combinação de medicamentos é acompanhada pelo risco de efeitos colaterais, como sedação excessiva, interações com outros medicamentos e aumento do risco de arritmia.[3,11,33]

Deve-se ter atenção especial no tratamento de idosos com agitação aguda, devido à sua maior suscetibilidade a reações adversas aos medicamentos. Para optar pelo agente mais adequado em pacientes idosos, é importante realizar uma avaliação minuciosa para identificar a causa subjacente da agitação. Normalmente, recomenda-se começar com pequenas doses de um único agente. A escolha do medicamento deve ser feita com base no estado físico (ou seja, DCV, insuficiência hepática), pois cada um tem riscos específicos. Por exemplo, agentes anticolinérgicos – incluindo antipsicóticos que têm propriedades anticolinérgicas mais altas (p. ex., olanzapina, APG de baixa potência, quetiapina, clozapina, etc.) – podem piorar problemas cardiovasculares existentes, funções cognitivas, constipação, retenção urinária, etc. Agentes anti-histamínicos ou anti-alfa-adrenérgicos também podem aumentar o risco de quedas, especialmente em pacientes com idade avançada. Nesses casos, agentes como ziprasidona ou aripiprazol podem ser preferíveis. Em pacientes com história de doença pulmonar obstrutiva crônica (DPOC), os BZDs podem aumentar a sedação excessiva e o risco de depressão respiratória.[3,20]

O manejo em longo prazo da agitação deve ter como objetivo o tratamento das causas subjacentes desse problema comportamental, incluindo os fatores psicológicos, se estiverem presentes. Nesses casos, pode ser necessária uma combinação de psicoterapia (p. ex., terapia comportamental, cognitivo-comportamental, interpessoal, de grupo ou familiar) e tratamento medicamentoso.[11]

REFERÊNCIAS

1. Agency for Healthcare Research and Quality. Non-pharmacologic interventions for agitation and aggression in dementia. 2014. https://effectivehealthcare.ahrq.gov/sites/default/files/pdf/dementia--agitation-aggression_research-protocol.pdf. Accessed 21 May 2019.
2. Holloman GH Jr, Zeller SL. Overview of project BETA: best practices in evaluation and treatment of agitation. West J Emerg Med. 2012;13(1):1–2. https://doi.org/10.5811/ westjem.2011.9.6865.
3. Wilson MP, Pepper D, Currier GW, Holloman GH Jr, Feifel D. The psychopharmacology of agitation: consensus statement of the American Association for Emergency Psychiatry Project Beta Psychopharmacology Workgroup. West J Emerg Med. 2012;13(1):26–34. https://doi. org/10.5811/westjem.2011.9.6866.
4. Siddiqui W, Huecker MR. Agitation. In: StatPearls. Treasure Island: StatPearls Publishing; 2019. https://www.ncbi.nlm.nih.gov/books/NBK493153/. Accessed 21 May 2019.
5. McNett M, Sarver W, Wilczewski P. The prevalence, treatment and outcomes of agitation among patients with brain injury admitted to acute care units. Brain Inj. 2012;26(9):1155–62. https://doi.org/10.3109/02699052.2012.667587.
6. San L, Marksteiner J, Zwanzger P, Figuero MA, Romero FT, Kyropoulos G, et al. State of acute agitation at psychiatric emergencies in Europe: the STAGE study. Clin Pract Epidemiol Ment Health. 2016;12:75–86. https://doi.org/10.2174/1745017901612010075.
7. Mi W, Zhang S, Liu Q, Yang F, Wang Y, Li T, et al. Prevalence and risk factors of agitation in newly hospitalized schizophrenia patients in China: an observational survey. Psychiatry Res. 2017;253:401–6. https://doi.org/10.1016/j.psychres.2017.02.065.
8. Reddy MS. Suicide incidence and epidemiology. Indian J Psychol Med. 2010;32(2):77–82. https://doi.org/10.4103/0253-7176.78501.
9. Almeida TM, Azevedo LC, Nosé PM, Freitas FG, Machado FR. Risk factors for agitation in critically ill patients. Rev Bras Ter Intensiva. 2016;28(4):413–9. https://doi. org/10.5935/0103-507x.20160074.
10. Yudofsky SC, Kopecky HJ, Kunik M, Silver JM, Endicott J. The overt agitation severity scale for the objective rating of agitation. J Neuropsychiatry Clin Neurosci. 1997;9(4):541–8.
11. Gerken AT, Gross AF, Sanders KM. Aggression and violence. In: Stern TA, Fava M, Wilens TE, Rosenbaum JF, editors. Massachusetts general hospital comprehensive clinical psychiatry. 2nd ed. St. Louis: Elsevier; 2016. p. 709–17.
12. Lindenmayer JP. The pathophysiology of agitation. J Clin Psychiatry. 2000;61(14):5–10.
13. Sheard MH, Marini JL, Bridges CI, Wagner E. The effect of lithium on impulsive aggressive behavior in man. Am J Psychiatry. 1976;133(12):1409–13.
14. Asberg M, Träskman L, Thorén P. 5-HIAA in the cerebrospinal fluid. A biochemical suicide predictor? Arch Gen Psychiatry. 1976;33(10):1193–7.
15. Beitchman JH, Baldassarra L, Mik H, De Luca V, King N, Bender D, et al. Serotonin transporter polymorphisms and persistent, pervasive childhood aggression. Am J Psychiatry. 2006;163(6):1103–5.
16. Cummings J, Mintzer J, Brodaty H, Sano M, Banerjee S, Devanand DP, et al. Agitation in cognitive disorders: International Psychogeriatric Association provisional consensus clinical and research definition. Int Psychogeriatr. 2015;27(1):7–17. https://doi.org/10.1017/ S1041610214001963.
17. Richmond JS, Berlin JS, Fishkind AB, Holloman GH Jr, Zeller SL, Wilson MP, et al. Verbal de--escalation of the agitated patient: consensus statement of the American Association for Emergency Psychiatry Project BETA De-escalation Workgroup. West J Emerg Med. 2012;13(1):17–25. https://doi.org/10.5811/westjem.2011.9.6864.
18. Fishkind A. Calming agitation with words, not drugs: 10 commandments for safety. Curr Psychol. 2002;1(4):32–9.
19. Baumgardt J, Jackel D, Helber-Bohlen H, Stiehm N, Morgenstern K, Voight A, et al. Preventing and reducing coercive measures—an evaluation of the implementation of the Safewards model in two locked wards in Germany. Front Psych. 2019;10:340. https://doi.org/10.3389/ fpsyt.2019.00340.

20. Garriga M, Pacchiarotti I, Kasper S, Zeller SL, Allen MH, Vázquez G, et al. Assessment and management of agitation in psychiatry: expert consensus. World J Biol Psychiatry. 2016;17(2):86-128. https://doi.org/10.3109/15622975.2015.1132007.
21. Mantovani C, Nobre Migon M, Valdozende Alheira F, Del-Ben CM. Managing agitated or aggressive patients. Rev Bras Psiquiatr. 2010;32(2):S96-S103.
22. Ulrich R, Bogren L, Gardiner SK, Lundin S. Psychiatric ward design can reduce aggressive behavior. J Environ Psychol. 2018;57:53-66. https://doi.org/10.1016/j.jenvp.2018.05.002.
23. Stowell KR, Florence P, Harman HJ, Glick RL. Psychiatric evaluation of the agitated patient: consensus statement of the American Association for Emergency Psychiatry Project Beta Psychiatric Evaluation Workgroup. West J Emerg Med. 2012;13(1):11-6. https://doi.org/10.5811/westjem.2011.9.6868.
24. Nordstrom K, Zun LS, Wilson MP, Stiebel V, Ng AT, Bregman B, et al. Medical evaluation and triage of the agitated patient: consensus statement of the American Association for Emergency Psychiatry Project Beta Medical Evaluation Workgroup. West J Emerg Med. 2012;13(1):3-10. https://doi.org/10.5811/westjem.2011.9.6863.
25. Vieta E, Garriga M, Cardete L, Bernardo M, Lombraña M, Blanch J, et al. Protocol for the management of psychiatric patients with psychomotor agitation. BMC Psychiatry. 2017;17(1):328. https://doi.org/10.1186/s12888-017-1490-0.
26. Anderson KK, Jenson CE. Violence risk-assessment screening tools for acute care mental health settings: literature review. Arch Psychiatr Nurs. 2019;33(1):112-9. https://doi.org/10.1016/j.apnu.2018.08.012.
27. Smith FA, Hogan CH. Laboratory tests and diagnostic procedures. In: Stern TA, Fava M, Wilens TE, Rosenbaum JF, editors. Massachusetts general hospital comprehensive clinical psychiatry. 2nd ed. St. Louis: Elsevier; 2016. p. 20-38.
28. Baker SN. Management of acute agitation in the emergency department. Adv Emerg Nurs J. 2012;34(4):306-18. https://doi.org/10.1097/TME.0b013e31826f12d6.
29. Ng AT, Zeller SL, Rhoades RW. Clinical challenges in the pharmacologic management of agitation. Prim Psychiatry. 2010;17(8):46-52.
30. Pacciardi B, Mauri M, Cargioli C, Belli S, Cutugno B, Di Paolo L, et al. Issues in the management of acute agitation: how much current guidelines consider safety? Front Psych. 2013;4:26. https://doi.org/10.3389/fpsyt.2013.00026.
31. Kattimani S, Bharadwaj B. Clinical management of alcohol withdrawal: a systematic review. Ind Psychiatry J. 2013;22(2):100-8. https://doi.org/10.4103/0972-6748.132914.
32. Taylor DM, Barnes TRE, Young AH. The Maudsley prescribing guidelines in psychiatry. 13th ed. New Jersey: Wiley-Blackwell; 2018.
33. Battaglia J. Pharmacological management of acute agitation. Drugs. 2005;65(9):1207-22.
34. Jones KA, Nielsen S, Bruno R, Frei M, Lubman DI. Benzodiazepines - their role in aggression and why GPs should prescribe with caution. Aust Fam Physician. 2011;40(11):862-5.
35. Richards JR, Schneir AB. Droperidol in the emergency department: is it safe? J Emerg Med. 2003;24:441-7.
36. Ziaei M, Massoudifar A, Rajabpour-Sanati A, Pourbagher-Shahri AM, Abdolrazaghnejad A. Management of violence and aggression in emergency environment; a narrative review of 200 related articles. Adv J Emerg Med. 2018;3(1):e7. https://doi.org/10.22114/AJEM.v0i0.117.
37. ADASUVE™ (loxapine) inhalation powder [package insert]. Souderton: Galen US; 2017. https://www.accessdata.fda.gov/drugsatfda_docs/label/2017/022549s006lbl.pdf. Accessed 4 Aug 2019.
38. Hsu WY, Huang SS, Lee BS, Chiu NY. Comparison of intramuscular olanzapine, orally disintegrating olanzapine tablets, oral risperidone solution, and intramuscular haloperidol in the management of acute agitation in an acute care psychiatric ward in Taiwan. J Clin Psychopharmacol. 2010;30(3):230-4.

8
Necessidades não atendidas no manejo do risco de suicídio

Maurizio Pompili

Embora o suicídio seja um importante problema de saúde pública no mundo inteiro, tanto profissionais da saúde mental quanto leigos têm dificuldade para enfrentá-lo. Parte do problema provém dos mitos, paradigmas obsoletos e estigma associados ao suicídio, que resultam em ansiedade e medo. Entretanto, a maioria dos indivíduos suicidas quer viver mesmo quando enfrenta um sério estresse suicida. Os médicos são, portanto, chamados a desbloquear a mente suicida, aliviar o sofrimento e prestar atenção às necessidades não atendidas desses indivíduos.

Existem muitas necessidades não atendidas em indivíduos em risco de suicídio. Muitas vezes, o modelo médico é imposto como plano de tratamento. Profissionais da saúde mental são mais propensos a tratar o transtorno psiquiátrico e, assim, presumem que esse tratamento também reduz o risco de suicídio. Dessa forma, o modelo "um serve para todos" impossibilita a compreensão da mente suicida, com suas características únicas para cada sujeito.

Além disso, ainda não existem modelos consensuais para o manejo de pacientes que acessam as salas de emergência, e ainda não existem dados sobre a adesão dos pacientes aos programas de prevenção no seguimento. O departamento de emergência é muitas vezes um ambiente lotado de pessoas, onde o médico realiza a coleta de dados e avaliações breves adequadas para entender a atual crise. A necessidade do médico de coletar informações preliminares em um tempo limitado muitas vezes faz o paciente ter uma imagem do profissional da saúde mental como alguém que não é empático e não está disponível. O resultado é que os pacientes não serão motivados a retornar e não terão observado as habilidades do clínico para lidar com o risco de suicídio.

Um dos elementos centrais da assistência às pessoas em risco de suicídio está na capacidade de formular a pergunta: "Como é ser suicida?". Para responder a essa questão, o profissional da saúde mental deve necessariamente deixar sua posição formal e tentar identificar-se com o sujeito em crise. É um exercício que não é necessariamente fácil, mas para o qual você pode treinar. Ao longo deste capítulo, o leitor é ajudado a compreender a mente suicida para facilitar essa ação.

O número crescente de artigos sobre suicídio facilita nossa compreensão sobre o tema de maneira substancial, mas o papel do profissional da saúde mental como elemento crítico na determinação do resultado da terapia com um paciente em risco de suicídio recebeu apenas atenção limitada.

Acredita-se amplamente que pacientes em risco de suicídio despertam ansiedade no profissional da saúde mental, e seu tratamento assume aspectos de um desafio terapêutico em que os terapeutas confrontam os fantasmas da morte com suas habilidades profissionais. Em determinados momentos do tratamento, fica evidente o quanto a vida do paciente está subordinada ao terapeuta que protege sua carreira. Vivenciar a perda de um paciente por suicídio afeta significativamente o equilíbrio pessoal e profissional do terapeuta.[1] Além disso, mesmo o medo de que esse evento ocorra tem consequências para o paciente e para o terapeuta. Alguns psiquiatras temem que um paciente possa escolher o suicídio mais cedo ou mais tarde no curso da prática clínica. Estima-se que cerca de metade de todos os psiquiatras perca pelo menos um paciente por suicídio durante sua carreira.[2]

As dificuldades emocionais vivenciadas após um suicídio são maiores do que aquelas vivenciadas após outras formas de morte. O suicídio geralmente é vivenciado como uma ofensa à capacidade do profissional da saúde mental de compreender e ajudar os clientes. Experimenta-se o imprevisível, o incognoscível e o incontrolável. A experiência do terapeuta é, sem dúvida, de primordial importância no manejo do paciente em risco de suicídio.

Contudo, tanto profissionais jovens quanto mais experientes reagem de forma semelhante ao risco de suicídio de um paciente, apresentando reações de ansiedade e sentimentos de incapacidade.[3] Além disso, aqueles que já tiveram pensamentos suicidas são, sem dúvida, mais vulneráveis no manejo do risco de suicídio, especialmente se o profissional apresentar comportamentos como evitação diante de sentimentos fortes, defensividade e passividade.

Na leitura de artigos sobre o tratamento do risco de suicídio, chama a atenção a frequência com que a palavra *avaliação* ou *estimativa* é utilizada como sinônimo de terapia. Esses artigos geralmente têm por objetivo orientar e ajudar o terapeuta a tratar a pessoa potencialmente suicida.[4] Contêm uma série de recomendações práticas, como: "Faça de tudo para eliminar armas de fogo e drogas potencialmente letais da casa do paciente suicida"; "Verifique cuidadosamente as prescrições de medicamentos potencialmente letais"; "Alerte familiares"; e assim por diante.

Tais precauções ou advertências podem parecer razoáveis, mas na realidade refletem um estado de espírito e uma forma de se relacionar com o suicídio que muitas vezes comprometem o êxito do tratamento. Como muitos pacientes suicidas têm dificuldades com o manejo e controle de si mesmos, uma ênfase excessiva nas precauções e na avaliação, ditada pela apreensão do profissional da saúde mental, pode facilitar um dos aspectos mais letais do suicida, ou seja, sua tendência a tornar alguém responsável por mantê-lo vivo.

Alguns pacientes têm uma abordagem terapêutica na qual tentam a manipulação. Há evidências na literatura de que a terapia para o paciente suicida se baseia na crença de que o sofrimento mental insuportável acabará por passar, que a crise é por tempo limitado. Essa crença é baseada no exemplo de outros pacientes que se encontraram em situações semelhantes, mas que melhoraram. Muitas vezes se enfatiza que o comportamento do paciente suicida pode interferir na terapia. Como o tratamento não pode ajudar o paciente se ele estiver morto, é necessário lembrá-lo de seus sentimentos pelo cônjuge, filhos ou animais de estimação. Incentivar um paciente suicida a viver para o bem de sua família reforça o que muitos pacientes já sentem, ou seja, que estão vivendo apenas para o bem dos outros.

Um profissional da saúde mental ameaçado pelo fato de um paciente poder se matar enquanto estiver sob seus cuidados não pode ajudar esse paciente. De fato, as medidas emergenciais necessárias para prevenir o suicídio e tornar a terapia possível muitas vezes refletem a ansiedade do terapeuta e impossibilitam o tratamento.

O medo da responsabilidade ao cuidar de pacientes em risco de suicídio e a ansiedade que isso acarreta servem como motivação consciente para que os profissionais da saúde mental evitem tratar pessoas suicidas. Pacientes com tendências suicidas geralmente são sensíveis às ansiedades do terapeuta. Muitos indivíduos suicidas (inclusive aqueles que acabam se matando) aprenderam a usar a ansiedade que podem despertar nos outros pela ameaça de sua morte de maneira coercitiva ou manipuladora. Se o profissional da saúde mental, diante das ameaças de morte, responder às demandas desarrazoadas do paciente, haverá uma escalada de pedidos do paciente acompanhada de crescente raiva e insatisfação tanto do paciente quanto do profissional da saúde mental. A menos que essas atitudes e expectativas do paciente sejam exploradas, o profissional pode se tornar escravo do paciente, com resultados terapêuticos terríveis.

Wheat[5] realizou um estudo retrospectivo sobre a interação terapêutica de 30 pacientes que morreram por suicídio durante ou após a internação. Relatou três fatores que explicam parcialmente esses suicídios: 1) a recusa do profissional da saúde mental em tolerar a dependência infantil do paciente;[6] 2) uma atitude desencorajada por parte do profissional da saúde mental em relação ao progresso do tratamento; e 3) um evento ou crise de enorme importância para o paciente que não é adequadamente reconhecido pelo profissional da saúde mental.

Bloom,[7] em um estudo semelhante sobre o tratamento de pacientes suicidas conduzido por psiquiatras em formação, reconheceu que alguns elementos parecem ser fatores precipitantes: a rejeição de comportamentos específicos do paciente pelo profissional da saúde mental com expressões verbais e faciais de raiva, o abandono prematuro do paciente, a redução na frequência das sessões de psicoterapia e a falta de disponibilidade do próprio profissional da saúde mental.

Lesse[8] enfatizou que a experiência e a competência, assim como o autoconhecimento do profissional da saúde mental, são cruciais no tratamento de pacientes suicidas. Destacou a necessidade de supervisão constante e competente de profissionais da saúde mental iniciantes em formação ao lidarem com pacientes com tendências suicidas. Nesses casos, a ideia dominante sentida pelo profissional da saúde mental é a de que a tentativa de suicídio é uma forma de rejeição a ele. No âmbito profissional, é necessário avaliar corretamente a probabilidade de o paciente ter agido impulsivamente e seguindo seus sentimentos do momento. Se o paciente morre por suicídio, o profissional da saúde mental pode acreditar que ele não é competente. Pode temer a desaprovação de seus colegas e ser culpado pelo médico-legista e pela má publicidade.

A FORMULAÇÃO DO RISCO DE SUICÍDIO

A chamada "formulação do risco de suicídio" oferece ao clínico um método válido para avaliar o perigo de suicídio, o qual integra o material de apresentação clínica, a história do paciente, sua atual doença e seu atual estado mental. Existem cinco componentes na formulação do risco de suicídio:[9]

1. Avaliar as respostas do paciente ao estresse sofrido no passado, principalmente decorrente de perdas.
2. Avaliar a vulnerabilidade do paciente a eventos adversos da vida, solidão, desprezo por si mesmo e irritação homicida.
3. Avaliar a natureza do recurso disponível e o apoio externo.
4. Avaliar o surgimento e a importância emocional das fantasias de morte.
5. Avaliar a capacidade do paciente de analisar a realidade.

ENTENDENDO A MENTE SUICIDA

Campanhas foram lançadas para entender o que torna um indivíduo específico suicida. Contudo, encontrar um indivíduo suicida continua sendo, para a maioria dos profissionais e pessoas comuns, uma tarefa desafiadora. Sabemos que os indivíduos suicidas dão sinais de alerta nítidos, derivados principalmente de sua ambivalência quanto ao término de sua própria vida. Entre os construtos usados para descrever o desejo de morrer, um modelo simples, mas extraordinário, provou, pelo menos por sua franqueza, ser útil para descrever a mente suicida. Edwin Shneidman[10] primeiro postulou que o indivíduo suicida experimenta uma dor ou sofrimento psicológico insuportável (*dor psíquica*) e que o suicídio pode ser, pelo menos em parte, uma tentativa de escapar desse sofrimento. Shneidman[10] considerou a dor psíquica o principal ingrediente do suicídio. Segundo esse modelo, o suicídio é uma fuga do sofrimento intolerável, enfatizando que não é um movimento em direção à morte, mas uma fuga da emoção intolerável, da angústia insuportável ou inaceitável. Experimentar emoções negativas, com um diálogo interno que torna doloroso o fluxo da consciência e leva o indivíduo à conclusão derradeira, pode estar relacionado ao fato de que, se os indivíduos atormentados pudessem de alguma forma parar a consciência e continuar vivendo, eles optariam por essa solução. O suicídio ocorre quando a dor psíquica é considerada insuportável.[11]

Para Shneidman,[12] o suicídio é o resultado de uma mistura explosiva composta por quatro ingredientes básicos, listados da seguinte forma: maior hostilidade (atuando contra o melhor interesse do indivíduo); exacerbação do distúrbio (refere-se ao quão perturbado o indivíduo está); aumento da constrição do foco intelectual: redução ou estreitamento do conteúdo da mente (pensamento dicotômico); e a ideia de cessação: a percepção de que é possível parar a consciência e dar um basta ao sofrimento.

O conceito de hostilidade, nesse caso, refere-se àquelas atitudes do indivíduo que o levam a agir de maneira nada amigável consigo mesmo, a ponto de se tornar seu inimigo perverso. Em pessoas suicidas, esse estado está presente e ela está lutando com pressões de vários tipos, como saúde física, recusas, sentimentos de fracasso, dor e outras emoções negativas. O indivíduo não consegue administrar essas questões com os recursos que tem disponíveis.

Shneidman acreditava que, no suicídio, a "morte" não é a palavra-chave. A palavra-chave é "dor psicológica", e, se a dor fosse aliviada, o indivíduo estaria disposto a continuar vivendo.

Dois conceitos principais são relevantes para essa discussão: perturbação e letalidade. Perturbação refere-se ao quão abalado (perturbado, agitado, desconcertado) o indivíduo está, e letalidade refere-se à probabilidade de ele morrer por suicídio no futuro.

A compreensão da mente suicida requer o conhecimento do estado perturbado do indivíduo em crise, pois isso fornece as motivações para que ele contemple o suicídio. Portanto, perguntar de onde provém o sofrimento e como ele mudou e se agudizou é um método de intervenção que, embora simples e intuitivo, muitas vezes é esquecido por aqueles que são responsáveis pelo manejo da pessoa em crise. No debate interno, essencialmente envolvendo ambivalência, poder sintonizar-se com o sofrimento da pessoa permite deter tais ruminações e trazer a discussão de volta a uma posição de vitalidade e esperança.

A perturbação fornece a motivação para o suicídio; a letalidade é o gatilho fatal. Todos que morrem por suicídio se sentem impelidos a isso e sentem que o suicídio é a única opção que lhes resta.[13] O conceito de "constrição" é definido como visão em túnel, ou melhor, encontrar-se com um número reduzido de opções para lidar com o sofrimento. Indivíduos suicidas experimentam o pensamento dicotômico, isto é, desejam alguma solução total específica (quase mágica) para seu sofrimento ou para cessação, em outras palavras, o suicídio. Parece que, embora possa haver apoio efetivo da família e dos amigos, o indivíduo não consegue se beneficiar dele. As lembranças agradáveis e sua história em relação aos outros não ajudam, e o sujeito se concentra nas emoções intoleráveis e em como escapar delas.

O conceito de fim entra em jogo quando o indivíduo desenvolve a ideia de que pode acabar com o drama que ocorre em sua mente por meio da morte. Então percebe que, com a morte, trará uma solução para sua experiência eliminando todos os elementos que o atormentam na vida.

O suicídio é o resultado de um diálogo interior durante o qual a mente esquadrinha suas opções.[13] Durante as fases iniciais desse processo, o suicídio é considerado uma opção, mas pode ser rejeitado várias vezes. Shneidman[14] relatou um processo emblemático referindo-se à palavra "portanto": "Quase toda decisão que uma pessoa toma (baseada em algum raciocínio tácito na mente) é a ponte lógica entre quase todo pensamento e toda ação (ou inação deliberada). Entre todas as sequências de 'portanto, eu...'

possíveis na mente, uma das mais importantes está contida nas palavras: 'eu..., portanto, devo me matar'".

O planejamento do suicídio costuma ser um processo longo e complexo. A pessoa começa a pensar em um momento propício; ela deve ter tempo para se preparar. Durante as semanas e os dias que antecedem o planejamento real até que o ato seja implementado, o indivíduo continua dialogando consigo mesmo com um grande número de pensamentos. Pode se referir ao fato de não valer nada para si e muito menos para os outros, de não ter alcançado sucesso, de ser um fardo para si e para os outros, de que ninguém jamais o amará ou de ser tão covarde que não pode sequer morrer por suicídio. Depois de debater, para vencer o instinto de sobrevivência, a pessoa deve ter, pelo menos pouco antes do ato, impulsividade e agressividade suficientes para fazer um gesto contra a natureza. Assim começa um desafio cada vez mais tenso em que pode ocorrer também um momento de excitação no humor durante o qual a pessoa vê no suicídio a salvação, passa a glorificar o ato e o configura como um plano para colocar em prática, evitando qualquer interferência por parte dos outros. Deve-se pensar em um ato que parece ao sujeito como algo proibido, porém necessário para melhorar seu estado. Em muitos casos, o suicídio é premeditado por mais tempo do que se acredita. Somente após esse tempo o ato se torna um gesto impulsivo. O indivíduo já pensou repetidamente em tirar a própria vida, mas essa opção, cada vez que ocorria, embora fosse descartada, adquire mais valor. É nesse momento crítico que o sujeito em risco de suicídio começa a dar sinais em que transmite a mensagem de estar cansado de viver, de pensar na morte e de querer morrer. É um problema da vida para o qual ocorrem "tempestades emocionais", grandes movimentos de ambivalência e, ao mesmo tempo, mudanças nos hábitos de sono, apetite, higiene pessoal e relações sociais. Nesse período de premeditação do ato letal, o sujeito em risco também pensa em seus entes queridos, sentindo remorso e culpa por considerar uma solução tão trágica. Em alguns casos, também ocorrem dinâmicas complexas dentro da família, com o(a) parceiro(a) ou com os amigos, de forma que o indivíduo quase os repreende por não receber deles a ajuda adequada.

Além disso, o sujeito em risco sente-se desesperançado, e sua dor psíquica é única, e ele chega a essa conclusão após vivenciar o fato de não poder comunicar seu sofrimento às pessoas designadas para ajudá-lo. O desejo de morrer acontece em cada pessoa com motivações e pensamentos substancialmente únicos, o que a torna diferente de todas as outras pessoas em risco de suicídio.

Shneidman[10] também considera que as principais fontes de dor psicológica são a vergonha, a culpa, a raiva, a solidão e o desespero originados nas necessidades psicológicas frustradas e negadas. No indivíduo suicida, é a frustração dessas necessidades e a dor que dela decorre que são consideradas por ele uma condição inaceitável para a qual o suicídio é visto como o remédio mais adequado. Existem necessidades psicológicas com as quais o indivíduo convive e que definem sua personalidade e necessidades psicológicas que, quando frustradas, o induzem a optar por morrer. Poderíamos dizer que esta é a frustração de necessidades vitais. Elas incluem a necessidade de atingir alguns objetivos, como unir-se a um amigo ou a um grupo de pessoas, ganhar autonomia, opor-se a alguma coisa, impor-se a alguém, ser aceito e compreendido e receber conforto.

É essencial monitorar o risco de suicídio em todos os momentos, levando em consideração os sinais de alerta, como qualquer mudança de hábitos, principalmente se houver insônia e qualquer referência ao desejo de morrer. As pessoas podem se sentir aprisionadas e se envolver em comportamentos desadaptativos, como beber álcool e usar substâncias psicoativas. Indivíduos suicidas também costumam colocar seus negócios em ordem e doar itens simbólicos, como se desejassem que outra pessoa cuidasse de um bem valioso, independentemente de seu valor econômico.

Estudando a análise de conteúdo das narrativas de dor de pacientes suicidas, Orbach[15] refere-se a características específicas da mente suicida, as quais incluem mudança no *self*, experiências de autoalienação acompanhadas de características dissociativas, sensação de inutilidade, empobrecimento emocional e perda de autoestima. Além disso, a mente é frequentemente caracterizada pela experiência de perda, como eventos de perda que levam a interrupção no senso de autocontinuidade junto com a perda do significado da vida. Há também experiências paradoxais e contradições extremas nos sentimentos, pensamentos e desejos – viver e morrer ao mesmo tempo ou grandiosidade *versus* humilhação. Além disso, a linguagem da dor aponta para o fato de que palavras comuns não são suficientes para descrever essas experiências idiossincráticas.

AVALIAÇÃO CRÍTICA DOS TRANSTORNOS PSIQUIÁTRICOS NO CONTEXTO DO CENÁRIO SUICIDA

Diferentemente da decisão de confinar o risco de suicídio ao âmbito da sintomatologia dos transtornos psiquiátricos, hoje novas visões sobre o fenômeno do suicídio têm considerado que os transtornos psiquiátricos têm um papel contributivo, mas é necessária uma compreensão mais aprofundada da mente suicida.[16] Em vez de categorizarem o indivíduo suicida sob o diagnóstico de entidades psiquiátricas, os clínicos precisam ser capazes de reconhecer o drama que ocorre na mente de um indivíduo único, que também pode estar deprimido, sofrer de transtorno bipolar ou de outros transtornos. A maioria dos pacientes psiquiátricos não morre por suicídio. Eles são suicidas apenas quando as emoções negativas são tão dolorosas que o suicídio é a única opção que resta e quando a mente suicida está hospedada no cérebro mentalmente perturbado de um indivíduo. O suicídio não é, portanto, um sintoma específico e restrito da depressão. Em vez disso, é um comportamento "que combina características de uma declaração de guerra com um pedido de falência",[17] além de ter profundas implicações sociais.[18]

Considerar o risco de suicídio como plenamente um sintoma prejudica a oportunidade de investigá-lo e compreendê-lo. As tentativas de explicar, prever e controlar o suicídio requerem uma compreensão do que os pensamentos e sentimentos suicidas significam para quem os vivencia. Além de coletar uma enorme quantidade de dados para atividades de pesquisa, esforços também devem ser direcionados à compreensão de dados em primeira pessoa da experiência subjetiva vivida. Essa abordagem é um complemento essencial para os dados objetivos de terceira pessoa e métodos da ciência tradicional. Compreender a dor mental insuportável significa pensar fenomenologicamente; portanto, o desenvolvimento de tendências suicidas pode ser rastreado até um estado com características semelhantes ao apaixonar-se, mas invertido por valências afetivas. É uma condição generalizada com raízes psicológicas e somáticas que incorporam o indivíduo como um todo. Uma sensação desagradável é com frequência localizada no peito e no hipocôndrio. A mente tenta cada opção para aliviar a tensão, mas nunca encontra um porto seguro e acaba convencida de que nada trará alívio.

Os clínicos devem distinguir os conteúdos suicidas de um diagnóstico psiquiátrico; portanto, é necessário pensar que os elementos que sustentam o desejo de morrer constituem um processo por si só, com uma lógica típica da mente que sofre e que tenta conceber uma solução para reduzir e resolver esse sofrimento. Como a natureza do sofrimento que resulta em suicídio se deve à personalidade do indivíduo, às suas necessidades psicológicas frustradas e às feridas do ego (derrotas, humilhações, vergonha, etc.), pode-se, portanto, diferenciar esse sofrimento do sofrimento típico dos sintomas depressivos. Sujeitos em risco de suicídio desenvolvem um processo de pensamento denominado "pensamento dicotômico" porque raciocinam com apenas duas opções ao enfrentarem o sofrimento que se tornou insuportável: continuar sofrendo ou obter alívio imediato da dor por meio do suicídio.[13]

Esse processo decorre de um diálogo interno que o indivíduo trava consigo mesmo para buscar uma solução para seu drama na mente. Independentemente do transtorno psiquiátrico, os clínicos são obrigados a compreender essa complexidade, sem a qual o risco de suicídio não pode ser decodificado. Se esse processo não for interrompido por uma mudança por meio, por exemplo, da ajuda de alguém, o indivíduo se aproxima da decisão final, e, para citar Shneidman, "a faísca que acende essa mistura potencialmente explosiva é a ideia de que se pode acabar com a dor. A ideia de cessação fornece a solução para a pessoa desesperada".[12]

COMUNICAÇÃO DE INTENÇÕES SUICIDAS

Entre os mitos frequentemente citados para descrever idiossincrasias no fenômeno do comportamento suicida, a suicidologia clássica e a opinião corrente afirmam que as pessoas que falam em se matar raramente morrem por suicídio, ao passo que a maioria das pessoas que morre por suicídio deu alguma pista verbal ou aviso de suas intenções. Alguns estudos mostram que até dois terços das pessoas que morrem por suicídio compartilham suas intenções antes de morrer. O estudo de Robins e colaboradores[19] foi provavelmente a primeira tentativa de abordar essa questão por meio da coleta de dados para uma amostra de suicídios, e o estudo permanece como uma das poucas contribuições para a literatura nessa área. Apesar do entendimento da comunicação da intenção suicida, nenhum trabalho anterior examinou esse fato por meio de uma investigação metanalítica. Uma metanálise recente mostrou como as comunicações suicidas são elementos-chave que precedem os suicídios, confirmando esse elemento pela primeira vez.[20]

DESBLOQUEANDO A MENTE SUICIDA MEDIANTE COMPREENSÃO ADEQUADA DA EXPERIÊNCIA SUBJETIVA

Desbloquear a mente suicida é a mais desafiadora de todas as tarefas. Muitos modelos que descrevem o suicídio não fornecem compreensão adequada dessa condição humana multifacetada. A estigmatização e o medo muitas vezes fornecem razões para a desconexão empática. Além disso, mesmo quando médicos dedicados estão dispostos a considerar todas as necessidades do paciente, não podemos imaginar o quanto esses pacientes sofrem. Na verdade, para que a empatia ocorra, é necessário que tenhamos, em nossa própria experiência e em nossa própria mente, alguns pontos de referência que correspondam aos da experiência de estados de intensa excitação ou enlevo suicida dos pacientes (Maltsberger, comunicação pessoal 1988).[21,22]

Concordo com Zoe Boden[23] em sua visão da experiência de indivíduos suicidas: "Reconhecer o aspecto sentido da experiência é, argumentarei, necessário para desenvolver uma compreensão mais completa. Reconhecer que os sentimentos não existem apenas dentro de uma pessoa, mas entre as pessoas, intersubjetivamente, também é necessário para compreender mais profundamente a experiência do suicídio. Contudo, como os sentimentos são imediatos e sensoriais, sugiro que há momentos em que a compreensão é difícil, não porque a experiência ou o significado seja difícil de discernir, mas porque o poder visceral da compreensão pode sentir demais. Sentir-se sobrecarregado é uma das maneiras como respondemos nos limites de nossa compreensão. Em nossa pesquisa sobre suicídio, houve momentos em que entender, realmente entender, era mais problemático do que eu inicialmente queria admitir". O indivíduo deve ser compreendido holisticamente e encontrado em sua experiência como ela é, em vez de ser subdividido em fatores e comportamentos de risco.

Também apoio o que o suicidologista David Jobes[24] afirmou recentemente. "Primeiro, o objetivo do clínico é desenvolver um entendimento mútuo sobre a suicidalidade de um indivíduo com o respectivo paciente. Esse objetivo difere da ênfase do modelo médico, que tende a destacar imediata e preponderantemente o diagnóstico clínico. Em segundo lugar, os médicos devem estar cientes da angústia potencial e da perda total de autorrespeito de uma pessoa suicida. Muitos pacientes tendem a se retrair e expressar vulnerabilidade ao discutirem seus próprios pensamentos e comportamentos suicidas. Terceiro, o clínico deve expressar uma atitude isenta e solidária ao paciente. A empatia é significativa no fortalecimento da aliança terapêutica, e o paciente deve ser validado como especialista em suas próprias experiências. Quarto, as crises suicidas não envolvem apenas o presente, mas muitas vezes também o passado. Na exploração da(s) crise(s), o médico deve encorajar o paciente a contar sua história de forma narrativa. Quinto, novos modelos são necessários para conceituar o comportamento suicida para que o clínico e o paciente compartilhem uma compreensão da suicidalidade. Um objetivo dessa diretriz é não ver o paciente apenas como alguém com psicopatologia, mas como alguém com razões lógicas para ser suicida. Sexto, o objetivo final do trabalho clínico é obter uma relação terapêutica com o paciente, desde a avaliação inicial."

CONCLUSÕES

Ainda existem muitas necessidades não atendidas para indivíduos suicidas, e, com muita frequência, essas necessidades são desconsideradas, tidas como sem importância ou de importância secundária. A experiência clínica e dados recentes apontam para a necessidade de uma compreensão mais ampla da mente suicida. Embora muitos estudiosos enfatizem a importância dos fatores de risco para o suicídio, tais fatores geralmente são estáticos e derivados de estudos com pessoas não necessariamente representativas de indivíduos suicidas na população em geral. Tais coortes às vezes são pequenas e pertencentes a subpopulações estreitas, o que prejudica a generalização adequada.

Cada indivíduo é único, com uma apresentação única de desejos suicidas. Entretanto, a maioria dos indivíduos pode referir seu sofrimento a necessidades específicas não satisfeitas, permitindo a categorização de acordo com a natureza do que está faltando em sua vida.

A psiquiatria moderna agora testemunha o que é transmitido em um parágrafo da introdução do *Manual diagnóstico e estatístico de transtornos mentais* (DSM-5),[25] que é: "O diagnóstico de um transtorno mental deve ter utilidade clínica", mas "o diagnóstico de um transtorno mental não é equivalente a uma necessidade de tratamento. A necessidade de tratamento é uma decisão clínica complexa que leva em consideração a gravidade dos sintomas, a relevância dos sintomas (p. ex., a presença de ideação suicida), o sofrimento do paciente (dor psíquica)" e "os médicos podem, assim, encontrar indivíduos cujos sintomas não atendem a todos os critérios para um transtorno mental, mas que demonstram clara necessidade de tratamento ou assistência. O fato de alguns indivíduos não apresentarem todos os sintomas de um diagnóstico não deve ser usado para justificar a limitação de seu acesso à assistência adequada" (p. 20).

Longe de ser um fenômeno inesperado, o comportamento suicida é caracterizado por muitos sinais de alerta que com frequência permitem decisões clínicas importantes que salvam a vida de pessoas em crise. O desafio da prevenção do suicídio é desenvolver meticulosamente uma cultura tanto na população clínica quanto na população em geral para cuidar de indivíduos suicidas a partir de suas necessidades psicológicas básicas frustradas. A tarefa é adotar uma abordagem fenomenológica que oriente a atenção dos amparadores dentro da experiência humana de sofrimento psíquico. Embora a compreensão empática da dor do indivíduo suicida não seja suficiente, é o início de um processo que pode prevenir o suicídio.

Agradecimentos: O autor agradece imensamente à Pacini Editore, em Pisa, a permissão concedida para incluir neste capítulo material derivado de Pompili M. A plea for the understanding of the suicidal mind. Journal of Psychopathology 2019;25:126–31.

REFERÊNCIAS

1. Pompili M, Mancinelli I, Tatarelli R. Confrontarsi con il suicidio del paziente. Minerva Psichiatr. 2002;43:181–6.
2. Chemtob CM, Hamada RS, Bauer G, Kinney B, Torigoe RY. Patients' suicides: frequency and impact on psychiatrists. Am J Psychiatry. 1988;145(2):224–8.

3. Kirchberg TM, Neimeyer RA. Reactions of beginning counselors to situations involving death and dying. Death Stud. 1991;15(6):603–10.
4. Hendin H. Psychotherapy and suicide. Am J Psychother. 1981;35(4):469–80.
5. Wheat WD. Motivational aspects of suicide in patients during and after psychiatric treatment. South Med J. 1960;53:273–8.
6. Simon RI. Suicide risk assessment: what is the standard of care? J Am Acad Psychiatry Law. 2002;30(3):340–4.
7. Bloom V. An analysis of suicide at a training center. Am J Psychiatry. 1967;123(8):918–25.
8. Lesse S. The range of therapies in the treatment of severely depressed suicidal patients. Am J Psychother. 1975;29(3):308–26.
9. Maltsberger JT. Suicide danger: clinical estimation and decision. Suicide Life Threat Behav. 1988;18(1):47–54.
10. Shneidman ES. Suicide as psychache. J Nerv Ment Dis. 1993;181(3):145–7.
11. Pompili M. La prevenzione del suicidio. Bologna: Il Mulino; 2013.
12. Shneidman ES. A psychologic theory of suicide. Psychiatr Ann. 1976;6:51–66.
13. Shneidman ES. The suicidal mind. New York: Oxford University Press; 1996.
14. Shneidman ES. On "therefore I must kill myself". Suicide Life Threat Behav. 1982;12(1):52–5.
15. Orbach I. Taking an inside view: stories of pain. In: Michel K, Jobes DA, editors. Building a therapeutic alliance with the suicidal patient. Washington: American Psychological Association; 2011. p. 111–28.
16. Pompili M. The increase of suicide rates: the need for a paradigm shift. Lancet. 2018;392(10146):474–5.
17. Weisman AD. Is suicide a disease? Suicide Life Threat Behav. 1971;1:219–31.
18. Pompili M. Social network theory and rising suicide rates in the USA. Lancet. 2019a;393(10183):1801–2.
19. Robins E, Gassner S, Kayes J, Wilkinson RH Jr, Murphy GE. The communication of suicidal intent: a study of 134 consecutive cases of successful (completed) suicide. Am J Psychiatry. 1959;115(8):724–33.
20. Pompili M, Belvederi Murri M, Patti S, Innamorati M, Lester D, Girardi P, et al. The communication of suicidal intentions: a meta-analysis. Psychol Med. 2016;46(11):2239–53.
21. Pompili M. Our empathic brain and suicidal individuals. Crisis. 2015;36(4):227–30.
22. Pompili M. Critical appraisal of major depression with suicidal ideation. Ann General Psychiatry. 2019b;18:7.
23. Boden Z. Terror and horror: feelings, intersubjectivity and 'understanding at the edges' in an interview on a suicide attempt. In: Pompili M, editor. Phenomenology of suicide: unlocking the suicidal mind. Cham: Springer; 2017. p. 51–71.
24. Jobes D, Piehl B, Chalker S. A collaborative approach to working with the suicidal mind. In: Pompili M, editor. Phenomenology of suicide: unlocking the suicidal mind. Cham: Springer; 2017. p. 187–201.
25. American Psychiatric Association. Diagnostic and statistical manual of mental disorders: DSM-5. Arlington: American Psychiatric Association; 2013.

9

Necessidades não atendidas na formação em psiquiatria

*Melissa R. Arbuckle, Bianca Nguyen,
Marc H. M. Hermans, Roger Ng e Allan Tasman*

Neste capítulo, exploramos três questões principais (Por quê? O que? De que forma?) como um arcabouço para considerar as necessidades não atendidas na formação do psiquiatra (Figura 9.1). Aqui, examinamos de perto três grandes desafios que impulsionam a mudança na assistência em saúde mental: garantir o acesso à assistência, fornecer assistência acessível e prestar assistência de alta qualidade. Discutimos como a abordagem de cada um desses desafios na psiquiatria levou a prioridades emergentes para a formação em psiquiatria. Por exemplo, para conter custos e expandir o acesso à assistência, novos modelos de prestação de assistência médica estão surgindo, o que, por sua vez, exigirá que os psiquiatras expandam as habilidades em diversos domínios, incluindo cuidados baseados em evidências, gerenciamento de recursos, liderança de equipe multidisciplinar, melhoria contínua da qualidade e uso de novas tecnologias. Atender a todas essas demandas de formação exigirá abordagens inovadoras. Para isso, destacamos várias abordagens em evolução para a educação médica. Embora muitos dos dados apresentados sejam extraídos de pesquisas em países de alta renda, particularmente os Estados Unidos, acreditamos que a maioria dessas questões tem amplas implicações em todos os países, incluindo ambientes de baixa e média rendas.

PRIORIDADES NA FORMAÇÃO EM PSIQUIATRIA

Garantindo o acesso à assistência

Um dos grandes desafios enfrentados pelo campo da psiquiatria é a falta de acesso à assistência em um cenário de enorme necessidade. Os transtornos mentais são a principal causa de anos vividos com deficiência, com 1 em cada 5 adultos relatando um transtorno mental comum a cada ano. Quase 30% da população geral experimentará transtornos do

Por que
(desafios na assistência médica e principais impulsionadores da mudança)

Assegurar o acesso à assistência
Fornecer assistência acessível
Prestar assistência de alta qualidade

⬇

O que
(implicações e prioridades para a formação em psiquiatria)

Expandir a força de trabalho em saúde mental
Fornecer formação em novos modelos de atendimento, cuidados preventivos, gerenciamento de recursos e melhoria contínua da qualidade
Aproveitar novas tecnologias

⬇

De que forma
(estratégias de ensino)

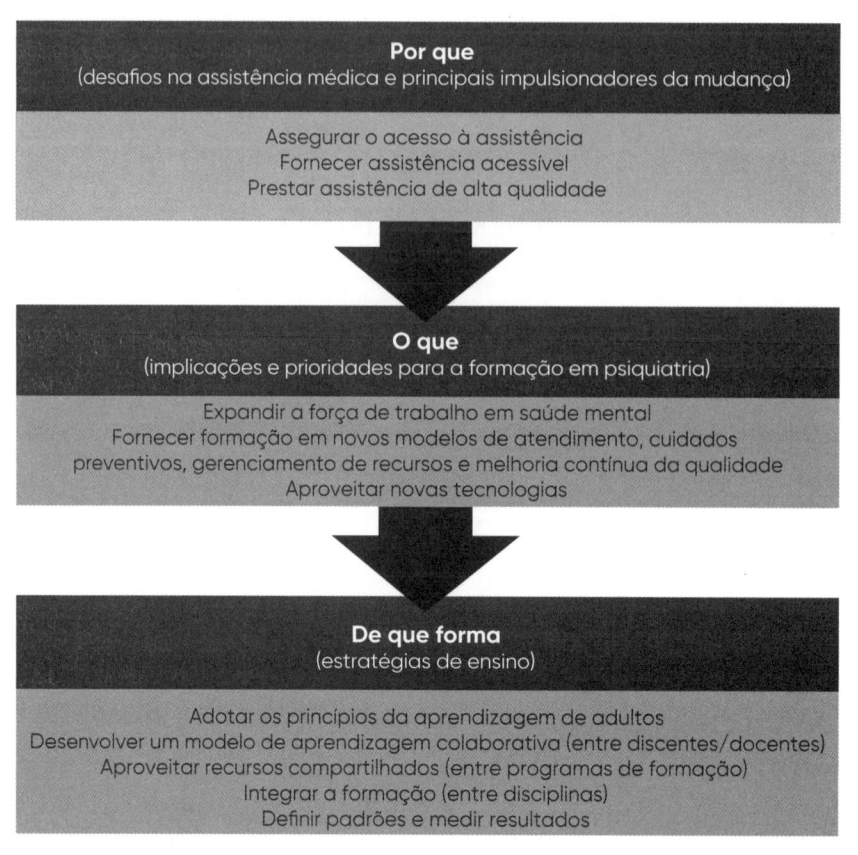

Adotar os princípios da aprendizagem de adultos
Desenvolver um modelo de aprendizagem colaborativa (entre discentes/docentes)
Aproveitar recursos compartilhados (entre programas de formação)
Integrar a formação (entre disciplinas)
Definir padrões e medir resultados

FIGURA 9.1 Na psiquiatria, as necessidades de formação não atendidas são motivadas predominantemente por três grandes desafios enfrentados pela saúde em todas as disciplinas. Cada um desses desafios (acessibilidade, preço acessível e qualidade) tem implicações específicas para as prioridades de formação. Abordar essas prioridades exigirá focar não apenas no *que* ensinar, mas também em *como* ensinar.

humor, de ansiedade ou por uso de substâncias ao longo de sua vida.[1] Entretanto, o acesso à assistência é muitas vezes dificultado pelo estigma, por conta de recursos limitados e pela logística de orientar-se em um sistema de saúde complexo e fragmentado. Em média, existem apenas nove provedores de saúde mental para 100 mil indivíduos em todo o mundo. A situação é ainda mais grave em países de baixa e média rendas, onde mais de 75% dos indivíduos com doença mental grave não recebem assistência.[2] Essa lacuna é particularmente notável entre crianças e adolescentes, que representam um quarto dos anos de vida ajustados por incapacidade devido a doença mental.[3] Ao mesmo tempo, o campo não está acompanhando as necessidades de uma crescente população geriátrica[4,5] e uma crescente crise de dependência, com cerca de 16 milhões de indivíduos em todo o mundo com diagnóstico atual ou passado de transtorno por uso de opioides.[6]

Garantir o acesso à assistência de saúde mental tem inúmeras implicações para a formação em psiquiatria (Quadro 9.1), incluindo: expandir a força de trabalho na psi-

QUADRO 9.1 Abordagens para aumentar o *acesso* à assistência de saúde mental e implicações associadas para a formação em psiquiatria

Desafio: garantir o acesso à assistência	
Soluções	Implicações na formação
Expandir a força de trabalho em psiquiatria	• Aumentar a atividade precoce na formação médica • Fornecer mentoria para estudantes interessados • Abordar o estigma em relação a uma carreira em psiquiatria • Aumentar a remuneração para psiquiatras • Incluir grupos minoritários sub-representados • Aumentar o número de programas de formação em psiquiatria • Melhorar a retenção • Abordar o esgotamento médico
Alinhar as prioridades de formação com as necessidades da população	• Psiquiatria infantil e adolescente • Psiquiatria geriátrica • Psiquiatria de dependência
Fornecer formação em novos modelos de atendimento (como atendimento escalonado e atendimento integrado)	• Trabalhar e liderar uma equipe multidisciplinar • Prestar assistência baseada em medidas • Prestar assistência de base populacional • Trabalhar com registros
Fornecer treinamento em novas tecnologias	• Treinar psiquiatras no uso de tecnologias remotas (telepsiquiatria) • Treinar psiquiatras para avaliar a qualidade das abordagens de autoajuda e de aplicativos *on-line*
Formar provedores de saúde mental adicionais	• Fornecer formação em saúde mental para um conjunto diversificado de aprendizes (incluindo profissionais leigos) • Expandir a formação em psiquiatria para todos os médicos

quiatria, alinhar as prioridades de formação com as necessidades da população e fornecer formação em novos modelos de saúde para aplicar os escassos recursos humanos de forma mais eficaz. Isso também inclui fornecer treinamento no uso de novas tecnologias, como telepsiquiatria e aplicativos de autoajuda *on-line*, bem como formar uma nova coorte de provedores de saúde mental.

Expandindo a força de trabalho em psiquiatria

Uma solução para abordar a lacuna da saúde mental é expandir o número de médicos que ingressam no campo da psiquiatria. Conforme revisado por Brenner e colaboradores, as estratégias para melhorar o recrutamento para a psiquiatria incluem: 1) considerar o processo de desenvolvimento no âmbito da graduação; 2) orientar ativamente os estudantes de medicina que expressam interesse precoce em psiquiatria; 3) aprimorar a formação em psiquiatria durante o curso de medicina para que os alunos tenham oportunidade de ver a importância e a eficácia do tratamento psiquiátrico; 4) abordar ativamente o estigma persistente em relação a uma carreira em psiquiatria; e 5) revisar os currículos das faculdades de medicina para que a saúde mental e as questões psicossociais sejam vistas como um componente valioso da assistência.[7]

Um desafio adicional para o recrutamento de médicos para a psiquiatria é a compensação financeira relativamente baixa em comparação com outras áreas da medicina em certos países.[8] No cenário de dívida crescente (com nível médio de dívida de 200 mil dólares para as faculdades de medicina dos Estados Unidos), muitos graduados podem se sentir compelidos a ingressar em especialidades mais lucrativas.[9,10] Os baixos salários em alguns países também podem contribuir para a migração de psiquiatras, colaborando para a perda de profissionais altamente qualificados em alguns países que podem já estar mal atendidos.[8] Nos Estados Unidos, alguns programas oferecem reembolso de empréstimos para estudantes que se comprometem a trabalhar em áreas carentes após a conclusão de sua formação em psiquiatria. Esses tipos de programas podem ajudar a recrutar para a psiquiatria.[7] Com ênfase crescente na paridade da saúde mental, os salários dos psiquiatras também podem aumentar, impactando o recrutamento.[11]

Desenvolver uma força de trabalho de psiquiatras que reflita as diversas origens, ideias, perspectivas e experiências da população também exigirá maiores esforços para recrutar pessoas de grupos sub-representados, incluindo minorias étnicas, sexuais e religiosas. O recrutamento de estudantes sub-representados também é importante, pois médicos de grupos sub-representados são mais propensos a cuidar de pacientes de minorias e populações carentes.[12]

Além de fornecer exposição clínica adicional à psiquiatria no início da formação,[13] as recomendações para recrutar estudantes sub-representados incluem maximizar sua exposição ao corpo docente e outros estagiários desses grupos, melhorar seu alcance na faculdade de medicina e transmitir entusiasmo por seu interesse em psiquiatria, comunicar o compromisso com a diversidade como uma prioridade departamental e aperfeiçoar os currículos em psiquiatria comunitária e competência cultural.[12] Contudo, dado o número relativamente baixo desses alunos nas faculdades de medicina, fica claro que as intervenções devem ocorrer mais precocemente, no âmbito do ensino médio e da graduação.[12,14]

Embora o recrutamento para a psiquiatria seja importante, aumentar as vagas de formação na residência seria outro mecanismo potencial para expandir a força de trabalho. A World Psychiatric Association (WPA) insta os formuladores de políticas em cada país a garantir que haja postos de formação suficientes disponíveis para atender às necessidades de saúde mental de sua população.[15] Garantir financiamento para novos programas provavelmente exigirá que os psiquiatras se unam a organizações profissionais, grandes empregadores de saúde mental e grupos de defesa de pacientes para atrair os formuladores de políticas. Destacar o impacto econômico da doença mental não tratada pode ser uma maneira de atrair os órgãos legislativos.[7] O desenvolvimento de novos programas de formação em psiquiatria provavelmente será essencial, sobretudo em países de baixa e média rendas, onde os estagiários deixam seu país de origem em busca de formação devido às oportunidades limitadas de formação em psiquiatria. À medida que os formandos migram em busca de formação, existe risco substancial de permanecerem no país onde concluem seus estudos, contribuindo para um fenômeno frequentemente referido como "fuga de cérebros".[16]

A expansão da força de trabalho dos psiquiatras requer não apenas o alcance de uma nova coorte de médicos, mas também a retenção daqueles que já estão no campo da psiquiatria. Conforme descrito, é provável que as questões de compensação financeira sejam importantes. Entretanto, o ônus de preencher a lacuna criada por recursos humanos limitados e sistemas disfuncionais teve enorme custo para todos os médicos, incluindo psiquiatras, com altas taxas de *burnout*. Definido como uma combinação de exaustão emocional, despersonalização e baixa realização pessoal, o *burnout* gera mudanças prejudiciais nas atitudes, na satisfação no trabalho e na produtividade do médico. A redução da produtividade, por sua vez, afeta potencialmente o acesso à assistência, demonstrado por associações de *burnout* com aposentadoria precoce, redução do número de horas de trabalho e intenção de deixar um cargo ou especialidade atual.[17] Os efeitos combinados de fadiga, estresse, depressão e esgotamento também afetam a tomada de decisão clínica, o desempenho e os domínios da qualidade do atendimento, incluindo a segurança e a satisfação do paciente.[18] Em resposta, os programas de formação também devem ajudar psiquiatras e outros médicos a desenvolverem estratégias de apoio a seu próprio bem-estar, ao mesmo tempo que defendem a responsabilidade e a mudança em âmbito institucional.

Estressores distintos e pertinentes experimentados por estagiários de psiquiatria incluem suicídio de pacientes, recursos inadequados, ameaças à autoestima e à segurança pessoal (ou seja, pacientes violentos), isolamento e estresse traumático secundário.[19,20] Estressores adicionais enfrentados pelos estagiários em anos mais recentes também incluem a carga de documentação incitada pela implementação de registros médicos eletrônicos em larga escala. Enfrentar esses desafios específicos deve ser uma prioridade tanto para os programas de formação em psiquiatria quanto para os sistemas de saúde mental.

Com o aumento dos apelos para medir o bem-estar do médico como um indicador de qualidade, há um impulso para melhorar esse aspecto por meio de esforços conjuntos no âmbito do sistema de saúde, bem como por meio de educação e formação.[21] Embora muitos esforços tenham sido focados no âmbito individual do médico (em termos de aumento da resiliência), as intervenções no campo organizacional geralmente são mais eficazes na redução do *burnout*.[22] Assim, as iniciativas focadas no bem-estar do médico devem incluir esforços para abordar questões em torno do sistema e das condições laborais,[23] como redução da carga de trabalho, atividades e reuniões para impulsionar o trabalho em equipe e liderança, além de supervisão adequada. Os psiquiatras também devem ter oportunidades de receber *feedback* positivo e construtivo (incluindo incentivo e apreciação), bem como fácil acesso a recursos de saúde mental.[22]

Alinhando as prioridades de formação com as necessidades da população

Cada programa de formação deve avaliar e realinhar suas prioridades de acordo com as populações específicas que são atendidas. Em muitos países, tem havido crescente reconhecimento da necessidade de melhorar a formação em psiquiatria infantil e adolescente, psiquiatria geriátrica e transtornos por uso de substâncias. Lidar com a escassez de força de trabalho nessas áreas exigirá uma abordagem multifacetada semelhante para expandir a força de trabalho de saúde mental em geral: recrutar mais psiquiatras para formação especializada e desenvolver mais programas de formação para bolsistas. Uma recomendação tem sido reduzir a exigência de formação geral em psiquiatria de adultos para aqueles que buscam formação adicional como bolsistas.[24] Contudo, dada a escassez de psiquiatras gerais, serão necessários esforços adicionais. No mínimo, promover formação mais focada para todos os psiquiatras nessas áreas será fundamental.

Para atender às necessidades de uma população envelhecida, os psiquiatras precisarão aperfeiçoar ainda mais suas habilidades de colaboração cruzada com médicos de outras áreas, dadas as complexidades do tratamento de doenças mentais no cenário de doenças médicas crônicas e transtornos neuropsiquiátricos comórbidos (como demência).[25] Embora já incluída na formação em psiquiatria, a familiaridade com os efeitos colaterais dos medicamentos e as interações medicamentosas será ainda mais crítica para trabalhar com idosos, que são particularmente vulneráveis a essas complicações.[26] A formação psiquiátrica no tratamento do uso de substâncias deve incluir não apenas fundamentos básicos, como entrevista motivacional e os estágios de mudança do modelo, mas também tempo protegido para treinamento no uso de buprenorfina e experiência prática no tratamento assistido por medicação.[27]

Formação em novos modelos de atendimento

É improvável que a formação de psiquiatras adicionais e a expansão da formação psiquiátrica para atender às crescentes necessidades da população contrabalancem a carga global de doenças mentais. Como resultado, novos modelos de prestação de cuidados de saúde estão surgindo para acionar a limitada força de trabalho psiquiátrica atualmente disponível de forma mais eficaz (Figura 9.2). Dentro desses novos modelos, o papel do psiquiatra é preservado para atender os indivíduos que mais precisam, ao mesmo tempo que supervisiona indiretamente um grande número de casos, fornecendo o que muitas vezes é chamado de assistência de base populacional. No atendimento escalonado, o objetivo é fornecer primeiro o tratamento mais barato e eficaz e "avançar" para tratamentos que fazem uso mais intensivo de recursos conforme necessário. No atendimento integrado, isso inclui psiquiatras e outros profissionais da saúde mental colocados em ambientes de atenção primária como parte de uma equipe interdisciplinar.

O atendimento integrado consolida os serviços de saúde física e mental de forma sistemática para melhorar a saúde integral da pessoa e aumentar o acesso à assistência. Isso pode ser implementado de várias maneiras, incluindo colocalização, em que os profissionais de saúde comportamental trabalham nas proximidades ou dentro de

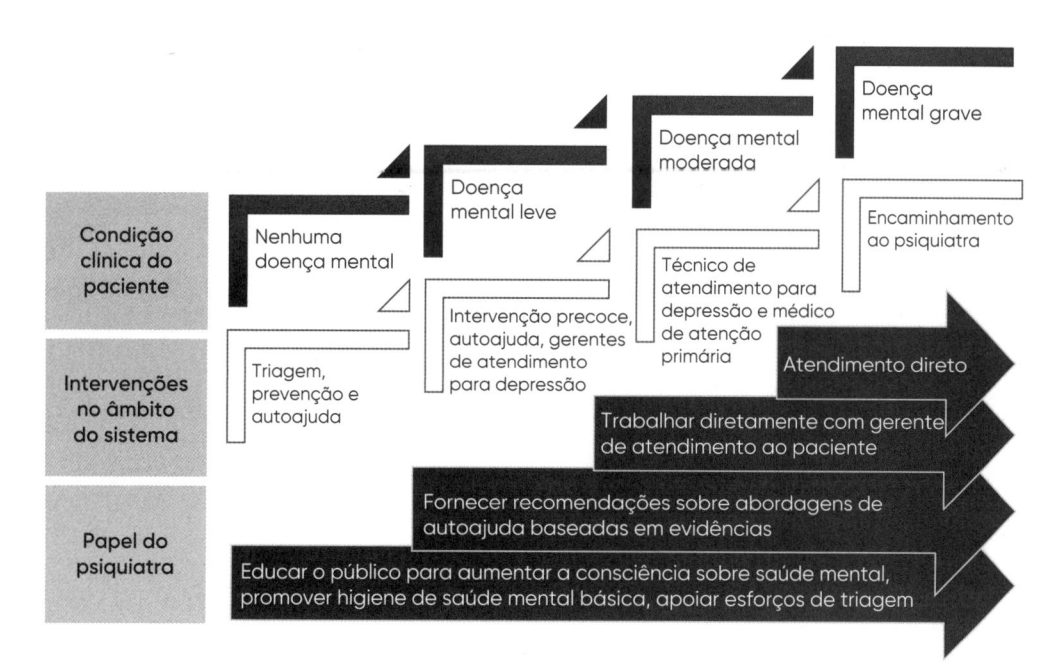

FIGURA 9.2 A evolução do papel do psiquiatra com base na gravidade da doença mental em novos modelos de atendimento, como "atendimento escalonado" e "atendimento integrado", que visam a economizar recursos psiquiátricos limitados. Dentro desses modelos, os psiquiatras atuam como consultores das equipes que estão gerenciando diretamente os pacientes com menor gravidade da doença. O atendimento direto é reservado aos pacientes de maior complexidade e nível de necessidade.

uma clínica de atenção primária, ou um modelo de atendimento colaborativo, em que a assistência em equipe é liderada por um profissional de atenção primária com apoio de um gerente de saúde comportamental e consulta de um psiquiatra, que fornece orientações e recomendações de tratamento.

Esses novos modelos de prestação de saúde podem expandir o acesso à assistência e melhorar os resultados de saúde. Uma revisão da Cochrane de 2012 sobre atendimento colaborativo mostrou melhora significativamente maior nos desfechos de depressão e ansiedade em comparação com o atendimento habitual, bem como desfechos secundários, como satisfação do paciente com o tratamento, qualidade de vida em saúde mental e taxas de uso de antidepressivos.[28]

A formação em atendimento integrado deve incluir a experiência de fornecer consultas psiquiátricas em ambientes variados e trabalhar e liderar uma equipe multidisciplinar. Além disso, os estagiários também precisarão desenvolver habilidades em assistência baseada em evidências[24] ou no uso de ferramentas de avaliação padronizadas para monitorar e rastrear sintomas e orientar as decisões de tratamento. Da mesma forma, eles precisarão entender como trabalhar com registros de pacientes,[29] que coletam esses tipos de medidas em uma coorte de indivíduos, a fim de identificar quais precisam de modificação em seus planos de tratamento.

Além de melhorar os resultados de saúde mental, o atendimento colaborativo também é mais eficaz do que o atendimento habitual em relação à carga de doenças e resultados físicos, particularmente em pessoas com hipertensão e depressão comórbida, corroborando a noção de que os pacientes devem ser tratados como um todo, abordando tanto a saúde física quanto a saúde mental.[30] Disparidades significativas nos resultados de saúde física de indivíduos com transtornos mentais graves continuam sendo um desafio importante. À medida que os estudos continuam a mostrar taxas significativamente mais altas de comorbidade médica e menor expectativa de vida para pacientes com doença mental grave em comparação com a população em geral, tem havido pedidos para que os psiquiatras estendam seu papel para o gerenciamento das condições médicas gerais de seus pacientes, especialmente para aqueles com pouco acesso à assistência médica.[31] Ao oferecerem monitoramento de rotina, triagem, aconselhamento e tratamento de primeira linha para condições médicas crônicas, em especial hipertensão, obesidade, dislipidemia e diabetes, os psiquiatras podem melhorar o estado geral de saúde e a qualidade de vida de pacientes com transtornos mentais.

As recomendações para melhorar a formação médica geral em psiquiatria incluem fornecer experiências em "atendimento integrado reverso", expressão que se refere à prestação de atenção primária em um ambiente clínico psiquiátrico, ou introduzir um currículo integrado de medicina e psiquiatria (IMAP), que oferece prática didática e clínica na atenção primária ao longo da residência, com foco em promoção da saúde, prevenção de doenças, triagem de saúde e manejo básico de transtornos médicos comuns em pacientes com transtornos mentais graves.[32,33]

Otimizando novas tecnologias

Além dos novos modelos de atendimento integrado, os avanços na tecnologia estão expandindo o acesso à assistência por meio de uma explosão em telepsiquiatria e aplicativos *on-line*. A telepsiquiatria, também denominada "saúde telemental" ou "saúde telecomportamental", é a prestação de assistência de saúde mental a distância que fornece avaliação psiquiátrica e tratamento aos pacientes de modo remoto. O uso mais antigo conhecido da telemedicina para a psiquiatria foi em 1959 no Centro Médico da University of Nebraska, onde um sistema televisivo de circuito fechado bidirecional foi usado para treinar os estudantes de medicina em todo o *campus* da universidade e para vincular o centro médico a hospitais distantes em áreas rurais. A videoconferência foi usada posteriormente pela universidade para ministrar terapia individual e em grupo no início da década de 1960.[34]

Mais recentemente, a telepsiquiatria passou do modelo inicial de prestar assistência de clínica para clínica para a prestação de serviços psiquiátricos diretamente para as casas dos pacientes.[35] A telepsiquiatria tem o potencial de melhorar o acesso à assistência de comunidades tradicionalmente carentes, como populações rurais que sofrem de escassez de profissionais da saúde mental, indivíduos idosos que enfrentam dificuldades com mobilidade e deslocamento e prisioneiros em ambientes correcionais.[36] Vários estudos também demonstraram que a telepsiquiatria é tão eficaz quanto o atendimento pessoal em termos de diagnóstico, satisfação do paciente e redução de sintomas em pacientes com diferentes transtornos mentais, incluindo depressão, uso de substâncias e transtorno de estresse pós-traumático (TEPT).[37]

Está cada vez mais claro que a telepsiquiatria deve ser incluída na educação e na formação psiquiátrica, em sincronia com os domínios de competência do atendimento ao paciente e as habilidades interpessoais e de comunicação e prática baseada no sistema. As recomendações para o treinamento em telepsiquiatria incluem a integração de equipamentos de videoconferência e telepsiquiatria na prática clínica, garantindo a exposição a essas tecnologias em uma variedade de contextos clínicos (pacientes internados, ambulatoriais e emergenciais) e entre as subespecialidades (como psiquiatria de ligação, forense e pública).[38]

Além da telepsiquiatria, os avanços tecnológicos nos últimos anos ampliaram a assistência de saúde mental das interações individuais de videoconferência para aplicativos de *smartphones* usados para inúmeros fins, com mais de 10 mil aplicativos atualmente relacionados à saúde mental, entre os 300 mil aplicativos relacionados à saúde em geral disponíveis.[39] Esses aplicativos podem ser: 1) apenas voltados para o paciente – oferecendo meditação guiada, exercícios de relaxamento ou estratégias de enfrentamento; 2) voltados para o profissional – coletando o prontuário médico eletrônico, escalas de avaliação padronizadas e referências psicofarmacológicas mais facilmente acessíveis; ou 3) uma interface entre paciente e profissional – facilitando a troca segura de mensagens, acompanhamento do progresso de terapias baseadas em domicílio, como terapia cognitivo-comportamental, rastreamento da adesão a medicamentos ou monitoramento de sintomas como humor, sono e apetite.[40] É necessário treinamento adicional para aumentar a familiaridade dos psiquiatras com potenciais riscos (p. ex., consentimento informado) relacionados ao uso dos aplicativos em seus tratamentos. Além disso, deve-se dedicar atenção aos princípios de beneficência, aliança terapêutica, confidencialidade, segurança e consistência com os objetivos terapêuticos.[40]

Formando profissionais da saúde mental adicionais

Como parte de uma abordagem multifacetada para tratar da lacuna de saúde mental, será importante garantir que todos os médicos tenham uma base forte na área, pois muitos deles estarão na linha de frente para o tratamento de transtornos psiquiátricos. Segundo estimativas da Organização Mundial da Saúde (OMS), em todo o mundo, menos de 4% da formação para médicos é dedicada à saúde mental.[41] Uma pesquisa internacional dos estudantes de medicina realizada em 2018 encontrou ampla variação da formação em psiquiatria entre países, incluindo alguns países sem formação obrigatória em psiquiatria durante a faculdade de medicina.[42] Assim, será essencial aumentar a formação nessa especialidade ainda na graduação. Todos os médicos devem saber reconhecer e tratar condições comuns de saúde mental. Também devem saber rastrear os resultados dos pacientes e saber quando encaminhá-los a psiquiatras para casos mais complexos e/ou refratários ao tratamento.

Além de expandir a formação em saúde mental para todos os médicos, será fundamental aumentar todo o espectro de profissionais da saúde mental disponíveis, incluindo enfermeiros, assistentes sociais e psicólogos clínicos. Em reconhecimento à vasta necessidade, o campo também está se voltando para a expansão da equipe de saúde mental para incluir profissionais de saúde leigos, como agentes comunitários de saúde e de suporte interpares (ou pares).[43] Os pares têm experiência pessoal com problemas de saúde mental e fornecem uma perspectiva única à equipe de saúde mental. Além de fornecerem apoio informativo e emocional, também podem servir como modelos para pacientes com doença mental grave, aumentando sua esperança de recuperação.[44] Também há evidências crescentes de que, para certos resultados (como hospitalizações, engajamento na assistência e autonomia), os programas baseados em pares podem ter resultados semelhantes aos de programas não baseados em pares ao aplicarem práticas baseadas em evidências.[44] À medida que esses grupos se tornam mais prevalentes, os psiquiatras provavelmente irão interagir com uma ampla gama de profissionais da saúde mental.

Prestando assistência economicamente acessível

A garantia de acesso à assistência é intimamente impactada pelo custo crescente da assistência médica. Por exemplo, em 2017, os Estados Unidos gastaram 3,5 trilhões de dólares em assistência médica (ou 10.739 dólares por pessoa), valor superior ao de qualquer país. De acordo com uma pesquisa de 2019 nos Estados Unidos, cerca de 65 milhões de adultos deixaram de procurar tratamento médico para um problema de saúde devido a preocupações com o custo.[45] Infelizmente, esse alto custo não está necessariamente vinculado à alta qualidade. Apesar de seu alto custo, os Estados Unidos estão perto dos últimos colocados nos principais índices de saúde entre as 36 nações da Organização para Cooperação e Desenvolvimento Econômico.[45]

Muitas das estratégias focadas no aumento do *acesso* à assistência (descritas anteriormente) também são relevantes para fornecer assistência *economicamente acessível*. Por exemplo, atendimento escalonado, atendimento integrado, telepsiquiatria e autocuidado (por meio de aplicativos *on-line*) são abordagens que aumentam o acesso à assistência, ajudando a conter os custos gerais de saúde. Estratégias adicionais para lidar com o custo de atendimento incluem novos modelos de pagamento centrados no "valor", maior foco nos cuidados preventivos e intervenções precoces, bem como gerenciamento de recursos. Todas essas abordagens têm implicações na formação adicional (Quadro 9.2).

Assistência baseada em valor

Para abordar as questões de alto custo e de baixa qualidade da saúde, novos modelos de pagamento estão surgindo. O modelo tradicional de taxa por serviço predominante em muitos países pode promover despesas desnecessárias, pois os pagamentos estão vinculados à quantidade de serviços e aos exames prestados, independentemente dos resultados dos pacientes. Em resposta, os modelos de pagamento "baseados em valor" realinham os incentivos de pagamento diretamente com os resultados de saúde do paciente (não com os serviços) – com a meta de reduzir os custos totais de saúde, preservando a assistência de alta qualidade. Embora a expressão "assistência baseada em valor" geralmente se refira ao valor financeiro, é fundamental que as decisões clínicas

QUADRO 9.2 Abordagens para fornecer assistência à saúde mental *economicamente acessível* e implicações associadas para a formação em psiquiatria

Desafio: prestar assistência economicamente acessível	
Soluções[a]	Implicações para a formação
Fornecer assistência com base em valores	• Treinar psiquiatras em modelos de pagamento "baseados em valor" • Expandir o treinamento para identificar e rastrear medidas de qualidade
Expandir cuidados preventivos e intervenções precoces	• Aumentar a conscientização do público sobre a saúde mental e abordar questões de estigma relacionadas à busca de tratamento • Treinar o público leigo para reconhecer doenças mentais e intervir cedo • Expandir a formação em saúde mental materna e psiquiatria infantil e adolescente
Gerenciar recursos	• Entender o financiamento da assistência médica dentro do sistema • Entender o custo da assistência (opções de diagnóstico e tratamento) associado às decisões médicas • Incorporar análise de custo-benefício nas decisões de tratamento e evitar o uso de abordagens desnecessárias e caras de diagnóstico e tratamento • Desenvolver habilidades para solicitar e discutir as preocupações dos pacientes em torno do custo do tratamento e implicações para seu cumprimento

[a] Observe que essas soluções são adicionais a muitas das estratégias já descritas no Quadro 9.1, principalmente fornecendo treinamento em novos modelos de assistência médica e novas tecnologias, além de treinar uma coorte adicional de profissionais leigos.

considerem o valor dentro de uma estrutura ética de beneficência, não maleficência, justiça e respeito pela autonomia.[46]

A assistência baseada em valor exigirá que os psiquiatras identifiquem e rastreiem medidas de qualidade. De fato, muitas das soluções para aumentar o acesso à assistência são relevantes para diminuir os custos. A assistência baseada em valor exige que os prestadores trabalhem em colaboração para cuidar de uma população de pacientes em suas diversas necessidades. De muitas maneiras, o reconhecimento e o tratamento de doenças mentais se tornarão um foco cada vez mais importante para todos os médicos, pois a doença mental não tratada está associada a maus resultados em muitas condições crônicas de saúde. Como tal, o atendimento integrado e as várias habilidades associadas (trabalhar com uma equipe interdisciplinar, prestar assistência baseada em medidas e de base populacional) serão essenciais para que os psiquiatras não apenas expandam o acesso à assistência, mas também ajudem a conter os custos gerais de saúde.

Cuidados preventivos e intervenções precoces

Como uma enorme quantidade de dólares em saúde é gasta no tratamento de condições médicas crônicas, diminuir o custo da assistência também significa fornecer mais cuidados preventivos e intervenções precoces. A prestação de serviços de intervenção precoce baseada em evidências para aqueles com um primeiro episódio de psicose teve resultados promissores, com diminuição das taxas de hospitalização e aumento das taxas de emprego ou matrículas escolares.[47] O fornecimento de cuidados preventivos e intervenções precoces exigirá que os psiquiatras abordem questões de estigma, aumentem a conscientização sobre saúde mental e treinem o público leigo para reconhecer e intervir no início da doença mental. Um exemplo de esforço educacional é o programa *Mental Health First Aid*, destinado a preparar o público em geral para reconhecer doenças mentais e fornecer apoio e assistência imediatos.[48]

Uma vez que muitas doenças psiquiátricas se desenvolvem na infância e no início da adolescência, o fornecimento de formação aprimorada em psiquiatria infantil e adolescente para todos os profissionais será fundamental. Oferecer prevenção e intervenção precoce na saúde mental também exigirá formação aprimorada na saúde materna e foco não somente na primeira infância, mas também no período pré-natal.[49] A formação em psiquiatria deve incluir triagem de todas as gestantes quanto a violência por parceiro íntimo, uso de álcool, tabaco e drogas recreativas, além de exposição a metais pesados e outras toxinas ambientais. Garantir nutrição adequada também é importante. Altos níveis de estresse, depressão e ansiedade entre gestantes provavelmente também afetarão o desenvolvimento infantil; portanto, identificar e tratar a doença mental materna no período pré-natal e no pós-parto terá benefícios de longo prazo para a mãe e a criança.[50]

Gestão de recursos

A prestação de cuidados acessíveis também exigirá que os psiquiatras se tornem mais versados no custo dos cuidados de saúde e no seu próprio papel na gestão de recursos. Embora seja um componente da prática baseada em sistemas, os residentes de psiquiatria em um estudo indicaram relativamente pouco treinamento em gerenciamento de recursos.[51] Isso não é surpreendente, considerando-se a falta de padronização ou transparência nos custos de saúde. Entretanto, estimou-se que os médicos controlam até 80% dos custos de saúde intimamente ligados a escolhas de exames e tratamentos diagnósticos.[52]

O treinamento na gestão de recursos em psiquiatria deve incluir uma compreensão básica do financiamento da assistência médica em nível macro (ou de sistema), bem como os custos para o consumidor ou paciente. Os médicos devem entender quando opções caras de tratamento são indicadas e quando não são para evitar o uso excessivo de abordagens desnecessárias e onerosas. Os psiquiatras devem ser capazes de incorporar uma análise de custo-benefício em suas decisões de tratamento. Além disso, devem desenvolver as habilidades necessárias para falar com os pacientes sobre o custo do tratamento e devem ser capazes de solicitar e abordar as preocupações dos pacientes sobre o custo, pois eles podem hesitar em mencionar preocupações com esses aspectos financeiros, apesar de seu possível impacto no cumprimento do tratamento.[53]

Oferecendo assistência de alta qualidade

Conforme destacado, os principais desafios nos cuidados de saúde não são apenas centrados na acessibilidade e no preço baixo, mas também na prestação de assistência de alta qualidade.

Para a psiquiatria, como para todas as especialidades, isso significa garantir que a assistência seja segura e eficaz. Também significa garantir que o atendimento seja equitativo e centrado no paciente. Acompanhar os avanços na área e adotar novas práticas baseadas em evidências exige a adoção de uma cultura de aprendizagem vitalícia. Essas abordagens têm implicações adicionais para a formação em psiquiatria (Quadro 9.3).

Adotar uma cultura de aprendizagem vitalícia

De acordo com o Accreditation Council for Graduate Medical Education (ACGME), que supervisiona a formação médica de pós-graduação nos Estados Unidos, todos os residentes "devem demonstrar capacidade de investigar e avaliar sua assistência aos pacientes, avaliar e assimilar evidências científicas e aperfeiçoar continuamente o atendimento ao paciente com base na autoavaliação constante e na aprendizagem vitalícia".[54] A European Union of Medical Specialists (UEMS) também enfatiza a necessidade de educação médica e desenvolvimento profissional continuado a partir da faculdade de medicina e durante toda a carreira de um médico.[55] Embora os estagiários sejam ensinados a avaliar criticamente a literatura científica, traduzir os resultados da pesquisa em prática clínica continua sendo um desafio. Infelizmente, esse desafio não é exclusivo dos estagiários. Em todo o mundo, em todas as especialidades médicas, há imensa

QUADRO 9.3 Abordagens para oferecer assistência de *alta qualidade* à saúde mental e implicações associadas para a formação em psiquiatria

Desafio: prestar assistência de alta qualidade	
Soluções	Implicações para a formação
Adotar uma cultura de aprendizagem vitalícia	• Como revisar a literatura e interpretar os resultados de pesquisa • Melhoria da qualidade e adaptação a novos padrões de atendimento • Compreender a aplicação de novas descobertas da pesquisa em neurociências à prática da psiquiatria
Oferecer assistência equitativa e culturalmente informada	• Disparidades raciais, identificar e explorar viés implícito • Trabalhar com comunidades diversas, incluindo refugiados • Uso de intérpretes e abordagens baseadas nas famílias • Aplicação de princípios de atendimento de trauma na avaliação e no tratamento
Oferecer assistência centrada no paciente	• Tomada de decisão compartilhada, envolvendo os pacientes como parceiros • Definir metas de tratamento em colaboração com os pacientes

lacuna entre assistência bem definida e de alta qualidade ao paciente e práticas clínicas correntes.[56]

Acompanhar as novas práticas emergentes baseadas em evidências exigirá que os psiquiatras tenham treinamento em como revisar a literatura, interpretar os resultados dos estudos de pesquisa e adaptar suas próprias práticas clínicas para que correspondam aos novos padrões de atendimento. O treinamento em melhoria da qualidade como estratégia para avaliar o desempenho, definir metas e medir o progresso será uma habilidade fundamental para todos os psiquiatras.[57]

Ao mesmo tempo, houve um crescimento incrível em tecnologia de pesquisa e neurociências. Historicamente, a biologia da doença mental foi (e em muitos casos ainda é) descrita como um "desequilíbrio químico", com base em uma compreensão rudimentar da psicofarmacologia associada aos receptores celulares. Hoje, uma compreensão moderna da neurociência e da psiquiatria inclui avanços em genética, epigenética, rotas moleculares e circuitos neurais. Fornecer aos estagiários uma base forte em neurociências será cada vez mais importante para a prática futura da psiquiatria.[58]

Oferecer assistência equitativa e culturalmente informada

Nos últimos anos, o ACGME expandiu as expectativas para que a residência de psiquiatria incluísse diversas competências profissionais e clínicas, denominadas "marcos". Isso inclui "compaixão, integridade, respeito pelos outros [e] sensibilidade a diversas populações de pacientes", na perspectiva de diversidade definida como "aspectos únicos de cada paciente, incluindo gênero, idade, *status* socioeconômico, cultura, raça, religião, deficiências e orientação sexual".[59]

Após a desinstitucionalização e a conversão para centros de saúde mental baseados na comunidade, inaugurados na década de 1960, a consideração das diferenças culturais e sua importância na adaptação da assistência centrada na pessoa começou a se estabelecer nos Estados Unidos.[60] Apesar dessa mudança, um relatório de 2001 observou que os grupos minoritários "têm menos acesso e disponibilidade de atendimento" e "tendem a receber serviços de saúde mental de pior qualidade... deixando as comunidades minoritárias com maior carga de incapacidade por conta de necessidades de saúde mental não atendidas".[61] De acordo com uma análise de dados agrupados do National Institute of Mental Health Collaborative Psychiatric Epidemiology Surveys, "todos os grupos raciais e étnicos minoritários foram significativamente menos propensos do que os brancos não latinos a receber acesso a qualquer tratamento de saúde mental", mesmo com ajustes para fatores socioeconômicos, incluindo renda, cobertura de seguro e nível de instrução.[62]

A educação e a formação em disparidades e competência cultural serão cruciais na preparação de estagiários de psiquiatria para oferecer assistência de saúde mental da mais alta qualidade. Conforme descrito, também será importante aumentar a representação de grupos minoritários entre os profissionais e líderes de saúde mental, para expandir nossa força de trabalho e refletir melhor a população diversificada de pacientes que atendemos.

Em escala global, o United Nations High Commissioner for Refugees estimou um total de 41,3 milhões de pessoas deslocadas internamente, 25,9 milhões de refugiados e 3,5 milhões de requerentes de asilo em 2019, compreendendo os "níveis mais altos de deslocamento já registrados".[63] Entre esses números sem precedentes de indivíduos que fugiam de perseguição e de países devastados pela guerra, os psiquiatras e provedores de saúde mental encontrarão cada vez mais pacientes de diversas origens que buscam tratamento e avaliação para TEPT, depressão, ansiedade e sofrimento psicológico complicados por sua separação de familiares, luto e perda, dificuldades socioeconômicas e estresse pós-migração.[64]

Em um cenário cada vez mais transcultural, a formação em psiquiatria deve enfatizar avaliação e tratamento culturalmente sensíveis, exame e exploração crítica das próprias atitudes preconcebidas e viés implícito, além de promoção da comunicação transcultural.[65] Trabalhar com populações de migrantes também requer conhecimento prático e conforto na utilização de intérpretes durante entrevistas, adotando abordagens de base familiar durante avaliações de saúde mental, incentivando os pacientes a fornecer narrativas pessoais abertas de sua experiência e aplicando princípios de atendimento informado sobre o trauma na avaliação e no tratamento.[66] Os educadores também podem investir tempo para discutir as possíveis implicações éticas e o processo de preparação de avaliações psiquiátricas forenses em procedimentos de acolhimento ou fornecer consulta especializada a advogados em casos de determinação de refugiados.[67]

Oferecer assistência centrada no paciente

Prestar assistência centrada no paciente também significa prestar "assistência orientada à recuperação", a qual envolve os pacientes como parceiros e colaboradores em todos os aspectos de seus cuidados. Inclui os pacientes na tomada de decisão compartilhada e identifica metas de tratamento que se alinhem com suas prioridades. Para pessoas com doença mental grave, os objetivos do tratamento podem ir além do manejo dos sintomas e se concentrar mais em questões de qualidade de vida, como educação, emprego e expansão de redes sociais.

Com acesso quase ilimitado às informações, os pacientes estão se tornando consumidores mais informados. Como tal, o conhecimento não é mais "domínio exclusivo de médicos altamente treinados".[68] Direcionar os pacientes para recursos *on-line* confiáveis será cada vez mais importante. À medida que os prontuários médicos eletrônicos expandem o acesso por meio de portais dos pacientes, estes podem rastrear seus próprios laboratórios e registros e muitas vezes se comunicar diretamente *on-line* com seus médicos. Aprender a trabalhar com pacientes nesses novos locais *on-line* será fundamental.

ABORDAGENS DA EDUCAÇÃO MÉDICA EM EVOLUÇÃO

Diante de um cenário em evolução, os educadores médicos devem identificar e abordar novas prioridades de formação, geralmente no contexto de financiamento, tempo e *expertise* em local limitados. Além de identificarem novas prioridades (ou *o que* ensinar), os programas provavelmente precisarão considerar novos modelos e abordagens sobre *como* ensinar. Assim como o campo da psiquiatria é impulsionado por desafios e oportunidades, a "educação médica" está evoluindo para acompanhar os rápidos avanços no campo.

Princípios da aprendizagem de adultos

Pesquisas sobre como os adultos aprendem sugeriram que alunos adultos não estão interessados em memorizar fatos, mas em aplicar novos conhecimentos à prática. As informações devem ser centradas na solução de problemas e na oferta de exemplos do mundo real. No contexto da psiquiatria, isso significa incorporar o aprendizado no contexto clínico. Os alunos adultos também obtêm mais uma experiência se puderem trabalhar de maneira autônoma, construindo a partir de sua experiência anterior. O aprendizado é impulsionado mais pelos objetivos internos, tornando importante que os instrutores entendam o que um aluno deseja ganhar com uma experiência e aumentando sua própria motivação para aprender.[69]

Embora a educação médica tenha sido tradicionalmente baseada em aulas expositivas, há evidências crescentes de que esta não é a forma mais eficaz de transmitir o conhecimento, podendo ser particularmente fraca para ajudar os alunos a desenvolver novas habilidades. Como consequência, a educação médica está evoluindo para oferecer mais oportunidades de envolvimento ativo por meio de aprendizagem baseada em casos e em equipes. Modelos como salas de aula invertidas incentivam os alunos a aprender conteúdos por conta própria (em vez de em um formato baseado em aulas expositivas) e chegar à sala de aula prontos para aplicar essa nova informação na prática.[70] As abordagens ativas na sala de aula visam a reforçar o aprendizado e geralmente incluem discussões de casos e *role-play*.

Desenvolvendo um modelo de aprendizagem colaborativa

Um dos principais desafios da educação médica é garantir que novos conhecimentos transmitidos na sala de aula sejam traduzidos para a prática clínica. Isso geralmente coloca os educadores na posição de impulsionar mudanças: não apenas desenvolver novos programas para os alunos, mas também proporcionar o desenvolvimento dos professores e oportunidades de educação médica contínuas para os supervisores e docentes que podem não estar tão familiarizados com os últimos avanços. Ao traduzirem o conhecimento para a prática clínica, todos os psiquiatras precisarão saber como aplicar estratégias de melhoria da qualidade para aumentar a captação de novas práticas baseadas em evidências.

Para avanços de ponta, os educadores médicos que ensinam nas linhas de frente podem não ser o "especialista tradicional". Ao mesmo tempo, o que significa ser um "especialista" está evoluindo em uma era da informação na qual conhecer as informações não é tão importante quanto saber como acessá-las. Para acompanhar os rápidos avanços no campo, o corpo docente de ensino clínico pode estar aprendendo junto com os médicos residentes. Embora esse método desafie os modelos educacionais tradicionais, tem a vantagem de modelar a aprendizagem vitalícia.

Aproveitando os recursos compartilhados

Muitos programas não têm *expertise* local, tempo ou dinheiro para desenvolver novos currículos educacionais para atender a uma lista em constante expansão de prioridades de formação. Além disso, o corpo docente pode não estar ciente de algumas das abordagens mais recentes para ensinar e avaliar os alunos. Para atender a essa lacuna, várias organizações fornecem recursos específicos para o corpo docente envolvido na educação médica. A Association for Medical Education in Europe (AMEE) é uma organização mundial com membros de 90 países e fornece um local para compartilhar recursos e abordagens da educação médica por meio de suas reuniões anuais e plataforma *on-line* (https://amee.org). A Association for Academic Psychiatry e a American Association of Directors of Psychiatric Residency Training são organizações semelhantes nos Estados Unidos, focadas especificamente no fornecimento de recursos e formação em educação médica em psiquiatria.

Além disso, recursos compartilhados (como *webinars* e currículos *on-line* portáteis) estão se tornando mais prevalentes. Exemplos de recursos de acesso aberto para educação médica incluem FOAM (Free Open Access Meducation), SlideShare, MedEdPORTAL, Kahn Academy e TED Talks. Ademais, programas de aprendizado *on-line* independentes rapidamente se tornaram a principal modalidade para a educação médica contínua, pois oferecem uma maneira de disponibilizar treinamento padronizado a muitos potenciais alunos. Cursos *on-line* disponíveis gratuitamente também permitem que alunos remotos assistam a palestras pré-gravadas, façam provas, participem de bate-papos *on-line*, colaborem com outros participantes e acompanhem seu próprio progresso.[71] Esses recursos compartilhados podem ser particularmente valiosos para essas iniciativas de treinamento em países de baixa e média rendas.[42]

Integrando a formação

Enquanto novos modelos de atendimento ao paciente, como atendimento integrado, reúnem prestadores de atenção primária (médicos, enfermeiros), técnicos de abordagem de depressão (geralmente assistentes sociais ou psicólogos clínicos) e psiquiatras, a formação para cada um desses prestadores permanece isolada. Dada a crescente necessidade de que os profissionais trabalhem em equipes multidisciplinares, será cada vez mais importante que programas de formação mais integrados sejam desenvolvidos. Em modelos de formação integrados, os estagiários têm a oportunidade de entender melhor outros papéis profissionais e desenvolver habilidades no trabalho em equipe e colaboração interprofissional.[72]

Avaliando resultados

Como em qualquer atividade de aprendizagem, é fundamental estabelecer objetivos específicos de ensino focados em conhecimentos, habilidades e atitudes. A WPA estabeleceu uma estrutura de competências centrais mínimas para todos os programas.[15] Identificar o aprendizado bem-sucedido requer a medição dos ganhos do aluno em cada um desses domínios. Na educação médica, houve um movimento de distanciamento de avaliações mais subjetivas, e muitas vezes preconceituosas, para basear as avaliações em habilidades observáveis. Exames clínicos estruturados objetivos (OSCEs, do inglês *Objective Structured Clinical Examinations*) estão se tornando mais prevalentes, juntamente com pacientes padronizados, simulação e pacientes virtuais.

Utilizando-se padrões observáveis, espera-se que os estagiários satisfaçam certos marcos baseados em competências e realizem certas atividades profissionais confiáveis à medida que progridem em sua capacitação. Essas abordagens têm o intuito de fornecer medidas mais objetivas de progresso ao longo da formação, permitindo uma abordagem mais personalizada para cada aluno com base em seus próprios pontos fortes e áreas para aperfeiçoamento. Na verdade, houve algumas propostas para definir padrões de graduação em um modelo baseado em competências, em oposição a um modelo baseado no tempo.[23,73] Esses tipos de modelos apresentam muitos desafios, mas podem ajudar a encurtar a formação para alguns alunos avançados. Embora a duração da formação em psiquiatria varie bastante entre os países,[23] a WPA recomendou um currículo mínimo de três anos.[15]

À medida que os modelos de remuneração baseados em valor progridem, os psiquiatras tendem a ser avaliados diretamente por seu desempenho em vários indicadores de desempenho de qualidade e sua conformidade com padrões baseados em evidências. Como parte de uma avaliação abrangente de 360 graus, o *feedback* dos pacientes também irá se tornar uma informação cada vez mais importante, juntamente com a contribuição de outros membros da equipe de tratamento.

CONCLUSÕES

Abordar as necessidades não atendidas na formação em psiquiatria exige identificar as prioridades emergentes no campo e preparar os psiquiatras para enfrentar os desafios à frente, aproveitando as novas oportunidades. Na psiquiatria, assim como em outros campos da medicina, questões em torno da acessibilidade em saúde, do baixo custo e da qualidade foram os principais vetores de mudança – cada uma delas apontando para prioridades críticas para a formação. Para abordar essas prioridades de formação em evolução é essencial que os programas aproveitem os recursos compartilhados e identifiquem novas estratégias para envolver alunos experientes. Os avanços nos modelos de neurociência, tecnologia e prestação de serviços de saúde provavelmente continuarão evoluindo, tornando o compromisso com a melhoria da qualidade e com a aprendizagem vitalícia particularmente crucial para o futuro da psiquiatria.

REFERÊNCIAS

1. Steel Z, Marnane C, Iranpour C, Chey T, Jackson JW, Patel V, Silove D. The global prevalence of common mental disorders: a systematic review and meta-analysis 1980–2013. Int J Epidemiol. 2014;43: 476–93.
2. Liu G, Jack H, Piette A, Mangezi W, Machando D, Rwafa C, Goldenberg M, Abas M. Mental health training for health workers in Africa: a systematic review. Lancet Psychiatry. 2016;3:65–76.

3. Skokauskas N, Fung D, Flaherty LT, et al. Shaping the future of child and adolescent psychiatry. Child Adolesc Psychiatry Ment Health. 2019;13:1–7.
4. World Health Organization. Global health and aging. 2011. https://www.who.int/ageing/publications/global_health.pdf. Accessed 9 Jul 2019.
5. Institute of Medicine. Retooling for an aging America: building the health care workforce. Washington: The National Academies Press; 2008.
6. Huecker MR, Azadfard M, Leaming JM. Opioid addiction. In: StatPearls. Treasure Island: StatPearls Publishing; 2019.
7. Brenner AM, Balon R, Coverdale JH, Beresin EV, Guerrero APS, Louie AK, Roberts LW. Psychiatry workforce and psychiatry recruitment: two intertwined challenges. Acad Psychiatry. 2017;41: 202–6.
8. Pinto da Costa M, Giurgiuca A, Holmes K, et al. To which countries do European psychiatric trainees want to move to and why? Eur Psychiatry. 2017;45:174–81.
9. Association of American Medical Colleges. Medical school affordability and student aid. AAMC News. 2018. https://news.aamc.org/for-the-media/article/affordability-and-student-aid/.
10. Brin DW. Taking the sting out of medical school debt. AAMC News. 2017. https://news.aamc.org/medical-education/article/taking-sting-out-medical-school-debt/.
11. Golberstein E, Busch S. Mental Health insurance parity and provider wages. J Ment Health Policy Econ. 2017;20:75–82.
12. Pierre JM, Mahr F, Carter A, Madaan V. Underrepresented in medicine recruitment: rationale, challenges, and strategies for increasing diversity in psychiatry residency programs. Acad Psychiatry. 2017;41:226–32.
13. Malone P. Addressing social determinants of mental health: a resident's perspective. New York Country Psychiatric Society Magazine. 2016. https://bluetoad.com/ publication/?i=350457&article_id=2618857&view=articleBrowser. Accessed 9 July 2019.
14. Roberts LW, Maldonado Y, Coverdale JH, Balon R, Louie AK, Beresin EV. The critical need to diversify the clinical and academic workforce. Acad Psychiatry. 2014;38:394–7.
15. Belfort E, Lopez-Ibor M-I, Hermans M, Ng R. WPA recommendations: principles and priorities for a framework for training psychiatrists; 2017.
16. Eastwood JB, Conroy RE, Naicker S, West PA, Tutt RC, Plange-Rhule J. Loss of health professionals from sub-Saharan Africa: the pivotal role of the UK. Lancet. 2005;365:1893–900.
17. Dewa CS, Loong D, Bonato S, Thanh NX, Jacobs P. How does burnout affect physician productivity? A systematic literature review. BMC Health Serv Res. 2014;14:325.
18. Dewa CS, Loong D, Bonato S, Trojanowski L. The relationship between physician burnout and quality of healthcare in terms of safety and acceptability: a systematic review. BMJ Open. 2017;7:e015141.
19. Fothergill A, Edwards D, Burnard P. Stress, burnout, coping and stress management in psychiatrists: findings from a systematic review. Int J Soc Psychiatry. 2004;50:54–65.
20. Boscarino JA, Adams RE, Figley CR. Secondary trauma issues for psychiatrists. Psychiatr Times. 2010;27:24–6.
21. Wallace JE, Lemaire JB, Ghali WA. Physician wellness: a missing quality indicator. Lancet. 2009;374:1714–21.
22. Panagioti M, Panagopoulou E, Bower P, Lewith G, Kontopantelis E, Chew-Graham C, Dawson S, van Marwijk H, Geraghty K, Esmail A. Controlled interventions to reduce burnout in physicians. JAMA Intern Med. 2017;177:195.
23. Nawka A, Kuzman MR, Giacco D, Malik A. Challenges of postgraduate psychiatric training in Europe: a trainee perspective. Psychiatr Serv. 2010;61:862–4.
24. Juul D, Colenda CC, Lyness JM, Dunn LB, Hargrave R, Faulkner LR. Subspecialty training and certification in geriatric psychiatry: a 25-year overview. Am J Geriatr Psychiatry. 2017;25:445–53.

25. Yaffe K. Moving beyond dualism to advance geriatric neuropsychiatry. Am J Geriatr Psychiatry. 2016;24:339–41.
26. Raue PJ, McGovern AR, Kiosses DN, Sirey JA. Advances in psychotherapy for depressed older adults. Curr Psychiatry Rep. 2017;19:57.
27. National Institute on Drug Abuse (NIDA). Overdose death rates. 2019. https://www.drugabuse.gov/related-topics/trends-statistics/overdose-death-rates. Accessed 26 Jun 2019.
28. Archer J, Bower P, Gilbody S, Lovell K, Richards D, Gask L, Dickens C, Coventry P. Collaborative care for depression and anxiety problems. Cochrane Database Syst Rev. 2012;10:CD006525.
29. Nelson EC, Dixon-woods M, Batalden PB, et al. Patient focused registries can improve health, care, and science. BMJ. 2016;354:i3319.
30. van Eck van der Sluijs JF, Castelijns H, Eijsbroek V, Rijnders CAT, van Marwijk HWJ, van der Feltz-Cornelis CM. Illness burden and physical outcomes associated with collaborative care in patients with comorbid depressive disorder in chronic medical conditions: a systematic review and meta-analysis. Gen Hosp Psychiatry. 2018;50:1–14.
31. Vanderlip ER, Raney LE, Druss BG. A framework for extending psychiatrists' roles in treating general health conditions. Am J Psychiatry. 2016;173:658–63.
32. McCarron RM, Bourgeois JA, Chwastiak LA, Folsom D, Hales RE, Han J, Rado J, Rivelli S, Scher L, Yu A. Integrated medicine and psychiatry curriculum for psychiatry residency training: a model designed to meet growing mental health workforce needs. Acad Psychiatry. 2015;39:461–5.
33. Annamalai A, Rohrbaugh RM, Sernyak MJ. General medicine training in psychiatry residency. Acad Psychiatry. 2015;39:437–41.
34. Wittson CL, Benschoter R. Two-way television: helping the medical center reach out. Am J Psychiatry. 1972;129:624–7.
35. Fletcher TL, Hogan JB, Keegan F, Davis ML, Wassef M, Day S, Lindsay JA. Recent advances in delivering mental health treatment via video to home. Curr Psychiatry Rep. 2018;20:56.
36. Chakrabarti S. Usefulness of telepsychiatry: a critical evaluation of videoconferencing-based approaches. World J Psychiatry. 2015;5:286–304.
37. Hilty DM, Ferrer DC, Parish MB, Johnston B, Callahan EJ, Yellowlees PM. The effectiveness of telemental health: a 2013 review. Telemed J E Health. 2013;19:444–54.
38. Saeed SA, Johnson TL, Bagga M, Glass O. Training residents in the use of telepsychiatry: review of the literature and a proposed elective. Psychiatry Q. 2017;88:271–83.
39. Torous J, Roberts LW. Needed innovation in digital health and smartphone applications for mental Health. JAMA Psychiat. 2017;74:437–8.
40. Torous J, Bauer A, Chan S, Boland R, Ramo D. Smart steps for psychiatric education: approaching smartphone apps for learning and care. Acad Psychiatry. 2018;42:791–5.
41. World Health Organization. Mental health atlas 2011. Geneva: World Health Organization; 2011. p. 1–81.
42. Ng RMK, Chan TF, Shields G, Pinto da Costa M. Global mental health and psychiatry education. In: Innovations in global mental health. Cham: Springer; 2019.
43. Pitt V, Lowe D, Hill S, Prictor M, Se H, Ryan R, Berends L. Consumer-providers of care for adult clients of statutory mental health services (Review). Cochrane Database Syst Rev. 2013;(3):CD004807. https://doi.org/10.1002/14651858.CD004807.pub2.
44. Cabassa LJ, Camacho D, Velez-Grau CM, Stefancic A. Peer-based health interventions for people with serious mental illness: a systematic literature review. J Psychiatr Res. 2017;84:80–9.
45. West Health, Gallop. The U. S. Healthcare Cost Crisis. 2019. https://news.gallup.com/ poll/248123/westhealth-gallup-us-healthcare-cost-crisis-report.aspx. Accessed 9 July 2019.
46. Moriates C, Arora V, Shah N, editors. Ethics of cost conscious care. Understanding value-based healthcare. New York: McGraw-Hill Education; 2015.

47. Bello I, Lee R, Malinovsky I, et al. HHS public access. Psychiatr Serv. 2018;68:318–20.
48. Wong EC, Collins RL, Cerully JL. Reviewing the evidence base for mental Health first aid. Rand Health Q. 2015;5:19.
49. Mental Health America Prevention and Early Intervention in Mental Health. Prenatal period to early childhood. http://www.mentalhealthamerica.net/issues/prevention-and-early-intervention-mental-health. Accessed 30 Jul 2010.
50. Satyanarayana VA, Lukose A, Srinivasan K. Maternal mental health in pregnancy and child behavior. Indian J Psychiatry. 2011;53:351–61.
51. Arbuckle MR, Weinberg M, Barkil-oteo A, Stern DA. The neglected role of resource manager in residency training. Acad Psychiatry. 2014;38:481–4.
52. Detsky AS, Verma AA. A new model for medical education: celebrating restraint. JAMA. 2012;308:1329–30.
53. Barkil-Oteo A, Stern DA, Arbuckle MR. Addressing the cost of Health care from the front lines of psychiatry. JAMA Psychiat. 2014;71:619–20.
54. ACGME. Accreditation council for graduate medical education common program requirements. 2017, pp. 1–27.
55. European Union of Medical Specialists. Continuing medical education & professional development; 2013. https://www.uems.eu/areas-of-expertise/cme-cpd.
56. Institute of Medicine Committee on Quality of Health Care in America. Crossing the quality chasm: a new health system for the 21st century. 2001. https://doi.org/10.1200/ JCO.2003.01.044.
57. Arbuckle MR, Weinberg M, Cabaniss DL, Kistler SC, Isaacs AJ, Sederer LI, Essock SM. Training psychiatry residents in quality improvement: an integrated, year-long curriculum. Acad Psychiatry. 2013;37:42–5.
58. Ross DA, Travis MJ, Arbuckle MR. The future of psychiatry as clinical neuroscience: why not now? JAMA Psychiat. 2015;72:413–4.
59. ACGME and ABPN. The psychiatry milestone project. 2015. https://www.acgme.org/acgmeweb/Portals/0/PDFs/Milestones/PsychiatryMilestones.pdf. Accessed 23 Nov 2016.
60. DelVecchio Good M-J, Hannah SD. "Shattering culture": perspectives on cultural competence and evidence-based practice in mental health services. Transcult Psychiatry. 2015;52:198–221.
61. Office of the Surgeon General (US), Center for Mental Health Services (US), National Institute of Mental Health (US). Mental Health: culture, race, and ethnicity: a supplement to mental Health: a report of the surgeon general. Rockville: Substance Abuse and Mental Health Services Administration; 2001.
62. Alegría M, Chatterji P, Wells K, Cao Z, Chen C, Takeuchi D, Jackson J, Meng X-L. Disparity in depression treatment among racial and ethnic minority populations in the United States. Psychiatr Serv. 2008;59:1264–72.
63. The UN Refugee Agency. Figures at a Glance. 2019. https://www.unhcr.org/en-us/figures-ata-glance.html. Accessed 22 Jul 2019.
64. Kronick R. Mental health of refugees and asylum seekers: assessment and intervention. Can J Psychiatry. 2018;63(5):290–96.
65. Corral I, Johnson TL, Shelton PG, Glass O. Psychiatry resident training in cultural competence: an educator's toolkit. Psychiatric Quarterly. 2017;88(2):295–306.
66. Wylie L, Van Meyel R, Harder H, Sukhera J, Luc C, Ganjavi H, Elfakhani M, Wardrop N. Assessing trauma in a transcultural context: challenges in mental health care with immigrants and refugees. Public Health Rev. 2018;39(1).
67. Prabhu M, Baranoski M. Forensic mental health professionals in the immigration process. Psychiatr Clin North Am. 2012;35(4):929–46.
68. DeBronkart D. The patient's voice in the emerging era of participatory medicine. Innov Clin Educ Prog. 2018;53:350–60.

69. Knowles MS, Holton EF, Swanson RA. The adult learner. 8th ed. Abington: Routledge; 2015.
70. Tolks D, Schäfer C, Raupach T, et al. An introduction to the inverted/flipped classroom model in education and advanced training in medicine and in the healthcare professions. GMS J Med Educ. 2016;33:1-23.
71. Harder B. Are MOOCs the future of medical education? BMJ. 2013;346:f2666.
72. Morphet J, Hood K, Cant R, Baulch J, Gilbee A, Sandry K. Teaching teamwork: an evaluation of an interprofessional training ward placement for health care students. Adv Med Educ Pract. 2014;5:197-204.
73. Dias MC, Riese F, Tasman A. Curriculum development for psychiatric training. In: Fiorillo A, Volpe U, Bhugra D, editors. Psychiatry in practice: education, experience, and expertise. Oxford: Oxford University Press; 2016. p. 149-64.

10

Necessidades não atendidas durante os programas de formação de residência em psiquiatria

*Howard Ryland, Mariana Pinto da Costa,
Luke Baker, Hussien Elkholy, Tando A. S. Melapi,
Mariana Paim Santos e Ross Runciman*

INTRODUÇÃO

A formação é essencial para qualificar os aspirantes a especialistas em psiquiatria com as habilidades necessárias para prestar excelente atendimento.[1] Em muitos países, essas habilidades são adquiridas principalmente durante programas de pós-graduação, nos quais os médicos ingressam após a conclusão da graduação em medicina.[2] Esses programas se baseiam no conhecimento e nas habilidades que os médicos já começaram a acumular durante sua formação na graduação.[3] Os termos utilizados para definir os participantes de programas de pós-graduação variam entre os países, sendo *resident* (residente) comum na América do Norte, enquanto outras palavras, como *trainee*, *house officer* e *registrar*, são preferidas em outros lugares. Para manter a uniformidade, usaremos o termo "residente" ao longo deste capítulo.

Neste capítulo, consideramos alguns dos desafios que os residentes de psiquiatria enfrentam em seus programas de formação e descrevemos as necessidades não atendidas mais importantes. Isso será alcançado por meio do exame da literatura atual e de perspectivas de diferentes países em todo o mundo. Tais vinhetas visam a destacar as semelhanças e as diferenças da experiência de formação em diversos contextos. Além de evidências da literatura, o capítulo também incluirá as experiências narrativas e reflexões pessoais dos autores. Explorará os temas comuns que surgem e promoverá possíveis soluções, que podem oferecer uma chance de sanar algumas dessas necessidades não atendidas. Embora evidências e perspectivas mais amplas sejam consideradas, nos concentraremos nas opiniões de residentes e psiquiatras em início de carreira sobre seus desafios e sobre como acreditam que podem ser enfrentados.

EDUCAÇÃO PARA PSIQUIATRAS EM INÍCIO DE CARREIRA EM TODO O MUNDO

Há consenso de que pelo menos três anos de formação psiquiátrica de pós-graduação são necessários para que um psiquiatra possa prestar assistência competente e eficaz a pacientes com transtorno mental.[4] Isso se soma a uma educação psiquiátrica de boa qualidade durante a faculdade de medicina, incluindo exposições teórica e prática.[5] A World Psychiatric Association (WPA) divulgou recentemente uma declaração de seu posicionamento sobre as qualidades básicas necessárias para se tornar um psiquiatra.[6] Contudo, a formação psiquiátrica varia significativamente em todo o mundo e mesmo dentro dos países.[7] Uma pesquisa conjunta da Organização Mundial da Saúde (OMS) e da WPA descobriu que 30% dos parceiros nacionais da OMS não tinham programa de formação psiquiátrica, todos os quais eram países de baixa e média rendas.[2] Uma pesquisa mais recente realizada pela WPA descobriu que 10% das sociedades-membros da WPA relataram ter apenas um ano de formação psiquiátrica, e outros 30% das sociedades relataram ter menos de três anos.[8] Uma pesquisa mundial com estudantes de medicina organizada pela International Federation of Medical Students' Associations (IFMSA) descobriu que a psiquiatria é uma parte obrigatória do currículo do estudante em 81 países, exceto Etiópia e Nigéria.[5] A falta de especialização em formação psiquiátrica, os recursos limitados dedicados à formação de profissionais da saúde mental e a falta de política de saúde mental nesses países têm contribuído para a escassez, ou mesmo ausência, de profissionais capacitados.[9] Além disso, a fuga de cérebros causada pela emigração de profissionais da saúde mental qualificados de países de baixa e média rendas para países de alta renda só serve para agravar o problema.[10,11] Neste capítulo, vamos nos concentrar nas necessidades não atendidas dos residentes em programas de formação existentes, mas reconhecemos que, de uma perspectiva global, há uma questão mais ampla sobre a capacidade geral de formação e a falha do sistema em formar adequadamente um número suficiente de psiquiatras.

Em uma época de desafio econômico, os residentes estão preocupados com questões mais amplas de recursos para a saúde mental, incluindo o financiamento da formação, a carga horária de trabalho e a pressão de toda a força de trabalho de saúde mental, criando um ambiente disfuncional que afeta a qualidade da formação.[12] Para lidar com essas diferenças e desafios, alguns residentes decidem migrar para outro país a fim de acessarem melhores oportunidades acadêmicas e de emprego, especialmente mulheres solteiras.[10,11,13-16]

Apesar desses desafios, em todo o mundo existem várias oportunidades inovadoras das quais os residentes podem se beneficiar. Muitas das iniciativas são lideradas pelos próprios residentes. Uma oportunidade é representada pelo programa de intercâmbio promovido pela European Federation of Psychiatric Trainees (EFPT), por meio do qual os residentes podem fazer intercâmbio em outro país europeu, participando de um programa de formação e sistema de saúde mental diferenciados.[17] Outra oportunidade é o *EFPT Porto Research Award*, um prêmio que reconhece a melhor pesquisa realizada por um residente psiquiátrico, com base em uma doação do Local Organizing Committee of the 23th EFPT Porto Forum, no valor de 10 mil euros, para incentivar residentes psiquiátricos a realizarem pesquisas nos próximos anos.[18]

Apesar das mudanças que ocorreram na prática psiquiátrica nas últimas décadas, grande parte da formação especializada e do desenvolvimento profissional contínuo (DPC) na Europa ainda se baseia em paradigmas antiquados que não preparam totalmente o especialista recém-qualificado para a prática contemporânea como um profissional competente.[19] Vários esforços têm sido feitos por órgãos nacionais e internacionais para descrever a lacuna entre a formação e a prática dos psiquiatras em início de carreira. Em especial, os Comitês de Psiquiatras em Início de Carreira da European Psychiatric Association (EPA) e da WPA realizaram diversas pesquisas em diferentes países para identificar as áreas com necessidades educacionais mais significativas, com recomendações sobre como sanar essas lacunas. As áreas identificadas incluem psicopatologia, psicoterapia, prevenção e intervenção precoce, manejo de medicamentos e tratamento de doenças físicas em pacientes com transtornos mentais.[8,20,21]

Psiquiatras em início de carreira relataram outras dificuldades em sua formação, entre as quais a falta de conhecimento prático para gerenciar a fase de transição da residência para a prática independente e para lidar com o risco de esgotamento, a falta de habilidades para lidar com a mídia, a falta de oportunidades para se envolver com profissionais e sociedades científicas e falta de habilidades para lidar com pacientes e colegas difíceis.[20,22-24]

Debates recentes sobre o futuro da psiquiatria têm questionado o papel dos psiquiatras e a formação que deve ser fornecida.[25] Sem dúvida, o futuro testemunhará o aumento do uso da tecnologia na prática clínica, incluindo novos formatos de prestação de assistência, ainda não previstos.[1,26] Uma sugestão é realizar mais colaborações com outras especialidades e profissionais que possam beneficiar a disciplina, seus profissionais e a assistência prestada aos pacientes.[27]

O tamanho da Divisão de Psiquiatras em Início de Carreira da WPA aumentou perceptivelmente nos últimos anos, com membros em todos os continentes. Ela oferece várias oportunidades para que psiquiatras em início de carreira em todo o mundo se encontrem, apoiados pela WPA. Há bolsas de viagem para participar do Congresso da WPA, uma trilha de conferência dedicada a profissionais em início de carreira e sessões inovadoras usando tecnologia (como a *WPA 3 min Competition* e, mais recentemente, o *Digital Interactive Theatre*).

EUROPA

Esta primeira vinheta explorará a formação em toda uma região continental. Embora existam variações significativas entre os países europeus, existem também várias organizações políticas, profissionais e científicas preocupadas com a formação que operam nesse contexto.

Cenário

Há uma série de definições do que faz parte da Europa. Várias organizações políticas e de saúde categorizam o continente de maneira diferente em termos das áreas e nações incluídas. A OMS oferece uma definição que se estende até o Cáucaso, atravessa a Sibéria e inclui Israel.[28] A União Europeia (UE) é um bloco político e comercial em evolução, que inclui dentro de si e incorpora países vizinhos e uma série de entidades econômicas e políticas, como a Zona do Euro e o Espaço Schengen.[29]

Nesse complexo quadro existem várias organizações supranacionais que têm particular relevância para a formação em psiquiatria. A EFPT é uma associação abrangente para associações nacionais de residentes de mais de 30 países europeus.[30] A Divisão de Psiquiatria da Union Européenne des Médecins Spécialistes (UEMS) visa a "promover o mais alto padrão de atendimento para pessoas afetadas por problemas de saúde mental na Europa por meio de pós-graduação e educação médica continuada de psiquiatras".[31] A EPA é a principal sociedade científica para psiquiatras, e suas "atividades abordam o interesse dos psiquiatras na pesquisa e prática acadêmica em todos os estágios do desenvolvimento da carreira".[32] Essas organizações trabalham em conjunto para resolver problemas nos programas de formação, defendendo melhorias, incluindo a harmonização da formação em toda a Europa.[33] Há pouco tempo, foi estabelecida uma iniciativa para examinar essa questão mais detalhadamente, chamada *Task Force for Education in European Psychiatry*.[34]

Desafios

A EFPT elabora um relatório anual que recolhe informações sobre a situação da formação em psiquiatria nos seus países-membros. Isso já existe há vários anos, fornecendo uma rica imagem longitudinal da formação e de sua evolução em todo o continente. Os resultados demonstraram que os parâmetros básicos dos programas de formação variam consideravelmente entre os países e às vezes até dentro deles. A duração da residência varia de apenas dois anos a um máximo de seis anos para uma única especialidade, ainda que, em países onde a formação dupla é possível, isso possa ser ainda mais longo.[35] Na UE, a duração da formação varia de quatro até sete anos.[36] Isso está de acordo com a duração mínima necessária para que a certificação profissional seja reconhecida na UE.[37] Em vários países, a formação não é padronizada nacionalmente, o que pode dificultar a obtenção de uma imagem unificada das experiências dos residentes.[13] Outras preocupações identificadas pelos residentes incluem problemas em alguns países no acesso a programas de formação e problemas financeiros decorrentes de limitações salariais.

Em 2014, a EPA publicou um documento de orientação sobre formação psiquiátrica de pós-graduação na Europa, revisando a literatura disponível. As poucas informações publicadas naquela época refletiam ampla variação nas estruturas dos programas de formação, mecanismos de garantia de qualidade e níveis de satisfação com a experiência da formação. Depois, foram revisados os currículos de seis países do norte e do oeste da Europa, comparando a duração da formação, seus elementos obrigatórios e a estrutura de avaliação. Os autores recomendam que as informações sobre os currículos dos diferentes países europeus sejam mais livremente disponíveis para facilitar a comparação e defendem que a formação deve ser harmonizada em toda a Europa, sugerindo que um exame de âmbito europeu em psiquiatria pode ajudar a impulsionar o aperfeiçoamento.[38]

A Divisão de Psiquiatria da UEMS elaborou diretrizes sobre os requisitos de formação para a especialidade de psiquiatria, com base na carta de formação de médicos especialistas na UE.[39] Estas estabelecem expectativas mínimas para a formação – por exemplo, os residentes devem receber pelo menos 1 hora de supervisão pessoal a cada semana. Recomenda-se que a formação seja equivalente a pelo menos cinco anos em tempo integral e que seja possível completá-la trabalhando menos do que em tempo integral.

Em colaboração com a EFPT, a Divisão de Psiquiatria da UEMS desenvolveu uma ferramenta prática para estabelecer o nível de cumprimento dessas normas em campo, denominada Test Your Own Training (TYOT). Trata-se de uma plataforma na internet, disponível gratuitamente, que os residentes podem preencher no *site* da EFPT ou da Divisão de Psiquiatria da UEMS.[40] Os participantes respondem 27 questões relacionadas a diferentes aspectos das diretrizes. O programa gera uma pontuação final total, e os participantes recebem *feedback* instantâneo indicando se suas respostas atendem às diretrizes.

Uma análise dos dados preliminares mostrou que o cumprimento das diretrizes é precário. A pontuação geral média foi de apenas 42% para 77 entrevistados de 27 países. Pouco menos da metade dos residentes recebeu um exemplar das diretrizes nacionais relevantes no início da formação, enquanto outra grande proporção relatou saber que tais diretrizes existiam. Isso diminuiu significativamente em relação às diretrizes europeias, pois a maioria não fazia ideia da existência de tal documento. Quase metade dos entrevistados afirmou não ter a opção de completar a formação em tempo integral. Mais da metade relatou problemas de acesso à formação em psicoterapia durante o horário de trabalho como parte do currículo. Um em cada quatro descreveu o pagamento de partes obrigatórias da formação. As questões particularmente problemáticas identificadas foram a subordinação das necessidades de formação às exigências do serviço (71%), sentir-se inseguro no ambiente de trabalho (30%), permanecer em alojamento hospitalar inaceitável (21%) e sentir-se punido por procurar ajuda quando não está bem (16%).[41]

Pesquisas realizadas com residentes mostraram que as principais preocupações na Europa estão relacionadas às discrepâncias entre o programa nacional declarado e a experiência vivida pelos residentes, especialmente em torno da oferta de oportunidades de formação específica, do acesso à formação em psicoterapia e da experiência de pesquisa.[42,43] Níveis de recrutamento em psiquiatria, condições de trabalho inadequadas, acesso à informação, acesso a oportunidades de pesquisa e treinamento estão entre as principais áreas em que os residentes identificam que suas necessidades permanecem insatisfeitas.[1,44-46]

Possíveis soluções

A EFPT e a Divisão de Psiquiatria da UEMS defendem que qualquer efetivo aperfeiçoamento nos programas de residência na Europa deve envolver os próprios residentes. A EFPT publica uma série de declarações, que são revisadas e atualizadas anualmente, que fornecem uma visão consensual sobre questões importantes para os residentes. Muitas dizem respeito à qualidade da formação em si e à experiência deles.[47]

Uma solução que tem sido repetidamente proposta é a harmonização da formação em toda a Europa, a fim de garantir que todos os programas atendam a padrões mínimos semelhantes.[33] Um exame foi postulado como uma maneira por meio da qual isso poderia ser implementado. Exames têm sido efetivamente utilizados em mais de 30 outras especialidades, e seu uso está sendo considerado pela Divisão de Psiquiatria da UEMS.[48] Um exame pode ajudar a elevar os padrões e promover a livre circulação de psiquiatras, embora, se mal implementado, possa criar um fardo adicional para os residentes.[49]

Do ponto de vista dos residentes, a harmonização dos currículos talvez seja menos importante do que assegurar garantia de qualidade mais consistente e eficaz da formação.[50] Os resultados do TYOT sugerem que muitas vezes há uma lacuna significativa entre teoria e realidade. Portanto, diretrizes aspiracionais não são suficientes, e é essencial uma inspeção robusta do cumprimento dos regulamentos, com exigências de rápida retificação de quaisquer déficits. Um componente disso é garantir alta qualidade de supervisão.[51,52] Além de garantir que a supervisão ocorra conforme o esperado, também é importante que os supervisores sejam adequadamente treinados e apoiados em suas funções.[53,54]

As condições laborais, entre as quais salários e horas de trabalho, são um alvo evidente para aperfeiçoamento.[55] Esses aspectos podem permanecer intimamente ligados à prosperidade econômica geral e às regulamentações trabalhistas do respectivo país; entretanto, aperfeiçoamentos com frequência podem ser alcançados com pequenas mudanças desenvolvidas em colaboração com os residentes.[44] Aspectos particularmente passíveis de aperfeiçoamento giram em torno da saúde e da segurança dos residentes.[56] A formação flexível para residentes com família ou outras responsabilidades assistenciais também contribuiria para melhor qualidade de vida.[57]

O acesso equitativo a oportunidades de formação é outro importante alvo de aperfeiçoamento. A EFPT recomenda que os residentes tenham acesso a uma ampla gama de estágios clínicos, inclusive em ambientes comunitários e em uma variedade de especialidades psiquiátricas, como psiquiatria infantil e adolescente e psiquiatria geriátrica. As diretrizes da Divisão de Psiquiatria da UEMS recomendam pelo menos 120 horas de ensino teórico em psicoterapia e 100 horas de supervisão.[39] Também deve haver oportunidades adequadas para obter treinamento e experiência em pesquisa, com a EFPT afirmando que todos os residentes devem ter "conhecimento básico de metodologias de pesquisa".[47]

REINO UNIDO

Esta segunda vinheta considera a situação dentro de um país constituinte da região europeia, analisando como as questões discutidas se desenrolam em um contexto nacional. Também considera questões específicas que afetam a formação e a prática dos residentes no próprio país.

Cenário

No Reino Unido, existem 33 faculdades de medicina com licença para conceder diplomas médicos pelo General Medical Council (GMC).[58] Estudos recentes destacaram que

80% dos estudantes de medicina do Reino Unido são provenientes de apenas 20% das escolas do país e que é mais provável que eles sejam de escolas selecionadas.[59] Assim, foram estabelecidos esquemas de ampliação da participação no país para incentivar mais estudantes de origens menos favorecidas a ingressar em faculdades de medicina.

O processo básico para se tornar psiquiatra especialista no Reino Unido é detalhado na Figura 10.1.

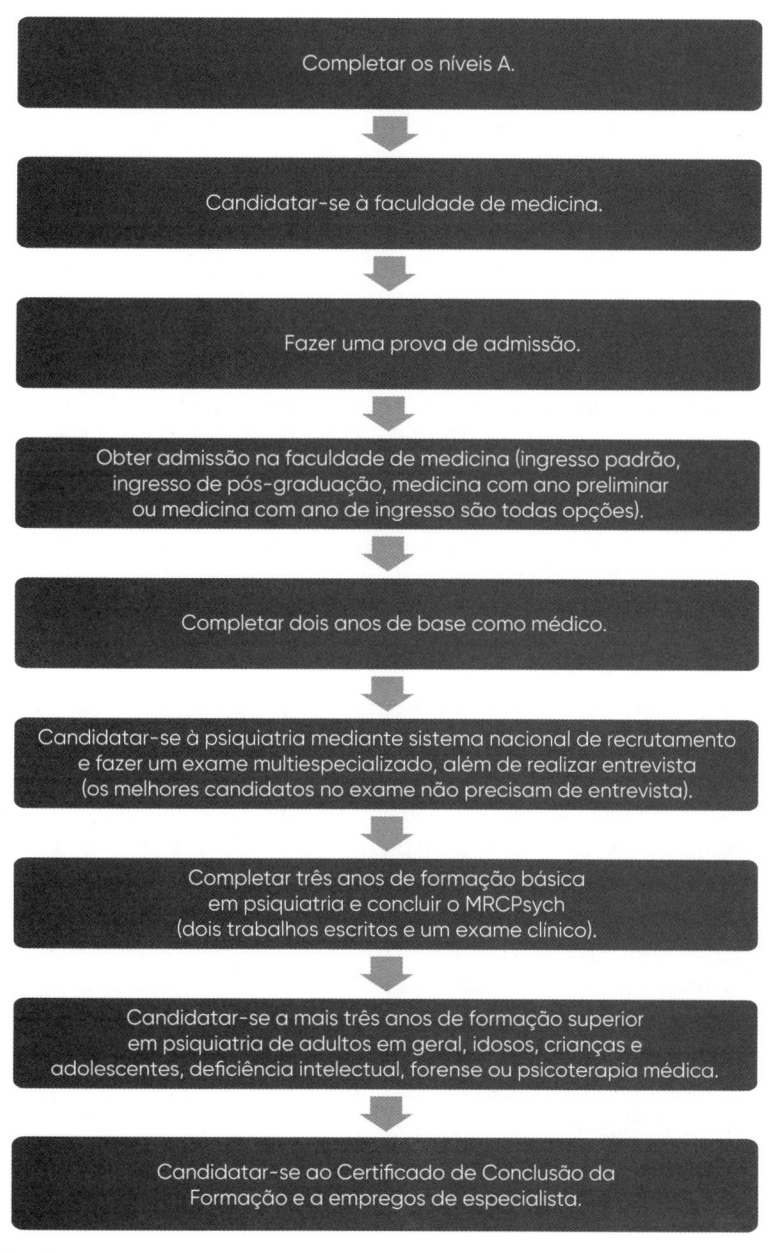

```
Completar os níveis A.
        ↓
Candidatar-se à faculdade de medicina.
        ↓
Fazer uma prova de admissão.
        ↓
Obter admissão na faculdade de medicina (ingresso padrão,
ingresso de pós-graduação, medicina com ano preliminar
ou medicina com ano de ingresso são todas opções).
        ↓
Completar dois anos de base como médico.
        ↓
Candidatar-se à psiquiatria mediante sistema nacional de recrutamento
e fazer um exame multiespecializado, além de realizar entrevista
(os melhores candidatos no exame não precisam de entrevista).
        ↓
Completar três anos de formação básica
em psiquiatria e concluir o MRCPsych
(dois trabalhos escritos e um exame clínico).
        ↓
Candidatar-se a mais três anos de formação superior
em psiquiatria de adultos em geral, idosos, crianças e
adolescentes, deficiência intelectual, forense ou psicoterapia médica.
        ↓
Candidatar-se ao Certificado de Conclusão da
Formação e a empregos de especialista.
```

FIGURA 10.1 Caminho para se tornar psiquiatra no Reino Unido.

Desafios

A psiquiatria luta há muito tempo para recrutar residentes suficientes.[60] Isso levou alguns a caracterizá-la como uma "especialidade de recrutamento, não de seleção".[61] Os estudantes de medicina citam preocupações em torno do prognóstico dos pacientes, da falta de base científica e da falta de evidências em torno do diagnóstico.[62]

Paralelamente às lutas de recrutamento estão as dificuldades de retenção.[63] Os médicos também citaram a má imagem pública da psiquiatria, a falta de respeito de outras especialidades, a falta de recursos e o estresse relacionado ao trabalho.

Alguns médicos acham que a formação é ameaçada pelo credenciamento, um processo por meio do qual se pode obter formação adicional em áreas distintas da prática fora dos programas padrão. A British Medical Association (BMA) vê esse processo como um risco para a formação de especialidades estruturada de alta qualidade,[64] ao passo que GMC o vê como complementar aos currículos de formação existentes.[65]

Além disso, alguns médicos veem o recrutamento de médicos associados como outra ameaça à formação e ao número de médicos, e a BMA levanta preocupações sobre quem irá supervisionar esses novos profissionais da saúde e a governança clínica de sua prática.[66]

Por fim, embora seja um problema para todos os médicos iniciantes, as taxas de matrícula das universidades do Reino Unido aumentaram para 9 mil libras por ano em 2012. Isso significa que os estudantes de medicina do país podem esperar, em média, dívidas de taxas e acomodações de 64 mil libras na formatura, de acordo com os próprios números do governo,[67] que levariam anos para pagar com seus salários de médicos iniciantes.

Possíveis soluções

O Royal College of Psychiatrists lançou a campanha "Escolha a Psiquiatria", em 2017, visando a aumentar o recrutamento para a área entre estudantes de medicina. Esse programa variado se conectou a grupos de psiquiatria de estudantes de medicina em todo o Reino Unido, participou de feiras de carreiras e lançou campanhas publicitárias, incluindo curtas-metragens que ilustram o papel do psiquiatra. Em 2018, o recrutamento para a formação básica de psiquiatria aumentou em um terço.[68]

Em 2017, os próprios residentes de psiquiatria se esforçaram para melhorar a qualidade da formação com o relatório "Supported and Valued?", que reuniu dados coletados de 11 grupos focais regionais de residentes e foi seguido por uma pesquisa nacional.[69] Esse documento fornece recomendações essenciais, como supervisão regular e tempo de ensino protegido, bem como recomendações desejadas, como maior autonomia de carreira e fóruns de médicos iniciantes aprimorados. O documento foi publicado e tem sido amplamente divulgado.

A formação em psiquiatria infantil e adolescente, que é um programa de seis anos, foi testada pela primeira vez para cargos a partir de 2018 e continuou em 2019.[70] A concorrência para o primeiro ano foi acirrada, com 94 candidatos para 11 vagas. Isso segue as recomendações para formação contínua feitas pelo Centre for Workforce Intelligence, que foi encomendado pelo governo do Reino Unido em 2014 para analisar como atender à demanda por psiquiatras no país.[71]

Além disso, desde 2018, os candidatos ao *Core Training* podem ignorar o processo de entrevista se atingirem certa pontuação na Speciality Recruitment Assessment, que envolve perguntas sobre dilemas profissionais e problemas clínicos.[70]

Em medidas mais gerais, o governo anunciou, em 2018, que haveria 1.500 vagas adicionais para estudantes de medicina em cinco novas faculdades, além de aumentar os números em estabelecimentos existentes.[72] Essas novas vagas priorizam o recrutamento em áreas onde há escassez de médicos ou em determinadas especialidades. Um número crescente de estudantes de medicina pode beneficiar a psiquiatria em longo prazo.

O GMC está se esforçando para tornar a força de trabalho médica do Reino Unido mais flexível e, como parte disso, permitir que mais médicos alternem entre as especialidades.[73] Para tal, o GMC introduziu o quadro de Capacidades Profissionais Genéricas, que delineia as competências do médico em nove domínios, dos quais sete se aplicam a qualquer médico, com competências especializadas nas outras duas áreas.[74] Médicos de outras especialidades podem se reciclar mais facilmente como psiquiatras no futuro.

FORMAÇÃO NO BRASIL

A terceira vinheta foca na formação no maior país da América do Sul, o Brasil.

Cenário

No Brasil, há carência de informações eletrônicas sobre os programas de formação psiquiátrica. Na verdade, a maioria dos serviços não tem um *site* com informações sobre o currículo.[75]

O programa de residência brasileiro em psiquiatria tem duração de três anos.[76] No primeiro ano, o residente é colocado em um hospital psiquiátrico, onde cuidará dos pacientes mais graves em enfermarias de internação. Alguns serviços são prestados em leitos psiquiátricos localizados em hospitais gerais e outros em hospitais psiquiátricos autônomos. Os residentes participam de aulas teóricas e apresentam casos clínicos, além de realizarem suas atividades práticas. O programa de residência médica é considerado a melhor forma de formação e especialização do país. O Conselho de Residência Médica da Associação Brasileira de Psiquiatria (ABP) recomenda distribuição de formação de 10 a 20% para trabalho teórico e de 80 a 90% para prática clínica supervisionada.[77]

Os residentes de psiquiatria de adultos tratam uma variedade de pacientes e condições durante o primeiro ano, incluindo pacientes do sexo feminino e masculino, adultos, crianças e adolescentes, bem como indivíduos com transtornos por uso de substâncias. Também no primeiro ano, os residentes fazem estágios em neurologia e psiquiatria de emergência. No segundo e no terceiro anos, terão exposição supervisionada a pacientes em regime ambulatorial. Aqui, uma ampla gama de pacientes será atendida, incluindo aqueles com diagnóstico de transtornos do humor, esquizofrenia, transtornos alimentares e transtornos por uso de substâncias. Além disso, os residentes fornecerão serviços de ligação para outras especialidades do hospital geral. No terceiro ano, os residentes também oferecem psicoterapia individual e terapia de grupo e trabalham em unidades psicogeriátricas e forenses.[78]

Um quarto ano opcional permite que os residentes se especializem ainda mais em áreas como psiquiatria infantil e adolescente, psiquiatria forense, psicogeriatria, vícios, medicina do sono ou psicoterapia.

Desafios

No Brasil, nem todos os programas de residência oferecem formação abrangente em psicoterapia. No sul do país, o foco da maioria dos serviços psiquiátricos é a psicoterapia psicodinâmica, devido à influência da psicanálise da vizinha Argentina. Muitos programas de residência carecem de uma visão mais abrangente das modalidades psicoterapêuticas, fazendo com que muitos residentes façam cursos adicionais para aprimorar suas habilidades psicoterapêuticas.

O uso da simulação como método para aprender a lidar com casos complexos é muitas vezes negligenciado durante a residência. *Role-plays* podem ajudar a internalizar o aprendizado tanto do manejo clínico quanto do psicoterapêutico.[79]

Possivelmente, o maior desafio é a disparidade entre o que se aprende com a literatura acadêmica e a precariedade da infraestrutura de saúde mental brasileira.[80] Por exemplo, pode ser que o melhor medicamento para determinado paciente seja muito caro, então o profissional é obrigado a adaptar o plano de tratamento.

Possíveis soluções

Uma solução é identificar como as lacunas na formação podem ser preenchidas por meio de outras instituições. Por exemplo, participar de atividades científicas como palestras e congressos e fazer parte de uma associação na região são formas de aprimorar o conhecimento acadêmico. Um exemplo de associação no Brasil é o Núcleo de Psiquiatras em Formação da Associação de Psiquiatria do Rio Grande do Sul, localizado no estado mais meridional do Brasil.[23] Criada em 1988, é uma associação que facilita a colaboração entre residentes de diferentes serviços e desenvolve atividades científicas como forma de complementar e preencher as lacunas nos locais de formação dos residentes. Uma das atividades envolve a apresentação de casos clínicos por um médico residente e comentários de psiquiatras de outros serviços, como forma de conhecer as diferentes abordagens. Outra atividade é a discussão de um filme. Tal "cinemeducação" auxilia o processo de aprendizagem aumentando a empatia na relação médico-paciente.[81]

É importante que os concluintes do programa saiam da residência psiquiátrica com competência não apenas em terapia cognitivo-comportamental (TCC) e psicoterapia psicodinâmica, mas também em terapias especializadas, como terapia comportamental dialética (DBT), terapia interpessoal, terapia sistêmica e familiar. Portanto, esforços devem ser feitos para fornecer acesso a essas oportunidades de formação. A busca de outras possíveis soluções para suprir os déficits na educação formal é essencial para manter os residentes atualizados para que possam ajudar seus pacientes de forma mais eficaz.

ÁFRICA

A quarta e a quinta vinhetas são de extremos opostos do continente africano, comparando e contrastando as experiências de formação na África do Sul, no sul, e no Egito, no norte.

ÁFRICA DO SUL

Cenário

A África do Sul tem o maior número de psiquiatras na região da África Austral, com mais de 700 profissionais registrados no Health Professionals Council of South Africa (HPCSA) em 2012.[82] O país também tem um dos maiores números de formados em psiquiatria por ano na região, com 27 psiquiatras formados por ano na década até 2015.[83] Isso torna os programas de formação importantes não apenas para a atenção psiquiátrica no país, mas também para a região como um todo.

A África do Sul tem atualmente oito faculdades de medicina que oferecem formação especializada em psiquiatria.[84] Residentes psiquiátricos se registram em uma dessas faculdades de medicina, mas são empregados e trabalham em hospitais do Departamento de Saúde durante a formação. Nesses hospitais, serão supervisionados por especialistas, também contratados pelo Departamento de Saúde, no que diz respeito às necessidades acadêmicas, clínicas e de pesquisa. Esses psiquiatras especialistas, junto com os residentes, são nomeados conjuntamente entre uma universidade e um hospital onde trabalham. Isso significa que, embora sejam empregados de um hospital do governo, também fornecem subsídios acadêmicos para uma universidade. Essa contribuição acadêmica abarca o atendimento de todas as necessidades acadêmicas dos residentes, incluindo supervisão clínica, de pesquisa e de ensino.

Embora as universidades forneçam a formação de psiquiatras, o College of Psychiatrists examina e fornece a qualificação necessária para os profissionais,[84] define o currículo, decide sobre os requisitos de formação e administra os exames.[85] Para se registrar como psiquiatra, os candidatos devem passar no exame de admissão, completar quatro anos de formação como residente psiquiátrico, passar nos exames finais da instituição e concluir um projeto de pesquisa de mestrado. Durante os quatro anos de formação, eles devem completar as rotações de psiquiatria forense e infantil, além de psiquiatria geral. O treinamento em psicoterapia também é obrigatório.

O College of Psychiatrists da África do Sul oferece quatro qualificações de subespecialidade: infantil, forense, geriátrica e neuropsiquiatria. A formação em uma subespecialidade requer mais dois anos de estudo em um departamento relevante e a conclusão com êxito de um exame de saída.

Desafios

Um dos principais desafios que os residentes de psiquiatria enfrentam na África do Sul é a qualidade dos recursos disponíveis, tanto humanos como não humanos. As faculdades médicas estão espalhadas em várias partes do país. Como resultado, há discrepância significativa na distribuição de psiquiatras em todo o país, com áreas urbanas tendo densidade de profissionais muito maior do que as áreas rurais.[82] Havia sete psiquiatras em instalações rurais na África do Sul em 2014; isso se traduz em 2% de todos os psiquiatras no setor público. Províncias rurais, como Eastern Cape e Limpopo (cada uma com uma faculdade de medicina), têm poucos psiquiatras em comparação com províncias com grandes cidades, como Western Cape e Gauteng. Existem certos hospitais de formação, afiliados a algumas das universidades, que podem ter um ou nenhum psiquiatra. Os residentes, então, dependem de profissionais que estão em hospitais geograficamente distantes para auxiliar nas aulas e na supervisão. Na maioria das vezes, os residentes continuam trabalhando com pouca ou nenhuma supervisão. Os centros com menos psiquiatras especialistas também têm capacidade limitada para supervisionar residentes com trabalhos de pesquisa. Também têm poucos recursos em relação a equipamentos e, às vezes, à disponibilidade de medicamentos. Isso leva os residentes a realizarem pesquisas com pouca ou nenhuma orientação. Consequentemente, os requisitos de especialista podem não ser cumpridos dentro dos quatro anos de formação alocados. Alguns residentes podem completar o tempo previsto para o programa de formação, mas têm de deixar o posto de formação e tentar completar os exames numa fase posterior. Muitos saem para seguir outras carreiras, sem nunca se tornarem psiquiatras.

Outro desafio que os residentes psiquiátricos enfrentam é uma grande e crescente carga clínica. Além das exigências acadêmicas sobre si, devem oferecer e priorizar a prestação de serviços no setor público em hospitais governamentais onde trabalham e recebem seus salários. Os residentes psiquiátricos representam mais da metade dos médicos contratados pelo governo em psiquiatria, atendendo a maioria da população. Muitas vezes encontram-se fazendo apenas trabalho clínico durante o horário oficial de trabalho, enquanto o trabalho acadêmico é feito fora do expediente, nos finais de semana e durante as férias. O resultado é que muitos residentes que não cumprem os requisitos acadêmicos necessários ficam esgotados e abandonam o programa. Em outros casos, completam o programa e se tornam especialistas, mas sentem-se mal preparados para a função.

Além disso, há discrepância entre a formação e a prática esperada como psiquiatra. Embora a formação psiquiátrica seja voltada para a preparação para o manejo adequado de transtornos psiquiátricos, não treina os residentes para a prática psiquiátrica em geral. Além do manejo desses transtornos, a prática psiquiátrica requer a defesa dos pacientes, a educação e a mobilização da comunidade, o gerenciamento do sistema de saúde e habilidades de liderança.

É importante ressaltar que atualmente há muito pouco ou nenhum treinamento no uso de tecnologia ou mídia social durante o programa de formação psiquiátrica. Assim, os psiquiatras recém-formados em início de carreira estão mal preparados para enfrentar os desafios que a era digital oferece. À medida que os pacientes se tornam mais familiarizados com as redes sociais e a tecnologia, recai sobre os residentes psiquiátricos o ônus de se qualificarem para as mudanças nesse cenário. De fato, o College of Psychiatrists da África do Sul não exige nenhum treinamento em eletrônica ou liderança como parte da formação para se tornar psiquiatra.[85]

Por último, a África do Sul é um país grande e diversificado. Não só há distribuição desigual de recursos como também apresentação desigual da patologia. As pessoas que estão recebendo formação em um centro podem, portanto, estar mais expostas ao manejo de transtornos por uso de substâncias, enquanto outras, em outro local, podem ter muito menos experiência em apresentações psiquiátricas relacionadas a isso.

Possíveis soluções

Dados os vários desafios, alguns dos quais destacamos anteriormente, as soluções possíveis são necessariamente variadas. Uma solução importante é a introdução deliberada e concertada da digitalização da formação e prática psiquiátricas. Os possíveis benefícios para a psiquiatria são múltiplos. O ensino acadêmico, a pesquisa e a supervisão clínica podem ser todos feitos por telepsiquiatria. Assim, habilidades e pessoal que não estão fisicamente disponíveis nas proximidades dos centros de formação podem chegar facilmente aos residentes, melhorando a qualidade de sua formação, apesar da limitação de recursos. Além disso, os residentes psiquiátricos se tornarão psiquiatras em início de carreira mais familiarizados com o mundo digital em que praticam a psiquiatria.

Outro aspecto da prática psiquiátrica que precisa de atenção é a nomeação conjunta entre universidades e o Departamento de Saúde. Os residentes precisam de tempo acadêmico uniforme, adequado e protegido dentro de seu emprego regular. Para que alcancem os resultados acadêmicos esperados, os recursos acadêmicos necessários precisam ser fornecidos. A proteção do tempo acadêmico não apenas levará a melhores resultados, mas também ajudará na prevenção do esgotamento e na redução das taxas de desistência.[86] É importante esclarecer a relação entre as Secretarias do Ensino Superior e da Saúde na fiscalização da contratação e da formação dos residentes que são nomeados em conjunto. Isso deve ter como objetivo evitar que esses residentes estejam sujeitos às demandas em mudança de tal ambiente e proporcionar maior consistência.

EGITO

Cenário

A formação de pós-graduação em medicina no Egito, incluindo psiquiatria, ocorre em dois sistemas: o sistema acadêmico, oferecido pelas universidades, e o programa Fellowship of the Egyptian Board, por meio do Ministério da Saúde. O sistema acadêmico conduz a um diploma científico no mestrado e, posteriormente, no nível superior de doutorado, mediante atividades de formação clínica e de pesquisa. Os procedimentos do sistema acadêmico são regulamentados pela lei unificada do ensino superior nº 49 (1972), e cada universidade também tem regulamentos adicionais. Em geral, os alunos de pós-graduação devem frequentar determinada porcentagem de atividades práticas e aulas teóricas, em avaliação contínua, geralmente composta por partes escritas, práticas e clínicas conducentes a exames finais cumulativos. Os alunos inscritos no mestrado ou no doutorado também devem escrever e defender uma tese de pesquisa. Isso é obrigatório para residentes em hospitais universitários, especialmente se pretendem continuar como acadêmicos em suas universidades. Os médicos que não trabalham em universidades também optam por seguir esse percurso formativo devido à sua elevada qualidade e para obtenção de um diploma científico. Por sua vez, o sistema de bolsas é focado principalmente na clínica, e a avaliação é sobretudo das habilidades e dos conhecimentos clínicos dos participantes.[87]

Não há formação unificada entre as diferentes universidades. Cada uma tem seu próprio programa e regulamentos. Quando se trata de formação em psiquiatria, a diferença mais proeminente é que algumas instituições têm formação abrangente em psiquiatria e neurologia durante a residência, integradas em um único departamento (por exemplo, Departamento de Neurologia e Psiquiatria da Ain Shams University). Isso significa que os residentes têm de passar metade de sua formação na unidade de neurologia, adquirindo mais conhecimento da história neurológica e do exame clínico, os aspectos biológicos dos transtornos, gerenciando problemas médicos e revisando casos críticos. Essa formação cruzada é considerada uma vantagem à luz dos recentes apelos para reconhecer a sobreposição entre neurologia, psiquiatria e neurociência. Defensores sugeriram revisar a duração da formação em neuropsiquiatria para residentes de psiquiatria.[88,89] Em outras universidades, o departamento de psiquiatria agora está separado da neurologia e atua como um silo individual. Assim, a formação em neurologia é menos extensa, com mais tempo e foco nos aspectos sociais e na psicoterapia. Estes também são adequadamente cobertos no sistema combinado, mas durante um período mais curto.

Durante anos, a formação universitária foi o padrão-ouro e era praticada por médicos do Ministério da Saúde e da clínica privada. Contudo, esse sistema não é adequado para quem não quer trabalhar em pesquisa ou preparar uma tese como parte de seus títulos científicos. Aqueles que desejam ser reconhecidos como especialistas psiquiátricos, mas preferem realizar formação mais orientada clinicamente, podem seguir um dos dois caminhos das bolsas de estudos que existem no Egito. O primeiro é a bolsa do Egyptian Board of Psychiatry, que exige quatro anos de formação supervisionada, que deve ser realizada em hospitais credenciados antes da realização do exame final. Os residentes de psiquiatria têm de passar seu período de formação em psiquiatria geral, psiquiatria infantil, psiquiatria geriátrica e psiquiatria de emergência. Os estágios em dependências e outras especialidades psiquiátricas também podem ser realizados de acordo com a disponibilidade dos serviços. As rotações entre os serviços são flexíveis, e os candidatos podem começar na psiquiatria geral de adultos e depois alternar para as outras especialidades, de acordo com as necessidades e a disponibilidade dos serviços.[90] O segundo caminho é a bolsa do Arab Board of Psychiatry. Os sistemas de formação, inclusive o idioma, variam entre os países do Oriente Médio e árabes. O Arab Board of Psychiatry qualifica psiquiatras para serem reconhecidos em diversos países da região. A duração da formação clínica é de quatro anos. Durante o primeiro ano, o residente deve ter experiência e qualificações suficientes para fazer a primeira parte do exame. Deve priorizar a formação em psiquiatria geral (18 meses no mínimo), desenvolver experiência no diagnóstico e no tratamento de casos agudos e crônicos e participar de encontros educacionais e seminários relacionados todas as semanas. Nos anos seguintes, deve adquirir mais habilidades em psiquiatria geral e outras áreas especializadas (como psiquiatria infantil e adolescente, psiquiatria geriátrica, abuso de álcool e substâncias, etc.).[91]

Também é digno de nota que alguns estudantes de pós-graduação preferem buscar qualificação internacional, como a Membership of the Royal College of Psychiatrists (MRCPsych) ou a Fellowship of the Royal Australian and New Zealand College of Psychiatrists (FRANZCP).[92,93] Porém, esses estudantes planejam principalmente trabalhar e buscar formação no exterior ou até mesmo migrar permanentemente.

Desafios

A formação psiquiátrica no Egito compartilha muitos desafios com outros países. O principal problema parece ser a falta de formação unificada entre as universidades no percurso acadêmico. Assim, apesar de ser globalmente de qualidade semelhante, a formação dos residentes varia em todo o país. Isso fica mais evidente quando se compara a formação em departamentos de psiquiatria incorporados à neurologia com os autônomos. Enquanto todas as faculdades médicas adaptam o modelo biopsicossocial, algumas são mais biologicamente orientadas, e outras, mais voltadas para os aspectos sociais e psicológicos.

Outro grande desafio é que os formadores estão ocupados com a prestação de serviços devido ao baixo número de profissionais da saúde mental. Têm que cobrir a lacuna entre serviço e demanda, o que deixa pouco tempo para oferecer formação. Contudo, isso também tem um lado positivo, pois possibilita mais formação "prática" em situações da vida real, acompanhando colegas experientes.

Os próprios residentes têm uma situação semelhante, muitas vezes preocupados com a prestação de serviços. A maioria das palestras e das formações estruturadas ocorre durante o horário de trabalho, enquanto os residentes já estão envolvidos em outras atividades. Com essa carga de trabalho, o esgotamento é um risco tanto para os formadores quanto para os residentes, o que agrava o problema.

Como um país de baixa e média rendas, o custo da formação é outro ponto que preocupa muitos residentes. Uma vez que muitos têm que arcar com os custos do próprio bolso, esta não é uma tarefa fácil. Um dos principais desafios observados no Egito é o estigma. Muitos residentes evitam escolher a psiquiatria como carreira devido às atitudes negativas expressas por seus familiares, colegas e até mesmo pacientes.

Os residentes relataram sentir-se insatisfeitos com sua formação em psicoterapia e destacam que ela precisa de mais padronização e supervisão. Isso difere entre os centros de formação, mas a formação geral em psicoterapia precisa ser revisada. Um problema semelhante é observado com a formação em psiquiatria forense, limitada apenas a determinados hospitais.

Por último, a formação em competências de pesquisa limita-se principalmente ao percurso acadêmico. Com efeito, embora as competências de pesquisa e as avaliações críticas constem em todos os currículos de formação, é apenas no percurso acadêmico que os residentes são obrigados a defender uma tese, em que a formação prática em pesquisa é obrigatória.

Possíveis soluções

Uma abordagem possível é revisar diferentes currículos e atender às necessidades reais dos residentes, enquanto se tenta alcançar um programa de formação unificada. Horários e cronogramas de formação flexíveis devem ser considerados, enquanto horas protegidas para atividades científicas e pesquisas devem ser implementadas e adotadas em todos os locais de trabalho. Isso também se aplica aos formadores, que devem ter horas reservadas dedicadas a atender os residentes, responder às suas perguntas e fornecer apoio e aconselhamento. Por sua vez, o treinamento de resiliência e o apoio de colegas podem ajudar a diminuir os sintomas de esgotamento e ajudar os residentes a permanecerem motivados.

Para superar o baixo número de profissionais da saúde mental e aumentar o número de estudantes de medicina que optam pela psiquiatria, é necessário combater o estigma por meio de campanhas contínuas que começam entre os graduandos. Além disso, as campanhas devem visar a atitude negativa entre outras especialidades médicas e famílias de médicos.[94]

Outra solução para o baixo número de profissionais da saúde mental é a formação de médicos de atenção primária à saúde para ajudar a preencher a lacuna de serviços e permitir mais tempo para melhor formação e prestação de serviços.

Atendendo às preocupações dos residentes, os responsáveis por supervisionar os programas de formação podem querer considerar a padronização da formação em psicoterapia em todo o país, fazer arranjos para garantir que todos os residentes recebam pelo menos formação básica em psiquiatria forense e incorporar competências de pesquisa a todos os programas. Isso os ajudará a desenvolver habilidades de avaliação crítica e a capacidade de identificar uma boa pesquisa ao se envolverem com o desenvolvimento profissional contínuo.

DISCUSSÃO

As cinco vinhetas apresentadas neste capítulo visam a fazer um apanhado de algumas das necessidades não atendidas de residentes psiquiátricos em diversas partes do mundo. Ele não fornece uma visão abrangente de todas as regiões globais, mas esperamos que ofereça um indicativo razoável dos desafios enfrentados. A literatura mostrou-se altamente variável, com algumas áreas ricas em dados publicados, enquanto outras têm um registro muito limitado de investigação formal nesse assunto.

Temas comuns

Em todo o mundo, os residentes psiquiátricos enfrentam muitos desafios semelhantes. Apesar da grande variação nos recursos disponíveis, residentes de diversos ambientes identificam a pressão sobre o serviço clínico como um problema. A alta demanda, às vezes associada a estruturas administrativas desfavoráveis, cria tensão entre a prestação de serviços e a formação. Isso pode significar que o tempo protegido para o aprendizado é inexistente ou subordinado às necessidades do serviço. Em alguns países, isso pode levar os residentes a ter dificuldades para adquirir as competências necessárias no prazo estipulado. Associadas a essas pressões, as condições de trabalho muitas vezes estão aquém do ideal — baixos salários, supervisão inadequada e desequilíbrio entre trabalho e vida pessoal são preocupações frequentes. Consequentemente, os residentes correm o risco de sofrer esgotamento antes mesmo de se tornarem especialistas.[95]

Outra área significativa de preocupação é a disponibilidade e a qualidade da formação em domínios específicos. As áreas comumente citadas são neurologia e psicoterapia, bem como uma variedade de subespecialidades da psiquiatria, como medicina forense e dependência química. Outros apontam habilidades não clínicas, como pesquisa e liderança, como inadequadamente oferecidas em certos programas de formação.[25]

O estigma contra a profissão continua sendo um problema sério em muitos países. Isso pode atuar como um impedimento para os alunos que optam por seguir a psiquiatria. Os problemas de recrutamento podem, então, exacerbar a crise da força de trabalho, pressionando ainda mais os residentes a priorizarem a prestação de serviços em detrimento da formação.[94]

Contrastes

Apesar das muitas semelhanças nas experiências dos residentes em todo o mundo, persistem várias diferenças. Uma questão-chave é o grau de padronização da formação dentro do mesmo país e entre os países. Em vários países, os residentes podem ter oportunidades completamente diferentes dependendo de onde estão recebendo formação ou do caminho que escolhem seguir. Embora essa variabilidade possa ter vantagens para alguns, ao fornecer opções para adaptar a formação de maneira individual, corre-se o risco de criar especialistas psiquiátricos com qualificações desiguais e incomparáveis.[38]

As vinhetas apresentadas baseiam-se nas experiências de países e regiões com recursos altamente variáveis. A experiência de formação é muito dependente desses recursos, que podem determinar sobrecarga de trabalho clínico e disponibilidade de treinamento formal e ter ramificações significativas para a qualidade de vida dos residentes.

Outra discrepância são as atitudes variadas em relação ao papel de outros grupos profissionais. Em alguns contextos, eles são percebidos como aliados vitais, que oferecem o potencial de reduzir a carga clínica sobre os residentes, liberando-os para se concentrarem em suas necessidades de formação. No outro extremo do espectro, novos papéis para profissionais aliados são vistos como invasores do território dos residentes, ameaçando reduzir suas oportunidades de formação. Essa tensão destaca diferentes perspectivas sobre o papel fundamental do psiquiatra.[96]

CONCLUSÕES

Dados os muitos desafios e as necessidades não satisfeitas identificadas pelos residentes, são urgentemente necessárias soluções para melhorar a experiência de formação. Isso é particularmente importante à luz dos problemas de recrutamento de força de trabalho, que representam ameaças consideráveis à qualidade do atendimento ao paciente.[97]

A solução evidente passa pela disponibilização de mais recursos para a formação e apoio aos residentes. Estes poderiam ser direcionados para garantir que os residentes tenham tempo protegido para sua formação e para salvaguardar as condições de trabalho dos estagiários. O apoio adicional aos formadores também é essencial, para que eles tenham o tempo e a formação necessários para oferecer supervisão adequada.[98]

O uso de abordagens pedagógicas e tecnológicas aprimoradas também pode contribuir para melhor formação em psiquiatria. Técnicas mais recentes, como simulação e uso das humanidades no ensino, podem ser usadas para proporcionar aos residentes uma experiência de formação mais rica e completa. A telepsiquiatria pode ser usada para preencher a lacuna que a geografia impõe à formação de residentes mais distantes dos centros acadêmicos estabelecidos.[25]

Maior harmonização da formação entre as regiões oferece a oportunidade de elevar os padrões e reduzir a variabilidade na experiência de formação. Deve-se pensar cuidadosamente sobre como uma educação abrangente pode ser fornecida, que inclua toda a gama de habilidades de que um especialista totalmente qualificado precisa para praticar psiquiatria com eficácia. Mecanismos robustos de garantia de qualidade precisam estar em vigor para garantir que tais padrões sejam implementados de maneira sustentável.[39]

Por fim, para que as soluções tenham chance de sucesso, devem envolver os próprios residentes. Tem havido um número crescente de associações organizadas de residentes em todos os níveis, desde áreas locais até a escala global.[23] Recomenda-se que os responsáveis pela concepção e execução de esquemas de formação trabalhem com essas organizações e obtenham sugestões dos residentes.

REFERÊNCIAS

1. Pinto da Costa M, Palavra IR, Fung P, Tawfik F, Santos M, Sitanggang S, et al. The future of psychiatry commission. Lancet Psychiatry. 2018;5(1):15-6.
2. World Health Organisation and World Psychiatric Association. Atlas of psychiatric education and training across the world. Geneva: World Health Organisation; 2005.
3. Bhugra D, Ventriglio A, Kuzman MR, Ikkos G, Hermans MH, Falkai P, et al. EPA guidance on the role and responsibilities of psychiatrists. Eur Psychiatry. 2015;30(3):417-22.
4. Edgard B, Lopez-Ibor M, Hermans M, Ng R. WPA recommendations: principles and priorities for a framework for training psychiatrists; 2017.
5. Pinto da Costa M, Dima K, Ng RMK. Undergraduate psychiatric education: a snapshot of medical students across the world. World Psychiatry. 2019;18(2):243-4.
6. Bhugra D, Ventriglio A, Castaldelli-Maia J, Ryland H, Wilkes C, Sonmez E, et al. WPA position statement: good psychiatric practice; 2017.
7. Grover S, Sahoo S, Srinivas B, Tripathi A, Avasthi A. Evaluation of psychiatry training in India: a survey of young psychiatrists under the aegis of research, education, and training foundation of Indian Psychiatric Society. Indian J Psychiatry. 2018;60(4):445-60.
8. Ng R, Hermans M, Belfort E, Bhugra D. A worldwide survey on training provisions for psychiatric trainees in WPA member associations. Int Rev Psychiatry. 2019. https://doi.org/10.1080/09540261.2019.1648241.
9. World Psychiatric Association. Mental health atlas; 2017.
10. Pinto da Costa M, Giurgiuca A, Holmes K, Biskup E, Mogren T, Tomori S, et al. To which countries do European psychiatric trainees want to move to and why? Eur Psychiatry. 2017;45:174-81.

11. Pinto da Costa M, Giugiuca A, Andreou E, Baessler F, Banjac V, Biskup E, et al. Women, partners and mothers – migratory tendencies of psychiatric trainees across Europe. Front Public Health. 2019;7:143.
12. Fiorillo A, Luciano M, Giacco D, Del Vecchio V, Baldass N, De Vriendt N, et al. Training and practice of psychotherapy in Europe: results of a survey. World Psychiatry. 2011;10(3):238.
13. Baessler F, Riese F, Pinto da Costa M, de Picker L, Kazakova O, Kanellopoulos A, et al. Becoming a psychiatrist in Europe: the title is recognized across the European Union, but what are the differences in training, salary and working hours? World Psychiatry. 2015;14(3):372-3.
14. Kilic O, Sonmez E, Erzin G, Guloksuz S, Pinto da Costa M. What is the role of personal characteristics of psychiatric trainees in Turkey on their mobility and migration? Asian J Psychiatr. 2019;42:30-1.
15. Pinto da Costa M. A challenge of the 21st century: brain migration in psychiatry. Int Psychiatry. 2012;9(3):75.
16. Giurgiuca A, Rosca AE, Matei VP, Giurgi-Oncu C, Zgarbura R, Szalontay AS, et al. European Union mobility, income and brain drain. The attitudes towards migration of Romanian psychiatric trainees. Rev Cercet Interv Soc. 2018;63:268-78.
17. Dias M, Orlova M, Pinto da Costa M. Training abroad? Not so difficult. The Lancet Global Health. 2013;1:e136.
18. Pinto da Costa M. Global mental health: what is your role in this movement? Acta medica portuguesa. 2015;28(3):275-6.
19. Oakley C, Malik A. Psychiatric training in Europe. Psychiatrist. 2010;34:447-50.
20. Riese F, Oakley C, Bendix M, Piir P, Fiorillo A. Transition from psychiatric training to independent practice: a survey on the situation of early career psychiatrists in 35 countries. World Psychiatry. 2013;12(1):82-3.
21. Fiorillo A, Malik A, Luciano M, Del Vecchio V, Sampogna G, Del Gaudio L, et al. Challenges for trainees in psychiatry and early career psychiatrists. Int Rev Psychiatry. 2013;25(4):431-7.
22. Jovanovic N, Podlesek A, Volpe U, Barrett E, Ferrari S, Rojnic Kuzman M, et al. Burnout syndrome among psychiatric trainees in 22 countries: risk increased by long working hours, lack of supervision, and psychiatry not being first career choice. Eur Psychiatry. 2016;32:34-41.
23. Fiorillo A, Pinto da Costa M, Nakamae T, Puspanathan P, Riese F, Picon F, et al. Associations of early career psychiatrists worldwide: history, role, and future perspectives. Middle East Curr Psychiatr. 2016;23:3-9.
24. Beezhold J, Bendi N, Pinto da Costa M. Managing difficult people in the workplace. In: Fiorillo A, Volpe U, Bhugra D, editors. Psychiatry in practice. Oxford: Oxford University Press; 2016.
25. Bhugra D, Tasman A, Pathare S, Priebe S, Smith S, Torous J, et al. The WPA-lancet psychiatry commission on the future of psychiatry. Lancet Psychiatry. 2017;4(10):775-818.
26. Leite FO, Cochat C, Salgado H, Pinto da Costa M, Queiros M, Campos O, et al. Using Google Translatê(c) in the hospital: a case report. Technol Health Care. 2016;24(6):965-8.
27. Kristufkova A, Pinto Da Costa M, Mintziori G, Vasquez JL, Aabakke AJM, Fode M. Sexual health during postgraduate training-European survey across medical specialties. Sex Med. 2018;6(3):255-62.
28. World Health Organisation. WHO Europe 2019 [cited 2019 16th April]. http://www.euro.who.int/en/home.
29. European Union. The EU in brief 2019. https://europa.eu/european-union/about-eu/eu-in-brief_en.
30. European Federation of Psychiatric Trainees. The European Federation of Psychiatric Trainees 2019 [cited 2019 29th May]. www.efpt.eu.
31. UEMS Section of Psychiatry. The purpose of the UEMS Section of Psychiatry 2019. http://uemspsychiatry.org.
32. European Psychiatric Association. About the European Psychiatric Association 2019. https://www.europsy.net.

33. Brittlebank A, Hermans M, Bhugra D, Pinto da Costa M, Rojnic-Kuzman M, Fiorillo A, et al. Training in psychiatry throughout Europe. Eur Arch Psychiatry Clin Neurosci. 2016;266(2):155-64.
34. European Psychiatric Association. Task force for education in European psychiatry 2019. https://www.europsy.net/general-task-forces/.
35. Oakley C, White O, Bailey S. Dual training in psychiatry: where now? Psychiatr Bull. 2009;33(6):231-4.
36. De Picker L, Nobels A. [Heterogeneity in psychiatry training in Europe: competition or collaboration?]. Tijdschr Psychiatr. 2019;61(3):175-81.
37. The European Parliament and the Council. DIRECTIVE 2005/36/EC Official Journal of the European Union; 2005.
38. Mayer S, van der Gaag RJ, Dom G, Wassermann D, Gaebel W, Falkai P, et al. European Psychiatric Association (EPA) guidance on post-graduate psychiatric training in Europe. Eur Psychiatry. 2014;29(2):101-6.
39. Union Europeenne des Medecins Specialistes Section of Psychiatry. Training requirements for the specialty of psychiatry 2017.
40. European Federation of Psychiatric Trainees. Test your own training 2019. efpt.eu/tyot/.
41. Szczegielniak A, Ryland H. TYOT: the trip advisor of training 2019. http://uemspsychiatry.org/tyot-the-trip-advisor-for-training/.
42. Gargot T, Donde C, Arnaoutoglou NA, Klotins R, Marinova P, Silva R, et al. How is psychotherapy training perceived by psychiatric trainees? A cross-sectional observational study in Europe. Eur Psychiatry. 2017;45:136-8.
43. Pinto da Costa M, Guerra C, Malta R, Moura M, Carvalho S, Mendonca D. Psychiatry training towards a global future: trainees' perspective in Portugal. Acta Medica Port. 2013;26(4):357-60.
44. Nawka A, Kuzman MR, Giacco D, Malik A. Mental health reforms in Europe: challenges of postgraduate psychiatric training in Europe: a trainee perspective. Psychiatr Serv. 2010;61(9):862-4.
45. Fiorillo A, Del Vecchio V, Luciano M, Sampogna G, Beezhold J. This is why there is hope for psychiatry. World Psychiatry. 2014;13(1):98-9.
46. Gama Marques J, Pantovic Stefanovic M, Mitkovic-Voncina M, Riese F, Guloksuz S, Holmes K, et al. Equal access for all? Access to medical information for European psychiatric trainees. Psychiatry Res. 2016;238:150-2.
47. European Federation of Psychiatric Trainees. Statements 2016 [cited 2019 28th May]. http://efpt.eu/4584-2/about/statements/.
48. Mathysen D, Rouffet J, Tenore A, Papalois V, Sparrow O, Goldik Z. UEMS-CESMA guideline for the organisation of European postgraduate medical assessments; 2015.
49. Union Europeenne des Medecins Specialistes Section of Psychiatry. Newsletter, vol. 1; 2014.
50. Kuzman MR, Giacco D, Simmons M, Wuyts P, Bausch-Becker N, Favre G, et al. Psychiatry training in Europe: views from the trenches. Med Teach. 2012;34(10):e708-17.
51. Simmons M, Barrett E, Wilkinson P, Pacherova L. Trainee experiences of Child and Adolescent Psychiatry (CAP) training in Europe: 2010-2011 survey of the European Federation of Psychiatric Trainees (EFPT) CAP working group. Eur Child Adolesc Psychiatry. 2012;21(8):433-42.
52. Karageorge A, Llewellyn A, Nash L, Maddocks C, Kaldelis D, Sandhu H, et al. Psychiatry training experiences: a narrative synthesis. Australas Psychiatry. 2016;24(3):308-12.
53. Duvivier RJ, van Geel CCJ, Mulders P, Ackermans E. A different look at the quality of psychiatry education: trainee perspective. Tijdschr Psychiatr. 2019;61(3):148-52.
54. Julyan TE. Educational supervision and the impact of workplace-based assessments: a survey of psychiatry trainees and their supervisors. BMC Med Educ. 2009;9:51.
55. Morrow G, Burford B, Carter M, Illing J. Have restricted working hours reduced junior doctors' experience of fatigue? A focus group and telephone interview study. BMJ Open. 2014;4(3):e004222.

56. Peters M, Hasan O, Puddester D, Garelick A, Holliday C, Rapanakis T, et al. Doctors' health: taking the lifecycle approach. BMJ. 2013;347:f7086.
57. Rich A, Viney R, Needleman S, Griffin A, Woolf K. 'You can't be a person and a doctor': the work-life balance of doctors in training-a qualitative study. BMJ Open. 2016;6(12):e013897.
58. General Medical Council. Bodies awarding UK medical degrees 2019. https://www.gmc-uk.org/education/how-we-quality-assure/medical-schools/bodies-awarding-uk-medical-degrees.
59. Medical Schools Council. Selecting for excellence 2014. https://www.medschools.ac.uk/our-work/selection/selecting-for-excellence.
60. Choudry A, Farooq S. Systematic review into factors associated with the recruitment crisis in psychiatry in the UK: students', trainees' and consultants' views. BJPsych Bull. 2017;41(6):345–52.
61. Mukherjee K, Maier M, Wessely S. UK crisis in recruitment into psychiatric training. Psychiatrist. 2013;37(6):210–4.
62. Curtis-Barton MT, Eagles JM. Factors that discourage medical students from pursuing a career in psychiatry. Psychiatrist. 2011;35(11):425–9.
63. Barras C, Harris J. Psychiatry recruited you, but will it retain you? Survey of trainees' opinions. Psychiatrist. 2012;36(2):71–7.
64. British Medical Association. Response to proposals on credentialing 2019. https://www.bma.org.uk/-/media/files/pdfs/collective%20voice/influence/uk%20governments/bma%20response%20to%20gmc%20proposals%20on%20credentialing%20final%20280119.pdf?la=en.
65. General Medical Council. Introducing regulated credentials 2015. https://www.gmc-uk.org/-/media/documents/Introducing_Regulated_Credentials_Consultation_W_form_FINAL_distributed.pdf_61589419.pdf.
66. British Medical Association. Physician associates in the UK 2016. https://www.bma.org.uk/-/media/files/pdfs/collective%20voice/policy%20research/education%20and%20training/physician-associates-in-the-uk-2016-v2.pdf?la=en.
67. Department of Health. Expansion of undergraduate medical education 2017. https://assets.publishing.service.gov.uk/government/uploads/system/uploads/attachment_data/file/600835/Medical_expansion_rev_A.pdf#page=22.
68. Rimmer A. Number of trainees choosing psychiatry is up by a third. BMJ. 2018;361:k2535.
69. Royal College of Psychiatrists. Supported and valued? A trainee-led review into morale and training within psychiatry 2017 [cited 2019 28th May]. https://www.rcpsych.ac.uk/docs/default-source/training/training/ptc/supported-and-valued_final_20-april.pdf?sfvrsn=fb77df45_0.
70. North West Postgraduate Medical Deanery. CT1 core psychiatry training recruitment guidance documents 2018. https://www.nwpgmd.nhs.uk/ct1_psy_recruit_guidance_docs.
71. Centre for Workforce Intelligence. In-depth review of the psychiatrist workforce 2014 [cited 2019 28th May]. https://assets.publishing.service.gov.uk/government/uploads/system/uploads/attachment_data/file/507557/CfWI_Psychiatrist_in-depth_review.pdf.
72. Health Education England. New medical schools to open to train doctors of the future 2018. https://www.hee.nhs.uk/news-blogs-events/news/new-medical-schools-open-train-doctors-future.
73. General Medical Council. New standards to boost flexibility of doctors' training 2017 [cited 2019 28th May]. https://www.gmc-uk.org/news/news-archive/new-standards-to-boost-flexibility-of-doctors-training.
74. General Medical Council. Generic professional capabilities framework 2017. https://www.gmc-uk.org/education/standards-guidance-and-curricula/standards-and-outcomes/generic-professional-capabilities-framework.
75. Coêlho BM, Zanetti MV, Lotufo NF. Residência em psiquiatria no Brasil: análise crítica. Rev Psiquiatr Rio Gd Sul. 2005;27:13–22.
76. Ministry of Education and Culture. Content of medical residency programs; 2006.

77. Fernandes RL, Citero VA, Nogueira-Martins LA, Mari JJ. Psychiatry career in Brazil: regional disparities, differences and similarities in an international context. Int Rev Psychiatry. 2013;25(4):486–92.
78. Comissão de Residência Médica em Psiquiatria da Associação Brasileira de Psiquiatria. Programa Mínimo para Residência Médica em Psiquiatria 2019 [cited 2019 12th June]. http://portal.mec.gov.br/index.php?option=com_docman&view=download&alias=6534-psiquiatria-sesu-rm&Itemid=30192.
79. King J, Hill K, Gleason A. All the world's a stage: evaluating psychiatry role-play based learning for medical students. Australas Psychiatry. 2015;23(1):76–9.
80. Zisook S, Balon R, Björkstén KS, Everall I, Dunn L, Ganadjian K, et al. Psychiatry residency training around the world. Acad Psychiatry. 2007;31(4):309–25.
81. Dave S, Tandon K. Cinemeducation in psychiatry. Adv Psychiatr Treat. 2011;17(4):301–8.
82. De Kock JH, Pillay BJ. A situation analysis of psychiatrists in South Africa's rural primary healthcare settings. Afr J Prim Health Care Fam Med. 2017;9(1):e1–6.
83. Colleges of Medicine South Africa. Psychiatrists qualifying per year. Johannesburg; 2015.
84. Szabo CP. Training psychiatrists in South Africa. Afr J Psychiatry. 2013;16(1):3–7.
85. Colleges of Medicine South Africa. Welcome to the Colleges of Medicine of South Africa 2019 [cited 2019 28th May]. https://www.cmsa.co.za.
86. Rotenstein LS, Torre M, Ramos MA, Rosales RC, Guille C, Sen S, et al. Prevalence of burnout among physicians: a systematic review. JAMA. 2018;320(11):1131–50.
87. Abdelaziz A, Kassab SE, Abdelnasser A, Hosny S. Medical education in Egypt: historical background, current status, and challenges. Health Prof Educ. 2018;4(4):236–44.
88. Fitzgerald M. Do psychiatry and neurology need a close partnership or a merger? BJPsych Bull. 2015;39(3):105–7.
89. Shalev D, Jacoby N. Neurology training for psychiatry residents: practices, challenges, and opportunities. Acad Psychiatry. 2019;43(1):89–95.
90. EgyFellow. EgyFellow programme 2019 [cited 2019 28th May]. http://www.egyfellow.mohealth.gov.eg/scientific_source/curr.aspx.
91. Arab Board. Psychiatry specialty 2019. http://arab-board.org/node/43211.
92. Royal College of Psychiatrists. Exams 2019. https://www.rcpsych.ac.uk/training/exams.
93. Royal Australian and New Zealand College of Psychiatrists. Assessments - college-administered 2019. https://www.ranzcp.org/pre-fellowship/assessments-college-administered.
94. Sartorius N, Gaebel W, Cleveland H-R, Stuart H, Akiyama T, Arboleda-Flórez J, et al. WPA guidance on how to combat stigmatization of psychiatry and psychiatrists. World Psychiatry. 2010;9(3):131–44.
95. Kumar S. Burnout in psychiatrists. World Psychiatry. 2007;6(3):186–9.
96. Union Europeenne des Medecins Specialistes Section of Psychiatry. Profile of a psychiatrist 2018. http://uemspsychiatry.org/wp-content/uploads/2012/01/UEMS-PS-PROFILE-OF-A-PSYCHIATRIST-2018.pdf.
97. Brenner AM, Balon R, Coverdale JH, Beresin EV, Guerrero APS, Louie AK, et al. Psychiatry workforce and psychiatry recruitment: two intertwined challenges. Acad Psychiatry. 2017;41(2):202–6.
98. Health Education England. Stepping forward to 2020/21: the mental health workforce plan for England 2017. https://www.hee.nhs.uk/sites/default/files/documents/Stepping%20forward%20to%20202021%20-%20The%20mental%20health%20workforce%20plan%20for%20england.pdf.

11

Necessidades não atendidas na saúde mental dos jovens: transformando modelos de atendimento para melhorar resultados

Patrick D. McGorry e Cristina Mei

INTRODUÇÃO

A saúde mental é um dos principais problemas de saúde enfrentados pelos jovens em todo o mundo. Os transtornos mentais são um dos principais contribuintes para o custo total de doenças para jovens de 10 a 24 anos[1] e são considerados as "doenças crônicas dos jovens"[2] devido ao seu padrão de início e grande impacto. A maioria (75%) dos transtornos mentais surge antes dos 24 anos, com o número de novos casos atingindo o pico no final da adolescência e início da idade adulta.[3] Esse período de pico de início coincide com um grande evento da vida: a transição da adolescência para a idade adulta. Trata-se de um momento de crescimento pessoal significativo e potencial que pode moldar a trajetória de vida de um indivíduo. As implicações de sofrer um transtorno mental durante esse período de desenvolvimento podem ser imensas e incluem funcionamento social precário, desempenhos educacional e vocacional reduzidos e insegurança financeira.[4,5] A perda de produtividade, muitas vezes associada a doenças mentais, refletindo emprego inferior, absenteísmo, presenteísmo e morte prematura, representa um grande fardo para a comunidade. Somente na Austrália, o custo financeiro anual da doença mental em jovens é estimado entre 6,29 e 10,6 bilhões de dólares.[6,7]

Apesar desses impactos devastadores, a lacuna de tratamento para doenças mentais é extremamente alta.[8] Isso é mais aparente em jovens que, apesar de demonstrarem a maior incidência, prevalência e custo da doença mental, têm o acesso mais precário aos cuidados de saúde mental.[9] Em reconhecimento a isso, ocorreu uma reforma transformacional nos serviços de saúde mental para melhorar o atendimento aos jovens, embora principalmente em nações desenvolvidas, com resultados positivos.[10] Neste capítulo, descrevemos essas promissoras inovações de serviço e destacamos como os modelos de atenção aos jovens podem ser ainda mais fortalecidos.

A NECESSIDADE DE REFORMA DO SERVIÇO DE SAÚDE MENTAL PARA JOVENS

O acesso precário dos jovens aos serviços de saúde mental reflete uma série de barreiras individuais e estruturais relacionadas à concepção dos serviços de saúde mental e aos comportamentos de busca de ajuda dos jovens. Buscar ajuda para um transtorno mental pode ser um processo desafiador e complexo para os jovens, que muitas vezes relutam em fazê-lo, o que pode resultar de uma série de crenças, como o desejo de resolver seus próprios problemas, estigma percebido de doença mental, atitudes negativas em relação aos serviços e preocupações com a confidencialidade.[11] Inicialmente, é provável que os jovens procurem ajuda informal por meio da família ou de amigos.[12] O primeiro contato com a ajuda profissional é mais provável de ocorrer por meio dos serviços primários de atenção à saúde, isto é, a clínica geral.[13] Contudo, a cultura desses ambientes e seu foco na saúde somática podem torná-los inadequados para pessoas com problemas de saúde mental que muitas vezes relutam em revelar problemas emocionais a clínicos gerais.[11]

A falta de recursos e a concepção do sistema de saúde mental especializado também constituem uma barreira crítica para cuidar dos jovens. Os serviços para crianças e adolescentes, com foco nas necessidades de crianças pequenas, estão mais bem posicionados para lidar com transtornos que normalmente surgem na pré-puberdade (p. ex., transtorno de déficit de atenção/hiperatividade [TDAH], transtorno da conduta e transtornos do desenvolvimento) do que com transtornos do tipo adulto, que começam a surgir durante a adolescência (p. ex., transtornos do humor, psicoses, por uso de substâncias e da personalidade). Embora muitos serviços para crianças e adolescentes tenham ampliado seus critérios de elegibilidade para incluir adolescentes de até 18 anos, geralmente estão mal preparados para lidar com adolescentes mais velhos, particularmente aqueles com apresentações graves. Os serviços de saúde mental para adultos são igualmente inadequados para essa população, pois não são projetados para atender às necessidades clínicas, de desenvolvimento e culturais de jovens com doença mental emergente. Com foco predominante em pacientes de meia-idade com transtornos psicóticos graves e persistentes, os serviços para adultos não atendem à grande proporção de adultos jovens com transtornos não psicóticos menos graves.[5] Jovens com sintomas de saúde mental emergentes ou abaixo do limiar, que igualmente requerem cuidados especializados, são outro subgrupo desfavorecido pela concepção dos serviços de saúde mental para adultos. Esse grupo clínico geralmente apresenta especificidade e intensidade de sintomas insuficientes para atender aos critérios diagnósticos do tipo adulto, tornando-os inelegíveis para serviços para adultos e, essencialmente, bloqueando-os dos cuidados baseados na comunidade.

A adoção de um modelo pediátrico-adulto de atenção à saúde mental é uma grave falha de projeto. A divisão arbitrária aos 18 anos coincide com a faixa etária em que a incidência de novos casos de doença mental atinge o máximo. Isso cria grande descontinuidade de serviços para a proporção substancial de jovens que necessitam de cuidados contínuos e precisam fazer a transição para serviços de adultos. No Reino Unido, menos de 5% dos jovens fazem uma transição ideal para os serviços de saúde mental de adultos,[14] com essa porcentagem refletindo um processo de transição que muitas vezes é planejado, comunicado e entregue de forma inadequada.[14,15] Isso muitas vezes leva os jovens a ficarem pelo caminho (mesmo sendo encaminhados a serviços para adultos), à desvinculação do serviço, maus resultados de saúde mental e jovens se sentindo ansiosos e com medo de fazer a transição para serviços para adultos.[14-17]

Também existem argumentos contra a cisão adulto-pediátrico do ponto de vista biológico e cultural. A divisão entre serviços de saúde mental para crianças/adolescentes e adultos aos 18 anos não reflete a mudança do cenário da adolescência. Hoje é bem reconhecido que a transição para a idade adulta madura não cessa aos 18 anos e se estende até meados e final dos 20 anos.[18,19] Esse período prolongado de transição, denominado "idade adulta emergente", reflete uma série de tendências biológicas, maturacionais e sociais,[18] as quais incluem tempo de desenvolvimento puberal acelerado, maturação cerebral prolongada e atraso na independência e início de papéis adultos.[20-23] Isso tem implicações não apenas no modo como os serviços de saúde mental devem ser organizados e prestados aos jovens, mas também em risco aumentado de doença mental. Embora as causas permaneçam obscuras, evidências crescentes disponíveis sugerem que a saúde mental dos jovens se deteriorou nas últimas gerações.[24-27] Isso ressalta a necessidade de os sistemas de saúde mental atenderem às necessidades de saúde mental dos jovens dentro de uma infraestrutura clínica do século XXI.

NOVOS MODELOS DE ATENÇÃO À SAÚDE MENTAL PARA JOVENS

A descontinuidade do serviço criada pela configuração do sistema tradicional de saúde mental faz a prestação de cuidados ser mais fraca justamente quando deveria ser mais forte.[5] É necessária uma nova abordagem dos cuidados de saúde mental para melhorar o acesso dos jovens à assistência e garantir que a qualidade e a continuidade do atendimento efetivamente satisfaçam suas necessidades clínicas, de desenvolvimento e culturais. Eles exigem um modelo de tratamento distinto daqueles adequados para crianças e adultos mais velhos, mas com vínculos perfeitos entre esses fluxos.[28] Serviços específicos para jovens são necessários devido às suas necessidades distintas e ao padrão complexo e evolutivo de morbidade e fluidez sintomática observado nessa população.[29] Os jovens que estão nos estágios iniciais de um transtorno mental geralmente apresentam uma série de comorbidades, sobretudo abuso de substâncias e traços complexos de personalidade, o que ressalta a necessidade de uma abordagem integrada de seus cuidados de saúde mental. Além de reconhecerem esse padrão heterogêneo de apresentação clínica, os serviços precisam responder às necessidades culturais e de desenvolvimento que são exclusivas dos jovens, que muitas vezes não são atendidas nos serviços para adultos.[30] Isso inclui a identidade individual e de grupo de um jovem, bem como suas necessidades e comportamentos de busca de ajuda. Significa que os serviços precisam ser amigáveis aos jovens, no sentido de serem acessíveis e prestados em ambientes comunitários, sem julgamentos e sem estigmas.

A diversidade e a complexidade das necessidades entre os jovens exigem uma abordagem de cuidados em camadas em que existam diferentes níveis de serviço disponíveis com capacidade de gerir o elevado volume de apresentações, bem como todo o espectro de necessidades. Os níveis de serviço que podem abranger o alcance, a complexidade e a gravidade da doença mental observada em jovens incluem serviços de e-saúde, serviços primários ou avançados de atenção primária para aqueles com doença mental leve a moderada e serviços especializados de apoio para aqueles com apresentações complexas ou graves.[29] Esses sistemas devem ser orientados por princípios-chave de atenção à saúde mental para jovens (Quadro 11.1). Para que qualquer sistema seja bem-sucedido, as barreiras individuais e de serviço ao atendimento precisam ser abordadas, o que inclui a capacidade dos jovens de reconhecer a necessidade de ajuda e saber onde procurar serviços que ofereçam atendimento acessível, aceitável, economicamente viável e apropriado à fase de desenvolvimento e ao estágio da doença.[29]

Na última década, a reforma na prestação de serviços de saúde mental para jovens ganhou impulso. Foi construído sobre o sucesso do movimento da psicose precoce na década de 1990, que gerou evidências para a eficácia da intervenção precoce[31,32] e apoiou a transformação do serviço em escala global.[33] O sucesso do modelo de assistência à psicose precoce encorajou uma aplicação mais ampla de diagnóstico precoce e tratamento especializado que cobriu toda a gama de transtornos mentais emergentes em jovens, incluindo transtornos do humor e de ansiedade, transtornos por uso de substâncias, transtornos alimentares e transtornos da personalidade.[29,34] A transformação dos serviços de saúde mental para jovens se iniciou na Austrália por meio de uma abordagem

QUADRO 11.1 Princípios-chave para sistemas de atenção à saúde mental para jovens

- Participação dos jovens em todos os níveis para permitir a criação de culturas de cuidados acolhedores e livres de estigma que forneçam aquilo de que eles e suas famílias realmente necessitam
- Assistência que representa a epidemiologia da doença mental em jovens e reconhece a cultura de desenvolvimento de adultos emergentes
- Uma estrutura holística, preventiva e otimista que enfatiza a intervenção precoce e oferece atendimento abrangente, baseado em evidências e escalonado, regido por considerações de risco-benefício e tomada de decisão compartilhada, com metas-chave de resultados sociais e vocacionais
- Uma unidade de prática integrada em que os prestadores de assistência são organizados em torno das necessidades do jovem e de sua família e por meio da qual uma equipe dedicada de pessoal clínico e não clínico presta todo o ciclo de cuidados para o transtorno do jovem; essa abordagem muda fundamentalmente a forma como os médicos são organizados para prestar assistência
- Eliminação de descontinuidades em períodos de pico de necessidade de cuidados durante as transições de desenvolvimento
- Ligações positivas e contínuas entre serviços para crianças e adultos
- Posse flexível e reingresso à assistência conforme necessário durante o período crucial de transição da infância para a idade adulta

Reproduzido de McGorry e colaboradores[29] com permissão.

inovadora e informada por evidências (*Headspace*), que posteriormente fluiu para outras nações.[28,35-38] Embora os modelos de atendimento entre os países possam diferir para se adaptar aos contextos locais, um objetivo comum dessas reformas globais é desenvolver um fluxo de saúde mental juvenil que integre totalmente o atendimento aos jovens, a fim de fornecer uma cobertura perfeita e adequada da assistência de saúde mental desde a adolescência até a idade adulta madura (por volta dos 25 anos), com transições suaves entre a assistência de saúde mental infantil e adulta.

RESPOSTA DA AUSTRÁLIA: *HEADSPACE*

Headspace, a National Youth Mental Health Foundation, foi criada em 2006 com a missão de promover e apoiar a intervenção precoce para jovens de 12 a 25 anos com uma série de transtornos mentais.[28] O modelo de atenção *Headspace* é composto por 16 componentes principais (Figura 11.1), que atualmente representam as melhores práticas para oferecer e reformar o atendimento de saúde mental dos jovens.[39] É um modelo aprimorado de atenção primária que oferece aos jovens uma gama de apoios integrados em saúde mental, drogas e álcool, saúde física e sexual e vocacional. Além desses quatro fluxos principais de atendimento, o *Headspace* oferece serviços de prevenção ao suicídio em escolas de ensino médio e realiza campanhas de conscientização da comunidade local que aprimoram o comportamento de busca de ajuda dos jovens, permitem que famílias e prestadores de serviços identifiquem problemas de saúde mental emergentes em jovens precocemente e fortalecem as vias de encaminhamento para o serviço.[29] Um componente-chave do modelo *Headspace* é estabelecer centros amigáveis de fácil acesso aos jovens, que atendam às suas necessidades básicas de saúde em um modelo de atenção multidisciplinar com vínculos estreitos com serviços especializados e organizações comunitárias locais.[39] Fornece um ponto de entrada suave e livre de estigma para a assistência, com maior probabilidade de promover o acesso aos serviços e o envolvimento entre os jovens. A participação e o engajamento deles são pilares centrais do modelo e

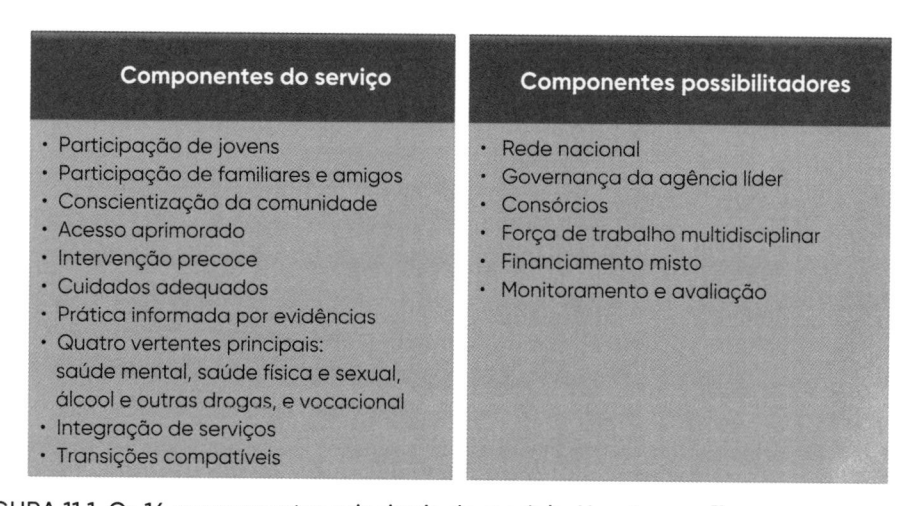

Componentes do serviço	Componentes possibilitadores
• Participação de jovens • Participação de familiares e amigos • Conscientização da comunidade • Acesso aprimorado • Intervenção precoce • Cuidados adequados • Prática informada por evidências • Quatro vertentes principais: saúde mental, saúde física e sexual, álcool e outras drogas, e vocacional • Integração de serviços • Transições compatíveis	• Rede nacional • Governança da agência líder • Consórcios • Força de trabalho multidisciplinar • Financiamento misto • Monitoramento e avaliação

FIGURA 11.1 Os 16 componentes principais do modelo *Headspace*.[39]

contribuem para a criação de um ambiente não estigmatizante, garantindo que os serviços sejam prestados em um ambiente acessível, sem julgamentos e amigável.

O *Headspace* fornece intervenção precoce dentro de uma estrutura integrada e preventiva que oferece atendimento escalonado baseado em evidências, guiado por considerações de risco-benefício e tomada de decisão compartilhada, com resultados sociais e vocacionais como principais alvos.[29] Abordagens psicossociais simples e breves são normalmente usadas como tratamentos de primeira linha, com abordagens farmacêuticas usadas em jovens que não respondem às intervenções psicossociais iniciais ou que apresentam sintomas mais graves ou risco de doença mental.[29] Essa abordagem permite que os cuidados correspondam ao estágio da doença de um jovem, com ênfase em fornecer as intervenções corretas baseadas em evidências no momento certo (ou seja, no início do curso da doença mental) para melhorar os resultados do paciente e reduzir o risco de progressão da doença.[34] Isso se alinha com o modelo de estadiamento clínico, que diferencia as características clínicas iniciais e leves daquelas mais graves e estabelecidas.[34] O modelo de estadiamento clínico é particularmente relevante para os jovens, uma vez que o início da doença mental é mais comum nessa fase da vida e que a pouca especificidade de seus perfis de sintomas clínicos significa que as abordagens de tratamento serão diferentes daquelas para uma doença de limiar pleno. Embora os sistemas tradicionais de diagnóstico não reconheçam os primeiros sintomas de problemas de saúde mental observados em jovens, os dados do *Headspace* mostraram que esses estágios iniciais da doença estão frequentemente associados a um significativo sofrimento e comprometimento funcional, risco de automutilação e ideação suicida e abuso de substâncias.[40-42] Estes, por si só, bem como o risco de persistência, indicam necessidade genuína de cuidados com forte ênfase em intervenções adequadas e preventivas.

O sucesso do *Headspace* resultou em sua expansão para 110 centros nacionais, com mais 30 centros ou centros satélites recentemente contratados pelo governo australiano. Os resultados do *Headspace* foram favoráveis em várias áreas. O *Headspace* desempenhou um papel fundamental na melhoria do acesso à saúde mental, particularmente para vários grupos marginalizados e em risco, incluindo aqueles que residem em áreas regionais, jovens indígenas e aqueles que se identificam como LGBTQIA+.[43] No exercício de 2018/2019, 99.892 jovens acessaram um centro *Headspace*, e 32.142 acessaram o *eHeadspace*, seu serviço *on-line* e telefônico.[44] Estudos mostraram resultados promissores, com 60% dos clientes apresentando melhora significativa sintomática e/ou funcional.[40] Uma avaliação independente do *Headspace* revelou outros resultados positivos, incluindo a redução de ideação suicida e automutilação, e menos dias ausentes da escola ou do emprego.[43] Além disso, os jovens e suas famílias estão altamente satisfeitos com os serviços que recebem no *Headspace*.[43,45]

DESENVOLVIMENTOS GLOBAIS EM SAÚDE MENTAL JUVENIL

A reforma da saúde mental juvenil alcançada na Austrália se espalhou para outras partes do globo. Reino Unido, Irlanda, Canadá, Estados Unidos, Europa e Ásia adotaram modelos semelhantes e culturalmente apropriados.[10] Na Irlanda, a reforma levou ao desenvolvimento do *Jigsaw* (anteriormente *Headstrong*), que opera em 10 comunidades e levou a serviços de saúde mental comunitários acessíveis e eficazes para jovens de 12 a 25 anos.[46] No Reino Unido, o estabelecimento do *Youthspace*, um serviço de saúde mental para jovens em Birmingham, levou ao comissionamento de uma rota de atendimento integrado para indivíduos de 0 a 25 anos.[37] Vários outros desenvolvimentos globais ocorreram, incluindo a criação de *Headspace* na Dinamarca, em Israel, na Islândia e em Allcove, na Califórnia; o estabelecimento do *ACCESS Open Minds* no Canadá, cujo objetivo é transformar os serviços de saúde mental para jovens de 11 a 25 anos;[47] a ampliação do modelo *The Foundry* na Colúmbia Britânica; e o lançamento da *@ease* na Holanda. Na Europa, o campo da psiquiatria infantil e adolescente reconheceu a necessidade de transformação e criou um campo emergente de "psiquiatria de transição". A International Association for Youth Mental realizou cinco conferências de sucesso. A International Early Psychosis Association transformou-se e expandiu-se para IEPA: Early Intervention in Mental Health. A criação da revista *Early Intervention in Psychiatry* promoveu a pesquisa científica, a tradução do conhecimento e a reforma baseada em evidências na intervenção precoce. Juntas, essas transformações começaram a preencher a grave lacuna na prestação de cuidados de saúde mental acessíveis, livres de estigma, multidisciplinares, adequados ao desenvolvimento e eficazes para os jovens.

QUAL RUMO TOMAR PELA SAÚDE MENTAL DOS JOVENS?

Embora a inovação de serviços em todo o mundo tenha mostrado resultados promissores para os jovens,[10] a reforma da saúde mental continua sendo uma área de refinamento contínuo. É necessário mais trabalho para aproveitar plenamente o potencial da intervenção precoce para jovens com problemas de saúde mental e reduzir a substancial necessidade não atendida que continuam sofrendo. Recentemente, áreas de aperfeiçoamento para fortalecer a capacidade do modelo *Headspace* foram destacadas e incluem supervisão nacional mais forte para garantir o comissionamento integrado, bem como modelos financeiros mais fortes e fluxos de financiamento adicionais para fornecer um mandato mais longo de atendimento, melhorar a fidelidade do modelo e apoiar fluxos principais (p. ex., álcool e outras drogas e intervenções vocacionais).[48]

Outra área de desenvolvimento é o fortalecimento do modelo *Headspace* para abordar efetivamente todo o espectro de complexidade e gravidade da doença mental. O *Headspace* fornece principalmente serviços de curto prazo para jovens com necessidades de saúde mental leves a moderadas, embora um subconjunto substancial de clientes apresente níveis mais altos de necessidades.[29] Os 40% dos clientes *Headspace* que não apresentam melhoras sintomáticas e/ou funcionais significativas têm formas mais complexas ou graves de problemas de saúde mental que não podem ser adequadamente tratadas dentro da oferta atual de centros *Headspace*. Exigem cuidados mais especializados, intensivos e estendidos do que podem ser oferecidos atualmente no *Headspace*, incluindo atendimento domiciliar móvel e de extensão, especialização baseada em transtornos específicos e assistência residencial aguda e subaguda. O acesso a serviços terciários agudos muitas vezes não é possível para esses jovens, pois eles não estão suficientemente doentes para atingir o alto limiar de entrada no serviço. Isso representa um ponto cego crítico nos cuidados de saúde mental juvenil, com os indivíduos que se situam nessa lacuna no serviço descritos como "o meio que está faltando". As repercussões podem ser imensas, como já visto na Austrália, onde quase três quartos dos jovens com transtornos complexos que deveriam se qualificar para a entrada em serviços de saúde mental comunitários têm acesso negado, apesar de apresentarem morbidade significativa e comprometimento funcional. O investimento inadequado na assistência de saúde mental comunitária especializada para jovens teve efeitos de fluxo, com os jovens e suas famílias buscando atendimento por meio de departamentos de emergência do hospital em momentos de crise, o que levou a aumento das visitas aos departamentos de emergência relacionados à saúde mental.[49] Contudo, o manejo em ambientes de emergência é muitas vezes contraproducente para jovens com problemas de saúde mental, onde podem enfrentar cuidados traumáticos ou prejudiciais.

Uma prioridade atual para a reforma é melhorar a prestação de serviços para o "meio que está faltando" dos jovens. Isso requer investimento substancial e contínuo, fortalecimento e integração de sistemas de saúde mental a fim de tratar adequadamente todo o espectro de apresentações.[50] Uma meta importante é estabelecer transições perfeitas, bem como o manejo de pacientes da atenção primária à terciária e a coordenação com os sistemas sociais por meio de um sistema verticalmente integrado. Em 2013, o governo australiano começou a abordar essa lacuna por meio do financiamento de seis serviços de "*Headspace* aprimorado", que estão vinculados a um grupo local de centros *Headspace* e prestam serviços para psicose precoce baseados em evidências. A próxima direção do modelo *Headspace* é incorporar serviços semelhantes para jovens que apresentam quadros complexos e graves em todo o espectro diagnóstico dos transtornos mentais.

CONCLUSÕES

O pico de início e a grande carga de transtornos mentais em adolescentes e adultos jovens indicam claramente a necessidade de programas de intervenção precoce e preventiva direcionados à fase de vida da juventude. O sistema de saúde mental tradicional e atual fez os jovens, que têm maior necessidade de atendimento, se depararem com serviços que são inacessíveis, geram descontinuidade do tratamento em períodos críticos e são inadequados para suas necessidades de desenvolvimento, culturais, biológicas e psicossociais. A criação de modelos de intervenção precoce sem estigma específicos para jovens reduziu as barreiras para cuidar desses indivíduos e melhorou seus resultados. Com base nesse sucesso, é necessária uma nova onda de reforma para fortalecer esses serviços e garantir que o acesso e a qualidade dos cuidados sejam equitativos para todos os jovens em todo o espectro, complexidade e gravidade da doença mental.[48,51] Embora o investimento em serviços de saúde mental para crianças e adultos continue sendo essencial para cuidados preventivos e contínuos ao longo da vida, um fluxo distinto para os jovens é crucial para atender às suas necessidades de maneira adequada e eficaz. A prestação de assistência baseada em evidências dentro de um sistema que seja acessível e aceitável para os jovens (como *Headspace* e modelos de serviço semelhantes) deve continuar como uma boa prática na atenção à saúde mental de jovens enquanto mais evidências são acumuladas e os modelos de atenção são fortalecidos.

REFERÊNCIAS

1. Mokdad AH, Forouzanfar MH, Daoud F, Mokdad AA, El Bcheraoui C, Moradi-Lakeh M, et al. Global burden of diseases, injuries, and risk factors for young people's health during 1990-2013: a systematic analysis for the Global Burden of Disease Study 2013. Lancet. 2016;387:2383–401.
2. Insel TR, Fenton WS. Psychiatric epidemiology: it's not just about counting anymore. Arch Gen Psychiatry. 2005;62:590–2.
3. Kessler RC, Berglund P, Demler O, Jin R, Merikangas KR, Walters EE. Lifetime prevalence and age-of--onset distributions of DSM-IV disorders in the National Comorbidity Survey Replication. Arch Gen Psychiatry. 2005;62:593–602.
4. Gibb SJ, Fergusson DM, Horwood LJ. Burden of psychiatric disorder in young adulthood and life outcomes at age 30. Br J Psychiatry. 2010;197:122–7.
5. McGorry PD. The specialist youth mental health model: strengthening the weakest link in the public mental health system. Med J Aust. 2007;187:S53–6.
6. Hosie A, Vogl G, Carden J, Hoddinott J, Lim S. A way forward: equipping Australia's mental health system for the next generation: EY and ReachOut Australia; 2015.
7. Access Economics. The economic impact of youth mental illness and the cost effectiveness of early intervention. Melbourne: Access Economics Pty Limited; 2009.
8. Patel V, Saxena S, Lund C, Thornicroft G, Baingana F, Bolton P, et al. The Lancet Commission on global mental health and sustainable development. Lancet. 2018;392:1553–98.
9. Burgess PM, Pirkis JE, Slade TN, Johnston AK, Meadows GN, Gunn JM. Service use for mental health problems: findings from the 2007 National Survey of Mental Health and Wellbeing. Aust N Z J Psychiatry. 2009;43:615–23.
10. Hetrick SE, Bailey AP, Smith KE, Malla A, Mathias S, Singh SP, et al. Integrated (one-stop shop) youth health care: best available evidence and future directions. Med J Aust. 2017;207:S5–18.
11. Rickwood DJ, Deane FP, Wilson CJ. When and how do young people seek professional help for mental health problems? Med J Aust. 2007;187:S35–9.
12. Rickwood DJ, Mazzer KR, Telford NR. Social influences on seeking help from mental health services, in-person and online, during adolescence and young adulthood. BMC Psychiatry. 2015;15:40.
13. Lawrence D, Johnson S, Hafekost J, Boterhoven De Haan K, Sawyer M, Ainley J, et al. The mental health of children and adolescents. Report on the second Australian Child and Adolescent Survey of Mental Health and Wellbeing. Canberra: Department of Health; 2015.
14. Singh SP, Paul M, Ford T, Kramer T, Weaver T, McLaren S, et al. Process, outcome and experience of transition from child to adult mental healthcare: multiperspective study. Br J Psychiatry. 2010;197:305–12.
15. Perera RH, Rogers SL, Edwards S, Hudman P, Malone C. Determinants of transition from child and adolescent to adult mental health services: a Western Australian pilot study. Aust Psychol. 2017;52:184–90.
16. Dunn V. Young people, mental health practitioners and researchers co-produce a Transition Preparation Programme to improve outcomes and experience for young people leaving Child and Adolescent Mental Health Services (CAMHS). BMC Health Serv Res. 2017; 17:293.
17. Singh SP. Transition of care from child to adult mental health services: the great divide. Curr Opin Psychiatry. 2009;22:386–90.

18. Arnett JJ, Žukauskienė R, Sugimura K. The new life stage of emerging adulthood at ages 18–29 years: implications for mental health. Lancet Psychiatry. 2014;1:569–76.
19. Sawyer SM, Azzopardi PS, Wickremarathne D, Patton GC. The age of adolescence. Lancet Child Adolesc Health. 2018;2:223–8.
20. Lebel C, Beaulieu C. Longitudinal development of human brain wiring continues from childhood into adulthood. J Neurosci. 2011;31:10937–47.
21. Twenge JM, Park H. The decline in adult activities among U.S. adolescents, 1976-2016. Child Dev. 2019;90:638–54.
22. Australian Institute of Health and Welfare. Australia's welfare 2017. Australia's welfare series no. 13. AUS 214. Canberra: AIHW; 2017.
23. Parent AS, Teilmann G, Juul A, Skakkebaek NE, Toppari J, Bourguignon JP. The timing of normal puberty and the age limits of sexual precocity: variations around the world, secular trends, and changes after migration. Endocr Rev. 2003;24:668–93.
24. Weinberger AH, Gbedemah M, Martinez AM, Nash D, Galea S, Goodwin RD. Trends in depression prevalence in the USA from 2005 to 2015: widening disparities in vulnerable groups. Psychol Med. 2018;48:1308–15.
25. Collishaw S. Annual research review: secular trends in child and adolescent mental health. J Child Psychol Psychiatry. 2015;56:370–93.
26. Sellers R, Warne N, Pickles A, Maughan B, Thapar A, Collishaw S. Cross-cohort change in adolescent outcomes for children with mental health problems. J Child Psychol Psychiatry. 2019;60:813.
27. Twenge JM. Time period and birth cohort differences in depressive symptoms in the U.S., 1982–2013. Soc Indic Res. 2015;121:437–54.
28. McGorry PD, Tanti C, Stokes R, Hickie IB, Carnell K, Littlefield LK, et al. Headspace: Australia's National Youth Mental Health Foundation - where young minds come first. Med J Aust. 2007;187:S68–70.
29. McGorry PD, Goldstone SD, Parker AG, Rickwood DJ, Hickie IB. Cultures for mental health care of young people: an Australian blueprint for reform. Lancet Psychiatry. 2014;1:559–68.
30. McLaren S, Belling R, Paul M, Ford T, Kramer T, Weaver T, et al. 'Talking a different language': an exploration of the influence of organizational cultures and working practices on transition from child to adult mental health services. BMC Health Serv Res. 2013;13:254.
31. Correll CU, Galling B, Pawar A, Krivko A, Bonetto C, Ruggeri M, et al. Comparison of early intervention services vs treatment as usual for early-phase psychosis: a systematic review, meta-analysis, and metaregression. JAMA Psychiatry. 2018;75:555–65.
32. van der Gaag M, Smit F, Bechdolf A, French P, Linszen DH, Yung AR, et al. Preventing a first episode of psychosis: meta-analysis of randomized controlled prevention trials of 12 month and longer-term follow-ups. Schizophr Res. 2013;149:56–62.
33. McGorry PD. Early intervention in psychosis: obvious, effective, overdue. J Nerv Ment Dis. 2015;203:310–8.
34. McGorry PD, Hickie IB, Yung AR, Pantelis C, Jackson HJ. Clinical staging of psychiatric disorders: a heuristic framework for choosing earlier, safer and more effective interventions. Aust N Z J Psychiatry. 2006;40:616–22.
35. Illback RJ, Bates T. Transforming youth mental health services and supports in Ireland. Early Interv Psychiatry. 2011;5:S22–7.
36. Iyer SN, Boksa P, Lal S, Shah J, Marandola G, Jordan G, et al. Transforming youth mental health: a Canadian perspective. Ir J Psychol Med. 2015;32:51–60.
37. Vyas NS, Birchwood M, Singh SP. Youth services: meeting the mental health needs of adolescents. Ir J Psychol Med. 2014;32:13–9.
38. McGorry P, Bates T, Birchwood M. Designing youth mental health services for the 21st century: examples from Australia, Ireland and the UK. Br J Psychiatry. 2013;202:S30–5.

39. Rickwood D, Paraskakis M, Quin D, Hobbs N, Ryall V, Trethowan J, et al. Australia's innovation in youth mental health care: the headspace centre model. Early Interv Psychiatry. 2019;13:159-66.
40. Rickwood DJ, Mazzer KR, Telford NR, Parker AG, Tanti CJ, McGorry PD. Changes in psychological distress and psychosocial functioning in young people visiting headspace centres for mental health problems. Med J Aust. 2015;202:537-42.
41. Scott EM, Hermens DF, Naismith SL, White D, Whitwell B, Guastella AJ, et al. Thoughts of death or suicidal ideation are common in young people aged 12 to 30 years presenting for mental health care. BMC Psychiatry. 2012;12:234.
42. Rickwood DJ, Telford NR, Parker AG, Tanti CJ, McGorry PD. Headspace – Australia's innovation in youth mental health: who are the clients and why are they presenting? Med J Aust. 2014;200:108-11.
43. Hilferty F, Cassells R, Muir K, Duncan A, Christensen D, Mitrou F, et al. Is headspace making a difference to young people's lives? Final report of the independent evaluation of the headspace program. Sydney: Social Policy Research Centre; 2015.
44. Headspace. Annual report 2018-2019. Headspace National Youth Mental Health Foundation; 2019.
45. Rickwood D, Nicholas A, Mazzer K, Telford N, Parker A, Tanti C, et al. Satisfaction with youth mental health services: further scale development and findings from headspace – Australia's National Youth Mental Health Foundation. Early Interv Psychiatry. 2017;11:296-305.
46. O'Keeffe L, O'Reilly A, O'Brien G, Buckley R, Illback R. Description and outcome evaluation of Jigsaw: an emergent Irish mental health early intervention programme for young people. Ir J Psychol Med. 2015;32:71-7.
47. Malla A, Iyer S, Shah J, Joober R, Boksa P, Lal S, et al. Canadian response to need for transformation of youth mental health services: ACCESS Open Minds (Esprits ouverts). Early Interv Psychiatry. 2019;13:697-706.
48. McGorry P, Trethowan J, Rickwood D. Creating headspace for integrated youth mental health care. World Psychiatry. 2019;18:140-1.
49. Hiscock H, Neely RJ, Lei S, Freed G. Paediatric mental and physical health presentations to emergency departments, Victoria, 2008-15. Med J Aust. 2018;208:343-8.
50. McGorry PD, Hamilton MP. Broken promises and missing steps in mental health reform. Med J Aust. 2017;206:487-9.
51. McGorry PD, Ratheesh A, O'Donoghue B. Early intervention - an implementation challenge for 21st century mental health care. JAMA Psychiatry. 2018;75:545-6.

12

Sistemas de classificação dos transtornos mentais: onde foi que erramos?

Hans-Jürgen Möller

SISTEMAS ANTERIORES DE CLASSIFICAÇÃO DE TRANSTORNOS MENTAIS: SEUS PRINCÍPIOS, LIMITAÇÕES E MELHORIAS LIMITADAS

Durante muito tempo, os primeiros passos para classificar os transtornos mentais foram baseados em observações clínicas. No final do século XIX, Kraepelin tentou estabelecer uma classificação dos transtornos mentais com base em descrições tradicionais e pesquisas clínicas transversais e longitudinais. Entre outros transtornos, o sistema de Kraepelin incluía demência precoce (posteriormente chamada de "esquizofrenia" por E. Bleuler) e insanidade maníaco-depressivo.[1] Depois de ser intensivamente discutida,[2] sua abordagem tornou-se aceita quase globalmente e, juntamente com a contribuição de outros (como o conceito de sintomas de primeira ordem de Kurt Schneider), formou a base principal para as conceituações de transtornos psicóticos nas primeiras versões da *Classificação internacional de doenças e problemas relacionados à saúde* (CID) e do *Manual diagnóstico e estatístico de transtornos mentais* (DSM). Esses dois sistemas de classificação baseados em transtornos incluíram posteriormente todo o conhecimento empírico disponível nos campos de estudos clínicos e pesquisa básica.[3] Em especial, as versões mais recentes desses dois sistemas consideram muitos achados de estudos clínicos transversais e longitudinais, epidemiologia, neurobiologia, neurofarmacologia, neurogenética, biologia molecular, imagem cerebral, etc.[1]

Todas as abordagens de classificação até o momento são baseadas em sintomas psicopatológicos. Originalmente, esses sintomas eram simples descrições clínicas, mas, nas últimas décadas, foram avaliados com a ajuda de procedimentos especiais de avaliação, como escalas de classificação padronizadas ou entrevistas estruturadas. Muitos trabalhos bem-sucedidos nos últimos anos melhoraram a qualidade psicométrica desses instrumentos em termos de validade e confiabilidade.[4]

Os sintomas psicopatológicos podem ser agrupados por análises multivariadas em síndromes, e indivíduos ou amostras podem então ser caracterizados por meio de escores de sintomas, que podem ser vistos como dimensões da psicopatologia. Esses escores de sintomas podem ser aplicados, por exemplo, para caracterizar os sintomas psicopatológicos de uma pessoa por meio dos escores individuais ou de uma amostra, transversal ou longitudinalmente, usando escores médios e desvios padrão.

O próximo passo é classificar as pessoas com uma síndrome depressiva proeminente como tendo uma síndrome depressiva, aquelas com uma síndrome paranoide-alucinatória proeminente como tendo uma síndrome paranoide-alucinatória, etc. Essa abordagem classificatória, que não apenas se refere aos valores de escores da síndrome, mas define determinado valor como patológico, pode ser chamada de "classificação sindrômica". Os escores de corte relacionados a essa abordagem classificatória sindrômica[3] podem ser derivados da distribuição normal dos escores na população média e dos escores em amostras clínicas definidas (abordagem de valores de norma e valores de referência, respectivamente).

Deve-se notar que, em geral, as pessoas que procuram ajuda em psiquiatria não apresentam apenas sintomas de uma síndrome, mas também sintomas pertencentes a outras síndromes, embora com intensidade mais baixa e, portanto, escores de classificação mais baixos.[5] Essa descrição e classificação sindrômica/dimensional foi popular por um curto período de tempo na década de 1970 e parece ter recuperado o interesse nos últimos 10 anos, aparentemente por causa das decepções em relação à validade e à confiabilidade da classificação relacionada ao transtorno (p. ex.,[6]).

De interesse é que tal descrição/diagnóstico baseada(o) em síndrome/dimensão parece ter poder preditivo semelhante, por exemplo, em termos de parâmetros de resultado, como um diagnóstico no quadro de uma classificação relacionada ao transtorno.[5,7] Contudo, uma abordagem relacionada à síndrome/dimensão parece ter algumas vantagens sobre um sistema de classificação relacionado ao transtorno.[8-10]

Uma classificação relacionada ao transtorno, também chamada de "classificação categórica" – como mencionado anteriormente, uma abordagem sindrômica/dimensional também pode ser uma classificação categórica –, tem sido amplamente utilizada nas últimas décadas e é a principal abordagem usada nas várias versões do DSM e da CID, entre outros sistemas de classificação. Combina padrões de sintomas/síndromes com causas potenciais e características de curso em construtos de doenças/transtornos como demência, transtorno esquizofrênico, transtorno bipolar e transtorno depressivo e os subtipos relacionados desses transtornos. Cada um deles é caracterizado por uma ou duas síndromes proeminentes, mas outras síndromes também podem estar presentes, embora em menor intensidade.[11] Enquanto no sistema tradicional de classificação relacionada a transtornos e nas primeiras versões do DSM e da CID o diagnóstico de um indivíduo se referia a apenas uma doença ou transtorno, e outros diagnósticos potenciais concomitantes não eram permitidos por conta de regras hierárquicas, as versões modernas da CID e do DSM permitem comorbidade, no sentido de que uma pessoa pode ter tanto transtorno depressivo maior (TDM) quanto transtorno de ansiedade generalizada (TAG), por exemplo.[12] Esses tipos de comorbidades são comuns.

Esses princípios de classificação dos transtornos mentais podem ser encontrados em todos os tipos de sistemas sindrômicos ou classificatórios. Para aumentar a confiabilidade dos diagnósticos, as versões posteriores do DSM e da CID também incluíam uma operacionalização especial. A aceitação mais ou menos mundial desses sistemas classificatórios pode ser vista como um importante avanço no diagnóstico psiquiátrico, especialmente em termos de confiabilidade e, em menor grau, em termos de validade. Contudo, esses sistemas ainda apresentam muitas limitações. Especialmente com o crescente conhecimento neurobiológico, a discordância entre entidades diagnósticas e seus antecedentes neurobiológicos tornou-se cada vez mais problemática. Assim, além de sua confiabilidade, a validade dos sistemas atuais tem sido continuamente questionada, e novos desenvolvimentos e aperfeiçoamentos foram considerados urgentemente necessários. Por essa razão, muito trabalho foi dedicado ao desenvolvimento do DSM-5 e da CID-11.

Este capítulo se concentra principalmente no DSM-5. Não considera a CID-11 porque a versão final não estava disponível durante a produção de escrita do livro, e a abordagem e o conteúdo principal são muito semelhantes aos do DSM-5.[13] O capítulo não descreve o conteúdo do DSM-5 em detalhes, mas se concentra em diferentes tipos de problemas em seu desenvolvimento e estrutura. A esse respeito, o capítulo segue meus argumentos publicados anteriormente.[14-16]

DSM-5: PROBLEMAS EM SEU DESENVOLVIMENTO E ESTRUTURA

No DSM-5, as categorias de transtorno (ou doença) não se baseiam em achados neurobiológicos, apesar dos esforços do consórcio DSM-5 para fazê-lo.[17] Isso corresponde ao estado geral da pesquisa em psiquiatria. O objetivo original de incluir marcadores biológicos não foi cumprido. O DSM-5 considera a avaliação tradicional de alterações cerebrais em transtornos neurocognitivos, mas não biomarcadores modernos, por exemplo, para demência de Alzheimer. Grupos de pesquisa propuseram incluir marcadores biológicos para uma variedade de doenças em diferentes níveis de diagnóstico, desde o "antigo" teste de supressão de dexametasona[18] até uma nova abordagem de marcadores séricos para depressão.[19] Contudo, na visão do consórcio DSM-5, esses marcadores e outras abordagens, como, por exemplo, marcadores baseados em ressonância magnética na esquizofrenia (p. ex.,[20,21]), não foram suficientemente bem desenvolvidos ou replicados. O consórcio até optou por omitir biomarcadores do sistema amiloide para a doença de Alzheimer, embora estes sejam considerados bastante avançados.[22-24] A omissão de marcadores biológicos significa que o diagnóstico psiquiátrico ainda é baseado principalmente nos sintomas e no curso de um transtorno.

Um objetivo principal adicional do DSM-5 era usar um sistema de diagnóstico dimensional, ou seja, uma abordagem baseada em síndrome, em vez de, ou em adição a, um sistema de diagnóstico categórico.[25] Isso teria tornado a última revisão do DSM ainda mais ateórica do que a anterior, o DSM-IV.[3] Contudo, ao prepararem a revisão, os grupos de trabalho do DSM-5 decidiram não perseguir esse objetivo. Esta foi uma decisão principalmente pragmática, mas também estava relacionada às sérias preocupações das partes interessadas de que um sistema dimensional seria incompatível com as diretrizes de tratamento e criaria problemas com as licenças de medicamentos existentes.[26] Entretanto, traços dessa abordagem dimensional podem ser encontrados no DSM-5. Isso inclui especificadores transnosológicos (p. ex. o especificador de características mistas), avaliações de gravidade (p. ex., avaliações globais de domínios de sintomas de esquizofrenia), avaliações dimensionais transversais e alguns aspectos do diagnóstico de uso e dependência de substâncias. A seção do DSM-5 sobre uso e dependência de substâncias ilustra o principal problema de uma abordagem dimensional orientada aos sintomas, ou seja, em última análise, pontuações de corte devem ser definidas para determinar se um transtorno está presente ou não,[3] mas definir pontuações de corte é o primeiro passo em um desenvolvimento reverso de uma abordagem dimensional para uma abordagem categórica.

Do ponto de vista de uma abordagem psicométrica, que pode ser considerada o mais alto padrão, as "abordagens dimensionais" do DSM-5 em geral não parecem muito sofisticadas, principalmente em vista das opções psicométricas e estatísticas disponíveis.[27-32] Também surpreendente é que, ao reverter de uma abordagem dimensional para uma categórica, o DSM-5 usou pontuações de corte arbitrárias em vez de pontuações padrão da população geral. Em um sistema de classificação dimensional, a abordagem ideal é usar uma escala abrangente e de amplo espectro que avalie todos os sintomas relevantes e defina "casos" com base em normas ou valores de referência. A decisão de não adotar essa abordagem pode ter sido pragmática, ou seja, poderia ter sobrecarregado os médicos.

A tensão entre uma abordagem categórica por um lado e uma dimensional por outro fica clara quando consideramos os transtornos esquizofrênicos e afetivos. Originalmente, o consórcio DSM-5 pretendia usar um "espectro psicótico" para classificar os transtornos esquizofrênicos e bipolares e fornecer uma subdivisão dimensional opcional; no entanto, no final, eles não seguiram essa ideia devido a inúmeras preocupações teóricas[5,33-35] e pragmáticas.[25] Embora muitas pessoas considerassem essa ideia plausível (porque representava um retorno ao conceito de *Einheitspsychose* [psicose unitária][36]), uma análise mais atenta revela vários problemas associados. Por exemplo, por que o sistema deveria incluir o transtorno bipolar, mas não a depressão unipolar, tendo em vista as sobreposições conhecidas entre esses dois transtornos?[37-40] E, para continuar na mesma linha de pensamento, por que não incluir também o TAG?[41] A definição de "psicótico", ou seja, a presença de sintomas delirantes e alucinações, também não é tão clara como pode parecer à primeira vista.[36] O diagnóstico de um "transtorno psicótico" requer a presença de sintomas positivos ou é suficiente que os sintomas positivos possam estar presentes, por exemplo, em um transtorno como mania ou depressão? Recentemente, por exemplo, alguns autores (p. ex.,[42]) classificaram a mania e a depressão bipolar principalmente como transtornos psicóticos, mas não a depressão maior. As razões para essa classificação variada não são claras.

Ensaios de campo das classificações do DSM-5 renderam algumas pontuações baixas para confiabilidade entre observadores.[43] Por exemplo, o coeficiente kappa para TDM foi de apenas 0,28.[3] Essa baixa confiabilidade interobservador pode ter sido resultado dos métodos do estudo[44] e da alta prevalência de comorbidades entre os participantes, mas são necessários mais estudos para determinar se ela também estava relacionada aos novos conceitos diagnósticos do DSM-5. O contra-argumento de que a confiabilidade interobservador do DSM-IV também era baixa não é nada tranquilizador, especialmente porque as duas versões foram avaliadas com métodos diferentes, e o consórcio DSM-5 especificou a confiabilidade interobservador melhorada como objetivo do novo sistema.[45] Seria de se esperar que uma abordagem melhorada de diagnóstico tivesse maior confiabilidade entre observadores, embora um objetivo principal do consórcio DSM-5 fosse melhorar a validade do sistema, não apenas a confiabilidade. O uso de uma abordagem diferente para avaliar o DSM-5 e o DSM-IV dificulta a comparação direta da confiabilidade interobservador das duas versões.

Em contraste com a baixa confiabilidade interobservador do DSM-5 para TDM, a confiabilidade interobservador para esquizofrenia e transtorno bipolar, por exemplo, foi boa, assim como para transtorno esquizoafetivo. Portanto, podemos concluir que os critérios diagnósticos do DSM-5 para TDM não são suficientemente claros e mostram muita sobreposição com outros transtornos. Quando consideramos a associação ou sobreposição com outros transtornos,[43] referidos no DSM como comorbidade, torna-se evidente que essa característica seria mais bem referida como "cossíndromes parciais", por exemplo, de sintomas depressivos com sintomas de ansiedade (TAG, transtorno de estresse pós-traumático [TEPT]). Essas "cossíndromes" podem explicar os problemas mencionados anteriormente, relacionados ao diagnóstico diferencial.[46] Os escores baixos de confiabilidade interobservadores do TDM são semelhantes aos escores do TAG, mas mais altos do que os do transtorno depressivo ansioso, uma categoria que foi omitida no DSM-5. O princípio hierárquico de Jaspers pode fornecer uma explicação para os baixos escores de confiabilidade, ou seja, como os sintomas de depressão e ansiedade são tão prevalentes em transtornos psiquiátricos, não são específicos para determinado transtorno e, por consequência, não podem ser facilmente separados em dois grupos distintos de transtornos.

No DSM-5, os médicos podem fornecer descrições suplementares de pacientes em relação às síndromes – por exemplo, podem especificar que um paciente com transtorno esquizofrênico tem "sintomas negativos" predominantes. Essa informação suplementar abrange tanto avaliações de gravidade (semelhante às avaliações globais de oito domínios de sintomas de esquizofrenia) como avaliações dimensionais transversais. Portanto, representa uma ferramenta importante para os médicos, pois permite personalizar o diagnóstico de pacientes individuais, o que pode ser importante, por exemplo, para tratamento medicamentoso. Apesar de sua utilidade, a maioria dessas avaliações complementares foi colocada na seção final do novo DSM, Seção III ("Medidas e modelos emergentes"), ou seja, seu uso não é obrigatório, apenas sugerido para exploração posterior. Isso se assemelha à situação com os diagnósticos multiaxiais no DSM-IV, que não foram bem aceitos e foram omitidos do DSM-5. Consequentemente, temos que nos perguntar se os médicos realizarão as avaliações voluntárias, "emergentes", que são mais complicadas e abrangentes do que as avaliações padrão. A probabilidade de que as avaliações complementares não sejam realizadas de forma rotineira é alta porque elas ainda precisam ser desenvolvidas, e sua penetração conceitual é inadequada. Além disso, apresentam deficiências graves no que diz respeito à psicometria, ou seja, incluem mais escalas de autoavaliação do que de observadores, algumas das escalas de autoavaliação são muito simples, e alguns dos itens parecem ser mais orientadores de perguntas de entrevista e não são adequados para avaliações psicométricas, que devem corresponder aos critérios habituais de validade e confiabilidade. Instrumentos avaliados pelo observador são conhecidos por diferenciarem melhor entre transtornos do que instrumentos de autoavaliação, e os achados do último não necessariamente coincidem com os do primeiro.[47]

Uma pergunta final é por que a Seção III inclui apenas algumas escalas estabelecidas e por que o trabalho foi claramente dedicado ao desenvolvimento de novas avaliações globais, principalmente simples. Por exemplo, apenas alguns instrumentos de autoavaliação disponíveis estão incluídos – o Patient Health Questionnaire (PHQ-9) para avaliar a gravidade da depressão, a National Stressful Events Survey PTSD Short Scale (NSESS) para avaliar os sintomas de TEPT e a Brief Dissociative Experience Scale (DES-B) para avaliar a gravidade dos sintomas dissociativos. Para outros transtornos, como transtorno de pânico, transtorno de ansiedade social e TAG, a Seção III não inclui ferramentas de avaliação de gravidade. Assim, a lista de instrumentos de avaliação incluídos parece estar incompleta e não bem pensada. Instrumentos avaliados pelo médico são fornecidos apenas para alguns transtornos, como, por exemplo, a gravidade da psicose e do transtorno de sintomas somáticos. Seria interessante saber como o consórcio DSM-5 decidiu quais instrumentos incluir e quais omitir.

COMO PODEMOS SUPERAR OS ERROS DO PASSADO? NOVOS HORIZONTES

Como fica claro pelas descrições apresentadas, o DSM-5 está longe do que os grupos de trabalho e os psiquiatras em geral esperavam. Entretanto, isso não é culpa dos grupos de trabalho – está relacionado aos problemas inerentes e não facilmente solucionáveis de classificar os transtornos mentais e à nossa compreensão ainda limitada dos fenômenos complexos dos transtornos psiquiátricos. De grande importância nesse contexto é o ponto mencionado de que o DSM-5 contém poucas referências à neurobiologia, apesar da disponibilidade de tantos achados neurobiológicos relevantes, porque a relação entre os construtos tradicionais dos transtornos e os fatores neurobiológicos é, na maioria das vezes, fraca. Por exemplo, estudos de associação de todo o genoma produziram muitas descobertas genéticas, mas cada uma das alterações genéticas encontradas explica apenas uma pequena parte do fenótipo sintomático ou da previsão de resultados. Isso é verdade mesmo quando vários achados genéticos são combinados nos chamados escores de risco poligenético, que explicam apenas uma pequena quantidade adicional de variância.[48-52] Da mesma forma, achados de imagem de alterações estruturais do cérebro, por exemplo, não foram específicos o suficiente para serem vistos como biomarcadores de esquizofrenia ou psicose, embora associações interessantes, por exemplo, com o estado mental de risco (ARMS, do inglês *at-risk mental state*) para psicose e capacidade preditiva para a transição do ARMS para psicose, tenham sido descritas.[20,21,53] Consequentemente, alguns especialistas em neurogenética, por exemplo, sugeriram não usar esses construtos clássicos de transtorno e desenvolver algo novo que considere principalmente parâmetros neurobiológicos,[54] embora outros tenham dito que devemos considerar a combinação de parâmetros neurobiológicos com dimensões psicológicas em vez de sintomas psicopatológicos.[55] Alguns especialistas estão convencidos de que essa abordagem neurobiologicamente orientada deve ser a principal e, portanto, veem o DSM-5 como uma solução provisória que será cada vez mais substituída por uma "classificação de circuito cerebral de doença mental"[56] no âmbito do projeto Research Domain Criteria (RDoC).[55,57-59]

O RDoC é baseado principalmente em cinco domínios/construtos psicológicos (sistemas de valência negativa, sistemas de valência positiva, sistemas cognitivos, sistemas para processos sociais e sistemas de excitação/regulação), que cobrem apenas uma gama limitada de dimensões psicológicas, mas que são consideradas mais intimamente relacionadas a condições neurobiológicas mensuráveis do que as dimensões psicopatológicas tradicionais. Cada domínio/construto é subdividido em vários componentes. Por exemplo, os sistemas de valência positiva consistem nas subdimensões motivação, resposta inicial à recompensa, resposta sustentada à recompensa, aprendizado por recompensa e hábito, ilustrando que a pesquisa nesse domínio está focada no sistema de recompensa. Pesquisas sobre o sistema de recompensa também foram realizadas em relação aos sintomas de depressão e aos sintomas negativos. Muitas perguntas sobre a abordagem RDoC ainda permanecem sem resposta. Por exemplo, precisamos determinar se o RDoC pode explicar todos os aspectos dos fenômenos psicopatológicos especificados anteriormente e entender como podemos aplicar melhor o conhecimento adquirido sobre esses fenômenos psicológicos básicos aos fenômenos psicopatológicos mais complexos encontrados na prática clínica de rotina. Outra questão de interesse é se o histórico neurobiológico das mudanças nesses domínios/construtos é idêntico entre as entidades diagnósticas e suas causas hipotéticas. Embora essa nova abordagem pareça promissora, precisamos garantir que ela não represente apenas uma fenomenologia de orientação mais neurobiológica, mas que realmente represente progresso no sentido de fornecer explicações para fenômenos clínicos – por exemplo, que os achados de circuitos perturbados no cérebro são realmente uma explicação patogenética para transtornos psiquiátricos e podem ser usados como base para intervenções de tratamento (além da estimulação cerebral). Questões semelhantes a estas foram recentemente objeto de uma discussão no fórum da revista *World Psychiatry*.[60] Contudo, o RDoC é relevante sobretudo para pesquisa, e mesmo seus defensores o veem como um trabalho em andamento que está evoluindo gradualmente e ganhará um perfil claro ao longo do tempo e, portanto, ainda não pode ser aplicado na rotina de atendimento clínico.

Diferentemente da abordagem neurobiológica focalizada do RDoC, a abordagem psicopatológica dos sintomas é considerada uma base adequada para um sistema de classificação orientado para os sintomas baseado em métodos modernos de classificação quantitativa. De acordo com muitos estudos empíricos, a psicopatologia tende a ser mais dimensional do que categórica, e a pesquisa apoia a hipótese de que os sintomas se situam em um *continuum* em vez de serem distintos. Estudos também mostraram como as dimensões psicopatológicas podem ser organizadas hierarquicamente, variando de uma dimensão de "nível de amplo espectro" para conjuntos específicos e estreitos de sintomas. Dessa forma, uma abordagem quantitativa resolve o "problema da comorbidade" modelando explicitamente padrões de sinais e sintomas concomitantes dentro de uma hierarquia detalhada e variada de conceitos dimensionais, com utilidade clínica direta. Essa interessante abordagem está sendo realizada atualmente pelo Hierarchical Taxonomy of Psychopathology (HiTOP) Consortium,[61] mas tem sido amplamente criticada por várias razões. Além de questões metodológicas, como a necessária qualidade das escalas de avaliação e a persistência dos achados transversais em longo prazo, críticas foram expressas sobre a tradução em contextos clínicos. A falta de aspectos relacionados ao curso e à causa do modelo foi considerada especialmente problemática.[62]

Uma nova abordagem mais simplista para definir transtornos foi tentada por um pequeno grupo de trabalho durante o desenvolvimento do DSM-5 e da CID-11.[63] Esse grupo tentou explorar a viabilidade de uma metaestrutura com base em 11 critérios de validação compreendendo características clínicas e fatores de risco (ou seja, fatores de risco genéticos compartilhados, familiaridade, fatores de risco ambientais específicos compartilhados, substratos neurais compartilhados, biomarcadores compartilhados, antecedentes temperamentais compartilhados, anormalidades compartilhadas de processamento cognitivo ou emocional, semelhança de sintomas, altas taxas de comorbidade, curso da doença, resposta ao tratamento). Os transtornos do DSM-IV foram alocados em um de cinco grupos como premissa inicial. Uma equipe de especialistas, então, revisou a literatura para determinar as semelhanças dentro do *cluster* dos 11 critérios de validação predeterminados e descobriu que elas eram consistentemente maiores do que as semelhanças entre os *clusters*. Os quatro grupos foram neurocognitivo (identificado principalmente por anormalidades do substrato neural), neurodesenvolvimento (identificado principalmente por déficits precoces e contínuos), psicose (identificado por características clínicas e biomarcadores para déficits de processamento de informações) e emocional/internalizante (identificado principalmente pelo antecedente temperamental de desinibição). O grupo achou essa metaestrutura promissora e tentou mudar a ordem dos capítulos no DSM-5 para refleti-la. Essa metaestrutura parece ser um arcabouço teórico interessante que também pode ser útil para futuros sistemas de classificação.

Um arcabouço teórico mais geral é oferecido pela abordagem modular sugerida por Zielasek e Gaebel.[64] Essa abordagem se baseia na suposição de que todas as funções mentais são o resultado de subsistemas organizados de forma modular e hierárquica que interagem entre si.

Como mencionado, diagnósticos multiaxiais, incluindo a dimensão de transtornos somáticos comórbidos, infelizmente não estão mais presentes no DSM-5, aparentemente porque foram pouco utilizados. O interessante é que, quando o DSM incluiu pela primeira vez a abordagem diagnóstica multiaxial, isso foi considerado um avanço significativo que permitiria que os diagnósticos fossem refinados e individualizados.[3] Como resultado, eram altas as expectativas de que produziria conjuntos de dados abrangentes que permitiriam o progresso na classificação e no diagnóstico psiquiátricos com base em uma abordagem patogenética multifatorial. Embora, de uma perspectiva pragmática, se possa entender a decisão de omitir os diagnósticos multiaxiais no DSM-5, isso pode significar que não temos mais a chance de coletar grandes quantidades de dados. Só podemos esperar que futuras revisões do DSM reintroduzam essa abordagem e, assim, forneçam essa importante oportunidade novamente.

CONCLUSÕES

Em retrospecto, é difícil avaliar quais erros foram cometidos durante o desenvolvimento das versões mais recentes do sistema de classificação DSM e qual abordagem seria a mais frutífera no futuro. A esperança de que o DSM-5 representasse uma mudança radical que resolveria todos os problemas da classificação psiquiátrica era irrealista por razões principais e pragmáticas. Essa dificuldade foi compreendida ao longo da longa jornada até os sistemas de classificação modernos, mesmo por aqueles que inicialmente estavam otimistas. A esperança de que possamos resolver o complicado quebra-cabeça por um ou outro meio parece não ser razoável. Usar apenas parâmetros neurobiológicos como classificadores não faz jus ao fato de que os transtornos mentais também têm outras facetas. Consequentemente, ainda precisamos usar uma abordagem descritiva sofisticada que contemple sintomas, cursos e causas potenciais da doença e seja meticulosamente sustentada por achados neurobiológicos relevantes das várias disciplinas. Estratégias baseadas nesses achados e apoiadas por informações de biomarcadores devem ser capazes de otimizar as classificações em termos de diagnóstico, prognóstico e previsão do resultado do tratamento. Essa estratégia conservadora parece ser significativa e superior a soluções mais radicais. Podemos esperar que, em última análise, essa abordagem, combinada com a pesquisa de megadados, possa melhorar os atuais sistemas de classificação.

REFERÊNCIAS

1. Moller HJ. Systematic of psychiatric disorders between categorical and dimensional approaches: Kraepelin's dichotomy and beyond. Eur Arch Psychiatry Clin Neurosci. 2008;258(Suppl 2):48–73.
2. Palm U, Moller HJ. Reception of Kraepelin's ideas 1900-1960. Psychiatry Clin Neurosci. 2011;65:318–25.
3. Moller HJ. Problems associated with the classification and diagnosis of psychiatric disorders. World J Biol Psychiatry. 2005;6:45–56.
4. Moller HJ. Standardised rating scales in psychiatry: methodological basis, their possibilities and limitations and descriptions of important rating scales. World J Biol Psychiatry. 2009;10:6–26.
5. Moller HJ, Jager M, Riedel M, et al. The Munich 15-year follow-up study (MUFUSSAD) on first-hospitalized patients with schizophrenic or affective disorders: assessing courses, types and time stability of diagnostic classification. Eur Psychiatry. 2011;26:231–43.

6. van Os J, Fahy TA, Jones P, et al. Psychopathological syndromes in the functional psychoses: associations with course and outcome. Psychol Med. 1996;26:161-76.
7. Van Os J, Gilvarry C, Bale R, et al. A comparison of the utility of dimensional and categorical representations of psychosis. UK700 Group. Psychol Med. 1999;29:595-606.
8. van Os J. The dynamics of subthreshold psychopathology: implications for diagnosis and treatment. Am J Psychiatry. 2013;170:695-8.
9. van Os J, Kapur S. [Psychosis: from diagnosis to syndrome]. Ned Tijdschr Geneeskd. 2010;154:A1874.
10. van Os J, Reininghaus U. Psychosis as a transdiagnostic and extended phenotype in the general population. World Psychiatry. 2016;15:118-24.
11. Moller HJ, Falkai P. The psychosis continuum: diagnosis and other phenotypes. Eur Arch Psychiatry Clin Neurosci. 2011;261:1-2.
12. Moller HJ. The relevance of negative symptoms in schizophrenia and how to treat them with psychopharmaceuticals? Psychiatr Danub. 2016;28:435-40.
13. Reed GM, First MB, Kogan CS, et al. Innovations and changes in the ICD-11 classification of mental, behavioural and neurodevelopmental disorders. World Psychiatry. 2019;18:3-19.
14. Moller HJ. Possibilities and limitations of DSM-5 in improving the classification and diagnosis of mental disorders. Psychiatr Pol. 2018;52:611-28.
15. Moller HJ, Bandelow B, Bauer M, et al. DSM-5 reviewed from different angles: goal attainment, rationality, use of evidence, consequences-part 2: bipolar disorders, schizophrenia spectrum disorders, anxiety disorders, obsessive-compulsive disorders, trauma- and stressor- related disorders, personality disorders, substance-related and addictive disorders, neurocognitive disorders. Eur Arch Psychiatry Clin Neurosci. 2015;265:87-106.
16. Moller HJ, Bandelow B, Bauer M, et al. DSM-5 reviewed from different angles: goal attainment, rationality, use of evidence, consequences — part 1: general aspects and paradigmatic discussion of depressive disorders. Eur Arch Psychiatry Clin Neurosci. 2015;265:5-18.
17. Kupfer DJ, Regier DA. Neuroscience, clinical evidence, and the future of psychiatric classification in DSM-5. Am J Psychiatry. 2011;168:672-4.
18. Carroll BJ. Biomarkers in DSM-5: lost in translation. Aust N Z J Psychiatry. 2013;47:676-8.
19. Papakostas GI, Shelton RC, Kinrys G, et al. Assessment of a multi-assay, serum-based biological diagnostic test for major depressive disorder: a pilot and replication study. Mol Psychiatry. 2013;18:332-9.
20. Koutsouleris N, Borgwardt S, Meisenzahl EM, et al. Disease prediction in the at-risk mental state for psychosis using neuroanatomical biomarkers: results from the FePsy study. Schizophr Bull. 2012;38:1234-46.
21. Koutsouleris N, Davatzikos C, Borgwardt S, et al. Accelerated brain aging in schizophrenia and beyond: a neuroanatomical marker of psychiatric disorders. Schizophr Bull. 2013;40:1140. https://doi.org/10.1093/schbul/sbt142.
22. Blennow K, Hampel H, Weiner M, et al. Cerebrospinal fluid and plasma biomarkers in Alzheimer disease. Nat Rev Neurol. 2010;6:131-44.
23. Ewers M, Sperling RA, Klunk WE, et al. Neuroimaging markers for the prediction and early diagnosis of Alzheimer's disease dementia. Trends Neurosci. 2011;34:430-42.
24. Hampel H, Frank R, Broich K, et al. Biomarkers for Alzheimer's disease: academic, industry and regulatory perspectives. Nat Rev Drug Discov. 2010;9:560-74.
25. Moller HJ. Development of DSM-V and ICD-11: tendencies and potential of new classifications in psychiatry at the current state of knowledge. Psychiatry Clin Neurosci. 2009;63:595-612.
26. Moller HJ. Is there a need for a new psychiatric classification at the current state of knowledge? World J Biol Psychiatry. 2008;9:82-5.
27. Egli S, Riedel M, Moller HJ, et al. Creating a map of psychiatric patients based on psychopathological symptom profiles. Eur Arch Psychiatry Clin Neurosci. 2009;259:164-71.

28. Lage D, Egli S, Riedel M, et al. Exploring the structure of psychopathological symptoms: a re-analysis of AMDP data by robust nonmetric multidimensional scaling. Eur Arch Psychiatry Clin Neurosci. 2012;262:227-38.
29. Lage D, Egli S, Riedel M, et al. Combining the categorical and the dimensional perspective in a diagnostic map of psychotic disorders. Eur Arch Psychiatry Clin Neurosci. 2011;261:3-10.
30. Steinmeyer EM, Klosterkotter J, Moller HJ, et al. [Personality and personality disorders II. The specificity of the DAPP-model as a diagnostic system for personality disorders]. Fortschr Neurol Psychiatr 2002;70:641-6.
31. Steinmeyer EM, Klosterkotter J, Moller HJ, et al. [Personality and personality disorders I. Universality and sensitivity of dimensional personality models as diagnostic systems for personality disorders]. Fortschr Neurol Psychiatr 2002;70:630-40.
32. van Os J, Delespaul P, Wigman J, et al. Beyond DSM and ICD: introducing "precision diagnosis" for psychiatry using momentary assessment technology. World Psychiatry. 2013;12:113-7.
33. Maier W, Zobel A, Wagner M. Schizophrenia and bipolar disorder: differences and overlaps. Curr Opin Psychiatry. 2006;19:165-70.
34. Moller HJ. The forthcoming revision of the diagnostic and classificatory system: perspectives based on the European psychiatric tradition. Eur Arch Psychiatry Clin Neurosci. 2008;258(Suppl 5):7-17.
35. Moller HJ. The consequences of DSM-5 for psychiatric diagnosis and psychopharmacotherapy. Int J Psychiatry Clin Pract. 2014;18:78-85.
36. Moller HJ. Dichotomy versus spectrum concept in approaching psychotic disorders: are we ready to make the final decision? In: Soldatos C, Ruiz P, Dikeos D, Riba M, editors. Proceedings of the WPA Thematic Conference on Intersectional Collaboration 4th European Congress of INA and the 1st Interdisciplinary Congress of HSAPRS, Athens, Greece, Nov 29 to Dec 2, 2012. Pianoro, Italy: Medimond s.r.l.; 2014. pp. 1-5.
37. Andrews G, Brugha T, Thase ME, et al. Dimensionality and the category of major depressive episode. Int J Methods Psychiatr Res. 2007;16(Suppl 1):S41-51.
38. Carroll BJ. Bringing back melancholia. Bipolar Disord. 2012;14:1-5.
39. Maj M. Mood disorders in ICD-11 and DSM-5. Die Psychiatr. 2013;10:24-9.
40. Maj M, Pirozzi R, Magliano L, et al. Phenomenology and prognostic significance of delusions in major depressive disorder: a 10-year prospective follow-up study. J Clin Psychiatry. 2007;68:1411-7.
41. Starcevic V, Portman ME. The status quo as a good outcome: how the DSM-5 diagnostic criteria for generalized anxiety disorder remained unchanged from the DSM-IV criteria. Aust N Z J Psychiatry. 2013;47:995-7.
42. Tohen M, Strakowski SM, Zarate C Jr, et al. The McLean-Harvard first-episode project: 6-month symptomatic and functional outcome in affective and nonaffective psychosis. Biol Psychiatry. 2000;48:467-76.
43. Regier DA, Narrow WE, Clarke DE, et al. DSM-5 field trials in the United States and Canada, part II: test-retest reliability of selected categorical diagnoses. Am J Psychiatry. 2013;170:59-70.
44. Clarke DE, Narrow WE, Regier DA, et al. DSM-5 field trials in the United States and Canada, part I: study design, sampling strategy, implementation, and analytic approaches. Am J Psychiatry. 2013;170:43-58.
45. Regier DA, Kuhl EA, Kupfer DJ. The DSM-5: classification and criteria changes. World Psychiatry. 2013;12:92-8.
46. Kendler KS, Neale MC, Kessler RC, et al. Major depression and generalized anxiety disorder. Same genes, (partly) different environments? Arch Gen Psychiatry. 1992;49:716-22.
47. Trivedi MH, Rush AJ, Wisniewski SR, et al. Evaluation of outcomes with citalopram for depression using measurement-based care in STAR*D: implications for clinical practice. Am J Psychiatry. 2006;163:28-40.

48. Dudbridge F. Power and predictive accuracy of polygenic risk scores. PLoS Genet. 2013;9:e1003348.
49. Santoro ML, Ota V, de Jong S, et al. Polygenic risk score analyses of symptoms and treatment response in an antipsychotic-naive first episode of psychosis cohort. Transl Psychiatry. 2018;8:174.
50. Schizophrenia Working Group of the Psychiatric Genomics C. Biological insights from 108 schizophrenia-associated genetic loci. Nature. 2014;511:421–7.
51. Ward J, Graham N, Strawbridge RJ, et al. Polygenic risk scores for major depressive disorder and neuroticism as predictors of antidepressant response: meta-analysis of three treatment cohorts. PLoS One. 2018;13:e0203896.
52. Zhang JP, Robinson D, Yu J, et al. Schizophrenia polygenic risk score as a predictor of antipsychotic efficacy in first-episode psychosis. Am J Psychiatry. 2019;176:21–8.
53. Koutsouleris N, Davatzikos C, Bottlender R, et al. Early recognition and disease prediction in the at-risk mental states for psychosis using neurocognitive pattern classification. Schizophr Bull. 2012;38:1200–15.
54. Craddock N, Owen MJ. The beginning of the end for the Kraepelinian dichotomy. Br J Psychiatry. 2005;186:364–6.
55. Cuthbert BN, Insel TR. Toward the future of psychiatric diagnosis: the seven pillars of RDoC. BMC Med. 2013;11:126.
56. Stahl SM. The last Diagnostic and Statistical Manual (DSM): replacing our symptom-based diagnoses with a brain circuit-based classification of mental illnesses. CNS Spectr. 2013;18:65–8.
57. Cuthbert BN, Kozak MJ. Constructing constructs for psychopathology: the NIMH research domain criteria. J Abnorm Psychol. 2013;122:928–37.
58. Insel T. Director's blog: transforming diagnosis; 2013.
59. Insel T, Cuthbert B, Garvey M, et al. Research domain criteria (RDoC): toward a new classification framework for research on mental disorders. Am J Psychiatry. 2010;167:748–51.
60. Cuthbert BN. The RDoC framework: facilitating transition from ICD/DSM to dimensional approaches that integrate neuroscience and psychopathology. World Psychiatry. 2014;13:28–35.
61. Krueger RF, Kotov R, Watson D, et al. Progress in achieving quantitative classification of psychopathology. World Psychiatry. 2018;17:282–93.
62. Wittchen HU, Beesdo-Baum K. "Throwing out the baby with the bathwater"? Conceptual and methodological limitations of the HiTOP approach. World Psychiatry. 2018;17:298–9.
63. Andrews G, Goldberg DP, Krueger RF, et al. Exploring the feasibility of a meta-structure for DSM-V and ICD-11: could it improve utility and validity? Psychol Med. 2009;39:1993–2000.
64. Zielasek J, Gaebel W. Modern modularity and the road towards a modular psychiatry. Eur Arch Psychiatry Clin Neurosci. 2008;258(Suppl 5):60–5.

13

Estigma: uma antiga necessidade não atendida na prática psiquiátrica

Heather Stuart, Brooke Linden e Norman Sartorius

INTRODUÇÃO

O estigma, a desvalorização generalizada e a marginalização de pessoas com doenças mentais se tornaram uma questão de grande preocupação para as autoridades de saúde pública e acadêmicos em psiquiatria social e uma importante questão prática para os profissionais da saúde envolvidos no atendimento desses pacientes. É uma questão ainda maior para as pessoas que têm uma doença mental e para seus familiares, que também experimentam o estigma diretamente e por associação. Numerosas organizações internacionais e nacionais agora incluem a redução do estigma como um de seus objetivos estratégicos. Este capítulo faz um apanhado da redução do estigma relacionado à saúde mental como uma necessidade antiga e não atendida no campo da saúde mental e revisa algumas das iniciativas internacionais e nacionais atualmente em curso para combater esse problema. O capítulo se encerra com uma discussão dos desafios e das direções futuras.

Perspectivas históricas

As atitudes europeias medievais em relação às pessoas com doença mental eram relativamente afáveis. As doenças mentais eram consideradas parte do plano divino para a humanidade, e os doentes mentais eram gentilmente tratados e podiam correr soltos, ou viver em asilos sem restrições, a menos que demonstrassem ser perigosos.[1] O uso pejorativo do termo "estigma", refletindo uma marca de degradação, provavelmente apareceu no final do século XVI ou no início do século XVII na Europa. Antes dessa época, "estigma" era entendido de forma ampla como indicativo de uma tatuagem ou marca que podia ter sido usada para fins decorativos ou religiosos, ou, alternativamente, por razões utilitárias, como marcar criminosos (para indicar que transgrediram uma lei) ou escravos (para indicar a quem pertenciam).[1]

De modo semelhante à cultura europeia medieval, as primeiras culturas islâmicas viam perturbações mentais como doenças sem um significado moral, culpa ou vergonha em particular. Os familiares geralmente eram responsáveis pelas pessoas com doença mental, a menos que elas se tornassem um grave perigo para si ou para os outros, caso em que eram internadas. Enquanto os pacientes eram contidos e às vezes espancados quando confinados, os abusos sistemáticos que acompanharam o surgimento dos asilos europeus durante o período do "Grande Confinamento" no século XVII não eram evidentes, sugerindo que as doenças mentais não provocavam tanto estigma no mundo islâmico como nas sociedades europeias.[2,3]

É provável que a aplicação explicitamente depreciativa do termo "estigma" tenha aparecido nas sociedades europeias quando as doenças mentais se tornaram ligadas ao pecado. A abordagem inquisitorial das bruxas, representada no *Malleus Maleficarum* (*O martelo das bruxas*), é uma boa ilustração das atitudes negativas e condenatórias em relação às doenças mentais que existiam nas culturas cristãs a partir da ascensão do racionalismo no século XVII até o presente. De fato, os julgamentos das bruxas descritos no *Malleus* contêm inúmeras caracterizações claras de doenças mentais, como esquizofrenia ou depressão, ainda que, em seus dias, as bruxas não fossem consideradas doentes, mas em pacto com o diabo.[4]

Em comparação, em culturas chinesas, as doenças mentais têm sido associadas a vergonha e culpa pelo menos desde o início da ética confucionista (551–479 a.C.). O confucionismo espera que as relações sociais sejam harmoniosas e positivas, e as doenças mentais são consideradas uma fonte de dissonância. Além de serem uma transgressão moral contra normas sociais, as doenças mentais são uma transgressão moral contra os antepassados. Assim, a principal razão para o estigma nas culturas chinesas é que as doenças mentais mancham a honra da família, do passado, do presente e do futuro.[5]

No século XVIII na Europa, desenvolveu-se a noção de que indivíduos com desvios sociais também tinham desvios físicos. Considerava-se que as características físicas de um indivíduo, como a forma do nariz, a cor dos olhos ou a forma da cabeça, refletiam uma predisposição para uma doença mental, bem como o caráter, as inclinações e a capacidade.[6] No século XIX, a loucura estava firmemente ligada à hereditariedade através de uma mancha degenerativa na família. Pensadores importantes da época concordavam que a hereditariedade era a origem da maioria das doenças mentais. Além disso, era comum pensar que as pessoas que estavam com males mentais exibiam estigmas morfológicos, como orelhas pontiagudas, crescimento atrofiado ou anormalidades cranianas.[7]

A teoria da degeneração manteve-se popular na Europa e na América do Norte até a Primeira Guerra Mundial, quando o papel dos estressores e do trauma ambiental se tornou mais amplamente reconhecido. Foi influente no movimento da eugenia e desencorajou os médicos a buscarem a cura durante a era do asilo. Tornou as instituições superlotadas e inadequadas mais aceitáveis e também implicava que as doenças mentais estavam ligadas a outras formas de degeneração, que, então, conferiam o estereótipo duradouro de incapacidade moral.

O banimento e a marginalização têm sido respostas sociais constantes às pessoas com doenças mentais. Antes da era do asilo, as pessoas que estavam mentalmente doentes podiam ser expulsas da cidade para ficarem perambulando sem rumo. Existem documentos antigos da Idade Média que descrevem navios cuja carga era de "idiotas", dando origem à narrativa da "nau dos insensatos", em que doentes mentais eram lançados à deriva sem porto para desembarcar.[8] Em alguns locais, os doentes mentais eram exportados "rio abaixo" para limpar as cidades, um prenúncio da "terapia Greyhound" usada mais recentemente, em que as autoridades de saúde compram uma passagem de ônibus para se livrarem de pacientes mentais problemáticos, enviados para outra jurisdição.

Apesar do que se tornaram, os primeiros asilos pretendiam oferecer proteção. Na Espanha, por exemplo, o padre Gilbert Jofré estabeleceu o primeiro asilo em Valência em 1410, depois de ver uma multidão provocando um homem mentalmente doente. Os primeiros hospitais islâmicos (séculos IX e X) incluíam alas para atender pessoas com doenças mentais que eram abertas a visitantes. Embora desagradáveis, estes eram lugares onde os médicos praticavam sua medicina fisiologicamente orientada, com atividades como dança, *performances* teatrais e recitações. Em alguns hospitais, os pacientes eram levados à mesquita para rezar.[2]

Com o tempo, os asilos se tornaram sinônimos de encarceramento e brutalidade e um meio preferido de banimento ambiental. Ainda hoje, em partes do mundo onde a segregação em um hospital psiquiátrico não é possível, doentes mentais podem ser acorrentados a árvores ou objetos imóveis para impedir que perambulem e para apartá-los da comunidade.[9] Na Indonésia, por exemplo, 19 mil pessoas se encontram atualmente algemadas ou trancadas em pequenos espaços apertados (chamados de *pasung*). Isso ocorre mesmo que o *pasung* tenha sido proibido desde 1977 e o governo tenha ratificado a Convenção sobre os Direitos das Pessoas com Deficiência em 2011, garantindo-lhes direitos iguais. Com o apoio de curandeiros religiosos e tradicionais, as pessoas com doenças mentais continuam sendo algemadas, enquanto os familiares lutam para lidar com a falta de serviços de apoio e saúde mental.[10]

A experiência *closed ranks* dos Cummings fornece uma visão singular das percepções dos canadenses a respeito dos hospitais psiquiátricos e de seu papel no tratamento dos doentes mentais.[11] Apesar das condições deploráveis nos primeiros hospitais psiquiátricos, os membros do público frequentemente mantinham uma crença inabalável em sua capacidade de tratar os doentes mentais. Os Cummings atribuíram a crença da população na eficácia dos hospitais psiquiátricos a uma resposta padronizada envolvendo isolamento físico e social. O cidadão comum sentia pouca responsabilidade social pela situação dos doentes mentais e permanecia alegremente desinformado sobre a natureza dos hospitais psiquiátricos, das doenças mentais e de seus tratamentos.[12]

Nesse cenário, uma consequência importante e imediata da desinstitucionalização foi a demanda para que as comunidades locais acolhessem um grupo tradicionalmente segregado a instituições grandes e distantes. A razão duradoura para a assistência institucional tinha sido a separação de indivíduos indesejados da sociedade cotidiana em lugares onde poderiam ser efetivamente esquecidos. Assim, surgiu a demanda para que as comunidades hospedassem grupos indesejados de pessoas, tornando, desse modo, a estigmatização mais provável. Para ser bem-sucedido, o movimento comunitário de saúde mental deveria ter exigido uma extensiva revisão das atitudes sociais convencionais para com os doentes mentais. Posteriormente, o aumento do contato entre os doentes mentais e o público em geral, resultante da desinstitucionalização, causou atrito considerável e desafios à inserção das unidades comunitárias de saúde mental e a criação da mentalidade de "não na nossa rua" ou "não no meu quintal".[13]

Perspectivas contemporâneas

As perspectivas contemporâneas do estigma evoluíram ao longo do tempo do construto relativamente modesto, em que o estigma é uma marca de vergonha,[14] para o construto mais complexo, em que a estigmatização é um processo social multifacetado baseado no exercício do poder para desvalorizar, excluir e marginalizar.[15] A Figura 13.1 mostra três épocas do discurso do estigma, que correspondem a três dos paradigmas políticos mais recentes que moldam a prestação de serviços de saúde mental nos séculos XX e XXI. Inicialmente, o estigma foi considerado consequência da institucionalização. Após a desinstitucionalização, o estigma tornou-se uma consequência do aumento da visibilidade dos doentes mentais na comunidade como resultado de um fracassado atendimento comunitário. Mais recentemente, o estigma passou a ser visto como um obstáculo à recuperação e como uma questão de direitos sociais ([9], p. 87).

Em seu trabalho seminal, Goffman[14] descreveu o estigma relacionado à doença mental como o mais profundamente desabonador de todas as condições estigmatizadas. Descreveu vários efeitos prejudiciais, entre os quais desvalorização, perda de

Estigma como consequência da institucionalização (1950-1970) → Estigma como consequência da assistência comunitária (1970-1990) → Estigma como barreira social para a recuperação (1996-presente)

↓ Desinstitucionalização
↓ Reabilitação ativa
↓ Empoderamento

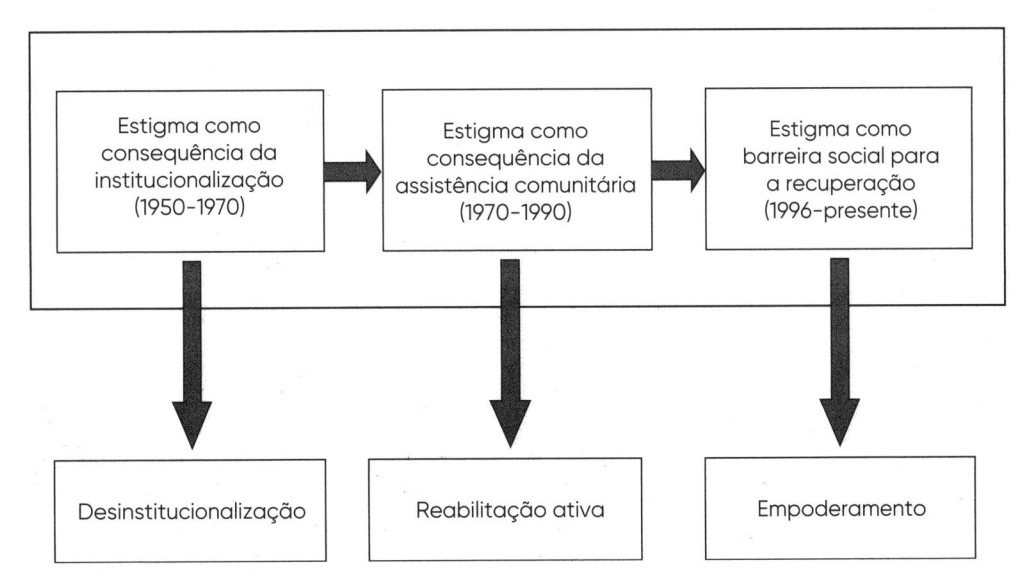

FIGURA 13.1 Três épocas do discurso do estigma.

status e marginalização social, todos os quais tinham a função de tornar uma pessoa inteira em outra irremediavelmente contaminada. Em trabalho subsequente, Goffman[16] foi altamente crítico dos hospitais psiquiátricos por seus efeitos estigmatizantes, reforçando o conceito de que os efeitos negativos e debilitantes das doenças mentais eram mais resultado da maneira como a psiquiatria foi organizada do que de qualquer característica intrínseca das próprias doenças. A estigmatização foi vista como o subproduto da organização social da psiquiatria e dos serviços psiquiátricos. De fato, uma das motivações por trás da enorme desinstitucionalização que ocorreu no final do século XX foi a ideia de que a assistência comunitária percorreria um longo caminho para desestigmatizar as doenças mentais. Contudo, o estigma acompanhou os pacientes da saída dos hospitais para as ruas, onde eles eram mais visíveis e desconcertantes.[9]

Modelos psicológicos do estigma examinaram a maneira como os rótulos se conectam a estereótipos culturais e a seus conteúdos. Identificaram como os processos cognitivos e atributivos levam ao desenvolvimento e à manutenção de estereótipos negativos e errôneos, o que forma o suporte cognitivo para visões estigmatizadas. A teoria da atribuição descreve um processo que começa com um rótulo, que desencadeia uma atribuição estereotipada, que, por sua vez, evoca uma resposta emocional negativa (preconceito) e uma expressão comportamental (discriminação). As pessoas que mantêm visões morais de doenças mentais com base em atribuições que enfatizam a culpa-dignidade, a periculosidade ou a imprevisibilidade tendem mais a responder de maneiras raivosas e punitivas e são mais favoráveis à legislação e a práticas de tratamento coercitivas.[17,18]

Link e Phelan[15] incorporaram esses elementos sociais e psicológicos a um mapa mais amplo de processo que vincula a estigmatização às interações entre indivíduos e grupos. Inicialmente, o grupo social identifica e rotula uma diferença que é considerada socialmente saliente. O rótulo está, então, ligado a estereótipos negativos, e as pessoas rotuladas são socialmente categorizadas de maneiras que fazem uma distinção clara entre *nós* e *elas*. Uma vez rotulados e categorizados dessa maneira, os indivíduos sofrem perda de *status* e discriminação. Nesse modelo, a estigmatização é totalmente baseada em poderosas forças sociais que têm a capacidade de criar e manter acesso desigual ao poder social, econômico e político.

A Figura 13.2 mostra um ciclo de estigma que espirala para aprofundar as deficiências sociais e a própria doença ([19], p. 3). Este é o modelo operacional usado pelo programa global antiestigma da World Psychiatric Association (WPA), que enfatiza que o estigma é um círculo vicioso que continuará a menos que seja interrompido. Mais importante ainda, o ciclo define pontos de acesso onde as intervenções podem ser realizadas e onde há espaço para ação por profissionais, serviços sociais, hospitais, agentes comunitários e outros defensores. No contexto desse modelo, não há ninguém que não possa contribuir para a redução do estigma e de suas consequências. Ciclos semelhantes foram conceituados no âmbito da família, representando como o estigma reduz o apoio social que pode ser oferecido à pessoa doente, e no âmbito de programas e serviços, em que os serviços são subfinanciados e de baixa qualidade.

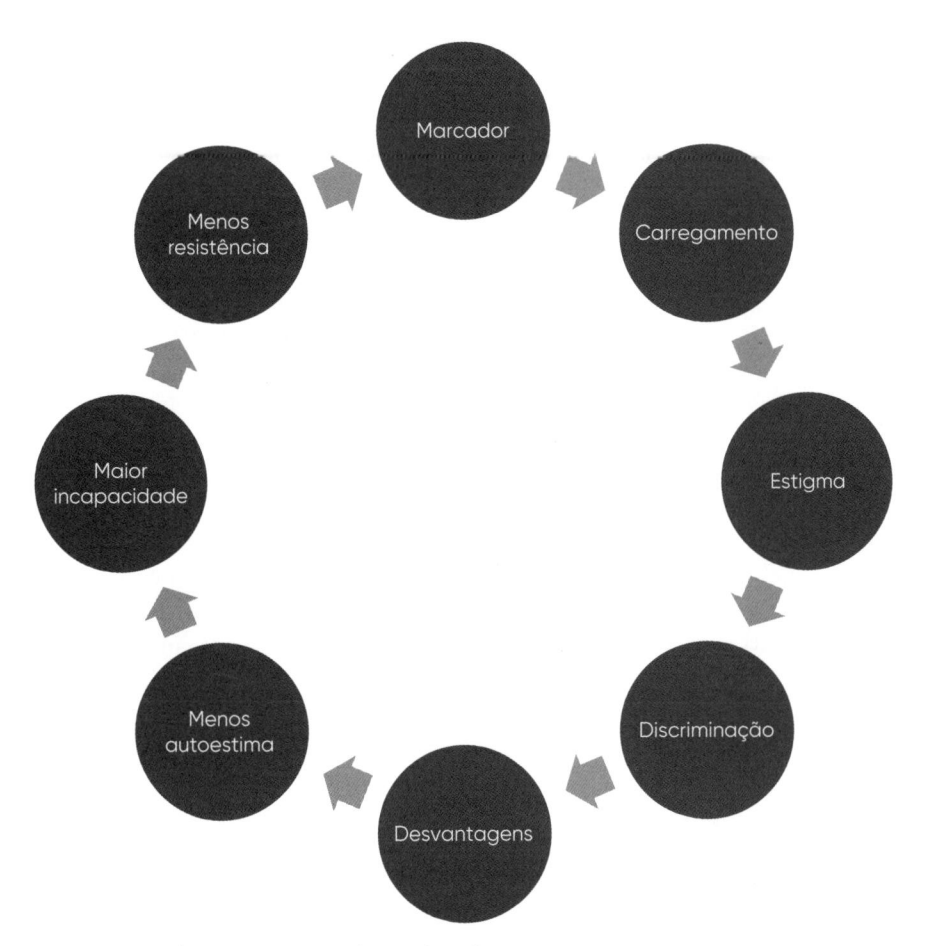

FIGURA 13.2 Círculo vicioso de estigmatização.

Diagrama circular mostrando o ciclo: Marcador → Carregamento → Estigma → Discriminação → Desvantagens → Menos autoestima → Maior incapacidade → Menos resistência → (retorna a Marcador).

Com o tempo, passamos de modelos que enfatizam os aspectos psicológicos do estigma para modelos multifatoriais que consideram seus componentes sociais, psicológicos e ecológicos.

O surgimento de um modelo social de deficiência

Historicamente, as pessoas com deficiências físicas ou mentais eram vistas como indivíduos que haviam sofrido uma tragédia infeliz que exigia tratamentos médicos e programas de bem-estar social focados na caridade. Durante essa época, o modelo médico de incapacidade se concentrou na reação em cadeia de fatores de risco, início da doença, comprometimento, incapacidade e desvantagem. Pessoas com deficiência eram vistas como diferentes de outros membros funcionais da sociedade e direcionadas a trechos separados da política do governo. A rota do governo para membros normais e saudáveis da comunidade se concentrava no potencial de desenvolvimento, ao passo que a rota para pessoas com deficiência as considerava defeituosas e as excluía sistematicamente da sociedade convencional. O foco estava em consertar o indivíduo para que ele pudesse se alinhar melhor às práticas sociais convencionais em uma sociedade repleta de barreiras à participação social total e eficaz.[20]

O discurso contemporâneo se concentra na compreensão das deficiências de uma perspectiva social. O "modelo social" de deficiência (ou, às vezes, "modelo sociopolítico") representa um paradigma que emergiu no contexto do movimento dos direitos da deficiência da década de 1960, que reorientou a agenda das questões de tratamento, cura, proteção e aceitação de enfraquecimento como uma dimensão positiva da diversidade para uma perspectiva de direitos humanos que promove a inclusão social total de pessoas com deficiência. Diferentemente dos modelos anteriores, o modelo social cortou deliberadamente a ligação entre um enfraquecimento físico ou mental e qualquer deficiência social. As deficiências não são mais vistas como a causa das desvantagens econômicas, políticas ou sociais de um indivíduo.[21] Em vez disso, considera-se que as desigualdades sociais fluem das estruturas sociais. As pessoas são deficientes porque o ambiente social não se ajustou às suas necessidades.[22]

Em 2006, foi adotada a Convenção sobre os Direitos das Pessoas com Deficiência (entrou em vigor em 2008). Trata-se do instrumento jurídico internacional mais atualizado cujo objetivo é especificar e proteger os direitos das pessoas com incapacidades físicas e mentais. Apresenta um modelo social da incapacidade, reconhecendo que é a qualidade das acomodações (ou a falta delas) de uma sociedade que determina o grau em que um enfraquecimento se torna uma deficiência.[23] Uma limitação da Convenção é que equiparou uma doença a uma deficiência. No contexto das doenças mentais, a maioria dos indivíduos não tem deficiências socialmente relevantes, portanto, não é "deficiente" no sentido da Convenção. Entretanto, ao adotar um modelo social, a Convenção criou um clima importante para a mudança e desafiou os signatários a removerem barreiras atitudinais e estruturais que impedem que as pessoas com deficiências se tornem membros plenos e eficazes da sociedade. Com isso, rejeita firmemente a visão de que as pessoas com deficiência são objetos de caridade e precisam de proteções médicas e sociais.[24] Recentemente, o comitê da Organização das Nações Unidas (ONU), criado para monitorar a implementação da Convenção, foi criticado por sua interpretação "absolutista" da Convenção que proíbe todas as formas de detenção e tratamento involuntários, bem como a tomada de decisão substituta de pessoas com deficiências de saúde mental ou psicossocial, a despeito de qualquer perigo para si ou para os outros. Szmukler[23] sugeriu que essa interpretação (embora não seja legalmente vinculativa no direito internacional) ameaçará os direitos dos outros, da família e do público e, subsequentemente, aumentará o estigma relacionado a doenças mentais. Como resultado da interpretação do comitê, muitos signatários expressaram sua discordância, indicando que terá consequências graves e adversas para pessoas com doenças mentais e deficiências psicossociais, de fato potencialmente solapando alguns dos direitos fundamentais conquistados com muito esforço.[25] Sem dúvida, serão necessárias concessões futuras para efetuar a visão da Convenção na criação de comunidades socialmente inclusivas para pessoas com deficiência.

PREVALÊNCIA E IMPACTO DO ESTIGMA
Estigma público

É difícil estimar a frequência do estigma relacionado à doença mental expresso pelo público. A desejabilidade social pode influenciar até que ponto as pessoas estão dispostas a admitir que têm crenças prejudiciais ou participam de atividades de distanciamento social ou discriminatórias.[26] Além disso, à medida que as iniciativas nacionais antiestigma proliferam, o público se torna ainda mais sensibilizado em relação à resposta "socialmente desejável" que deveria dar, e o resultado é que as estimativas populacionais podem ser gravemente tendenciosas.[9] Ainda, as estimativas do estigma diferem dependendo do instrumento de medição utilizado. Por exemplo, Corrigan e colaboradores descobriram que as medidas de diferença produziram endossos significativamente mais altos em comparação com medidas de estereótipos.[26] Por fim, é provável que visões estigmatizadas de doenças mentais sejam moldadas por cultura, tradição, acesso à educação, acesso a serviços de saúde, crenças sobre etiologia, diagnóstico do indivíduo, contato anterior com alguém que teve doença mental e uma série de outros fatores. Assim, os endossos para estereótipos comuns variam amplamente de acordo com a cultura.[27]

A *World Values Survey* (WorldValuessurvey.org) oferece uma oportunidade de examinar a distância social expressa para com "pessoas emocionalmente instáveis" em diferentes países. Uma vantagem dessa pesquisa é que todos os países fornecem grandes amostras representativas, usam a mesma ferramenta de investigação e têm procedimentos rigorosos de tradução e retrotradução. Além disso, os países abrangem um leque de índices de desenvolvimento econômico. Em cada país, os entrevistados devem escolher de uma lista os indivíduos que não gostariam que morassem em seu bairro. Utilizamos o componente longitudinal para estimar a proporção de amostras agregadas em cinco ondas de pesquisa (de 1981 a 2009) que identificaram "pessoas emocionalmente instáveis" como um grupo que não gostariam que morassem em seu bairro. A Figura 13.3 mostra um diagrama de caixa e variação desses resultados. A caixa sombreada mostra os percentis 25 e 75, com a linha do meio mostrando a mediana (percentil 50). A variação se estende aos valores em cada extremidade da distribuição. Estes são os valores médios entre cinco ondas sucessivas da pesquisa (realizadas de 1981 a 2009), representando 163.729 entrevistados.

Esse número mostra que há variabilidade considerável nos 72 países representados, mas, em metade deles, a distância social expressa em relação a pessoas emocionalmente instáveis era dominante, variando de 32 a 58% da amostra. Como em todas as pesquisas multiculturais, não está claro como os indivíduos em diversos países entendiam a expressão "instabilidade emocional", quais estereótipos específicos foram acionados ou qual gama de comportamentos relacionados à doença mental poderia ter sido incluída nesse rótulo. Da mesma forma, não se sabe até que ponto os conjuntos de resposta de desejabilidade social podem ter resultados tendenciosos (provavelmente subestimados). Contudo, esses resultados retratam uma imagem de intolerância social dominante.

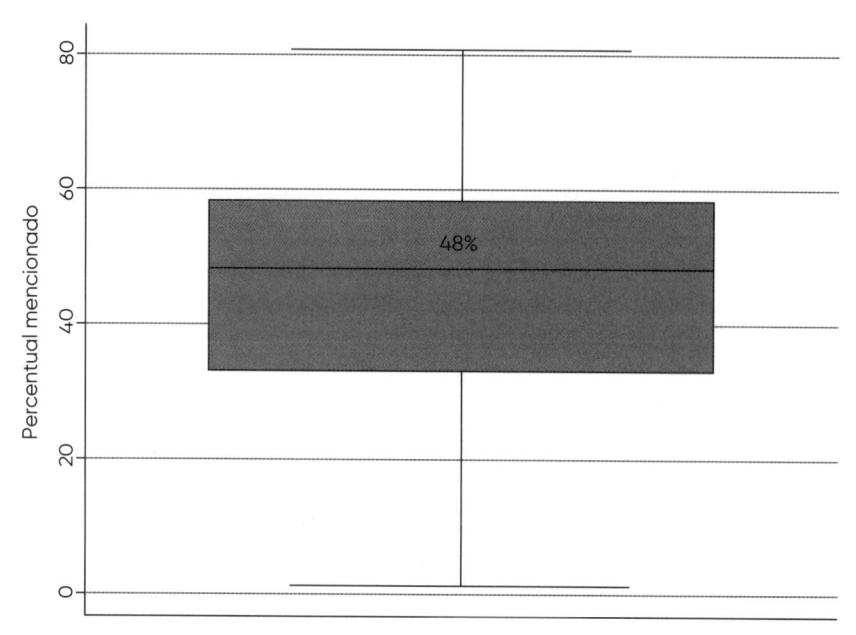

FIGURA 13.3 Proporção das amostras que indicaram que não gostariam de ter "pessoas emocionalmente instáveis" morando em seu bairro.

Outra maneira de olhar para a prevalência do estigma relacionado a doenças mentais é perguntar às pessoas que têm uma doença mental se sofreram preconceitos e discriminação por causa de sua saúde atual ou passada. Uma vantagem dessa abordagem é que não se baseia em situações hipotéticas que refletem o que o público pensa que faria, mas analisa diretamente as experiências da vida real de pessoas que foram estigmatizadas. Como exemplo, Thornicroft e colaboradores examinaram padrões de discriminação sofrida e prevista contra pessoas com esquizofrenia em 27 países que participam da rede INDIGO (*International Study of Discrimination and Stigma Outcomes*).[28] Pesquisadores de cada local selecionaram propositadamente uma amostra de 25 indivíduos que, em seu julgamento, eram representativos de pessoas com diagnóstico clínico de esquizofrenia em tratamento em serviços locais ($n = 732$). Embora a discriminação sofrida tenha sido aparente em todas as amostras, houve variabilidade significativa. Na maioria dos países, metade da amostra relatou cinco ou mais áreas de discriminação negativa, sendo as mais frequentes fazer ou manter amigos, sofrer discriminação por parte de parentes, manter ou encontrar um emprego e manter relacionamentos íntimos. A discriminação positiva, em que os indivíduos receberam algum benefício por causa de seu diagnóstico (p. ex., pensões, moradia, tratamento), foi rara e ocorreu em menos de 10% da amostra. Os entrevistados eram mais propensos a prever discriminação do que tê-la sofrido. Por exemplo, 69% previram discriminação na busca ou manutenção de emprego, ao passo que menos da metade realmente sofreu discriminação. Da mesma forma, 60% dos participantes previram discriminação no contexto de relações íntimas, enquanto mais da metade (56%) não a sofreu. Isso pode ser reflexo de que os indivíduos evitam se colocar em relações discriminatórias se previrem que serão tratados negativamente por conta de sua doença mental. Essa interpretação foi confirmada em um estudo INDIGO subsequente, que examinou a discriminação prevista e sofrida por pessoas com depressão.[29] Os entrevistados com pontuação alta nos itens de discriminação prevista decidiram desistir e não perseguir seus objetivos. Nesse estudo, os entrevistados dos países mais desenvolvidos (medidos usando o Índice de Desenvolvimento Humano) sofreram níveis significativamente mais altos de discriminação.

No Canadá, um módulo de pesquisa que avalia a frequência e o impacto do estigma percebido (Mental Health Experiences Scale) foi usado em duas pesquisas populacionais nacionais, em 2010 (n = 10.389; 72% de resposta)[30] e 2012 (n = 25.113; 69% de taxa de resposta),[31] para avaliar experiências de estigma de pessoas que usaram serviços de saúde mental no ano anterior. Em ambas, a frequência de estigma sofrido foi considerável, na faixa de 30 a 40% dos 8,3% da população canadense que acessou serviços de saúde mental no ano anterior. Entre 2,0 e 6,4% (dependendo da categoria de transtornos) relataram terem interrompido o tratamento devido a discriminação, tratamento injusto ou constrangimento.[31] Embora geralmente se suponha que a estigmatização é um componente inevitável da experiência de doença mental, esses resultados sugerem que ela pode não fazer parte das experiências atuais (do ano passado) das pessoas. Metade ou mais daqueles que acessaram serviços no ano anterior não relataram estigmatização, embora possam tê-la experimentado anteriormente em sua vida. O resultado da pesquisa de 2010,[30] que mostrou que os entrevistados mais jovens relataram estigma significativamente maior, é compatível com essa possibilidade. Os entrevistados que não atenderam aos critérios para um transtorno mental da Composite International Diagnostic Interview (CIDI) tiveram menos probabilidade de relatar estigma, o que é consistente com a visão de que a rotulagem diagnóstica desempenha um papel importante nesse processo. Por fim, os níveis de estigmatização relatados foram surpreendentemente semelhantes entre os grupos de transtornos, todos na faixa de 30 a 40%, mas aqueles que autoavaliaram sua saúde mental como moderada ou razoável eram mais propensos a relatar estigma (38% para moderada ou razoável comparado com 25% para muito boa ou excelente). Tanto a própria saúde mental quanto a percepção do estado de saúde mental podem contribuir para as percepções do estigma, ou, alternativamente, o estigma pode ser um importante determinante do mau estado de saúde mental. Não é possível determinar a direção da relação com dados transversais.[31]

Impactos do estigma

As pessoas que crescem em uma cultura específica estão cientes das visões estigmatizadas sobre pessoas com doença mental. As atitudes negativas de outras pessoas, que estão acopladas a um rótulo diagnóstico, tornam-se pessoalmente relevantes quando se descobre que se tem uma doença mental. O autoestigma ocorre quando essas visões negativas do público são internalizadas e impactam negativamente a autoestima e a autoidentificação do indivíduo.[15] Brohan e colaboradores[32] examinaram o grau em que o autoestigma foi relatado por amostras aleatórias de 1.340 usuários de serviços de saúde mental com esquizofrenia, psicose ou transtornos esquizoafetivos que eram membros de organizações de caridade de saúde mental em 14 países europeus. Quase metade (41,7%) relatou níveis moderados ou altos de autoestigma usando o estigma internalizado da Escala de Doenças Mentais – um instrumento de 29 itens que avalia o autoestigma ao longo de cinco dimensões (alienação, endosso de estereótipo, discriminação percebida, retraimento social e resistência ao estigma). Como ocorreu nos níveis de estigma público, os autores observaram variações significativas entre os países em todas as dimensões. Menor autoestigma foi associado a sentimentos de empoderamento e maior número de contatos sociais, sugerindo que intervenções que têm como alvo esses fatores podem ajudar a reduzi-lo.

O autoestigma tem sido associado a uma série de resultados sociais e clínicos negativos, incluindo menor qualidade de vida, falta de empoderamento, vergonha, culpa, aumento da gravidade dos sintomas e busca reduzida de ajuda, para citar alguns.[32,33] Corrigan e colaboradores[34] falam sobre o efeito "por que tentar" que ocorre quando a autoestima e a autoeficácia impedem as pessoas de alcançarem objetivos importantes, como não ir em busca de trabalho, de oportunidades de vida independente ou de interações sociais. As pessoas que veem os estereótipos públicos como legítimos (e os aplicam a si mesmas) sofrem mais danos à sua autoestima e autoeficácia. Outras, que podem ver os estereótipos públicos como inválidos, podem sentir justa indignação e usar esses sentimentos para se tornarem capacitadas e desenvolver uma identidade positiva.

Além de ter efeitos diretos nos indivíduos que têm doença mental, o estigma pode afetar indiretamente todos os que os rodeiam. Como descrito anteriormente, Sartorius e Schulze[19] descrevem ciclos cruéis de estigmatização que interagem para afetar o indivíduo que tem uma doença mental, seus familiares e cuidadores. O indivíduo com doença mental, uma vez marcado como "diferente", experimentará uma série de desvantagens sociais, incluindo acesso desigual à assistência, menor qualidade de assistência, autoestima reduzida e tensões adicionais que podem amplificar sua incapacidade, tornando-o um alvo maior para o estigma público. Isso, por sua vez, pode ter importantes consequências negativas para a família. Pode experimentar estresse, sentir vergonha, culpa e preocupação e sofrer perda de estima e de reservas familiares, dificultando o fornecimento de apoio social necessário para a recuperação. Os serviços de saúde mental também são cronicamente subfinanciados. Em geral são os primeiros a sofrer cortes no orçamento e os últimos a experimentar aumento. Como resultado, é difícil fornecer assistência de alta qualidade orientada à recuperação. Em muitas partes do mundo, os medicamentos necessários para o tratamento de doenças mentais estão indisponíveis porque são considerados "caros demais" – outra maneira de dizer que as pessoas com doença mental não valem o custo. Essas pressões individuais, familiares e estruturais se fundem para perpetuar o enfraquecimento e a incapacidade.

INTERVENÇÕES PARA REDUZIR O ESTIGMA

Programas internacionais

Divisão de Estigma da World Psychiatric Association

A WPA é uma agremiação de sociedades psiquiátricas nacionais que visa a aumentar o conhecimento e as habilidades necessárias para o trabalho no campo da saúde mental e o atendimento a indivíduos que vivem com doenças mentais (www.wpanet.org). A Divisão de Estigma da WPA, por meio de sua rede de membros internacionais, realiza atividades cujos objetivos são reduzir o preconceito e a discriminação decorrentes de transtornos mentais e melhorar a inclusão social para as pessoas que vivem com doenças mentais e para seus familiares.

A Divisão de Estigma tem três objetivos principais. O primeiro é disseminar informações sobre o estigma devido a transtornos mentais por meio de publicações acadêmicas e técnicas, bem como simpósios e cursos oferecidos em reuniões e congressos da WPA. Em segundo lugar, a Divisão visa a promover o conhecimento científico sobre o estigma por meio de pesquisa e avaliação colaborativa. Por fim, oferece oportunidades de treinamento para apoiar o desenvolvimento de programas eficazes para combater o estigma devido a transtornos mentais. Desde 2014, os membros da Divisão de Estigma contribuíram com mais de cem artigos, manuscritos e livros acadêmicos e fizeram inúmeras apresentações em simpósios e conferências acadêmicas. A Divisão trabalha com *sites* locais para sediar a Conferência *Together Against Stigma*, realizada a cada dois anos. A localização muda, conforme o anfitrião local, e atrai pesquisadores de todo o mundo. As conferências mais recentes foram realizadas em Copenhague, na Dinamarca, em 2017, e em Cingapura, em 2019.

Open the Doors

O *Open the Doors* foi estabelecido em 1996 com a intenção de combater o estigma associado à esquizofrenia. Os objetivos do programa são examinar a natureza do estigma e suas consequências em diferentes contextos socioculturais e desenvolver métodos que possam ser usados para preveni-lo ou reduzi-lo. Reconhecendo que não havia dados suficientes descrevendo o escopo e o impacto do estigma da perspectiva das pessoas que vivem com esquizofrenia (e seus familiares), o programa prioriza a obtenção da perspectiva de pessoas com experiências diretas de esquizofrenia em relação às suas experiências com preconceito e discriminação.

O *Open the Doors* foi implementado em 18 países de baixa, média e alta rendas: Alemanha, Áustria, Brasil, Canadá, Chile, Egito, Eslováquia, Espanha, Estados Unidos, Grécia, Índia, Itália, Japão, Marrocos, Polônia, Reino Unido, Romênia e Turquia. Além disso, a Austrália trabalhou em parceria com o *Open the Doors*. As atividades realizadas por equipes de cada um desses países sob a égide do programa *Open the Doors* incluíram: pesquisas de conhecimento e atitudes (em 14 países); publicações em jornais e revistas (14) e revistas científicas (13); desenvolvimento de um departamento de oradores envolvendo pessoas com esquizofrenia, membros da família e/ou profissionais (12);

desenvolvimento de programas educacionais para profissionais da saúde (12), jornalistas (11), estudantes primários ou secundários (9), psiquiatras (9), famílias (8), clero (5) e clínicos gerais (7); programas de vigilância ou quebra do estigma (6); apresentações e competições artísticas (6) e teatro ou apresentações dramáticas (4); premiações antiestigma (5); oficinas de histórias (3); e outras intervenções diversas que variam desde exibições de filmes a dias públicos de solidariedade com pessoas que sofrem de esquizofrenia.

Meeting for Minds

A *Meeting for Minds* (M4M) é uma organização sem fins lucrativos que atualmente opera em cinco países, com o objetivo de se tornar um catalisador global unificado para mudanças inovadoras na pesquisa em saúde mental. Embora reconheça todos os grupos de apoio à saúde mental e o trabalho inestimável que eles realizam, o programa enfatiza o componente frequentemente esquecido, mas vital: o *insight* e o conhecimento daqueles que viveram a experiência de doenças mentais e daqueles que cuidam deles. Seu objetivo é criar um estilo inovador de pesquisa sobre transtornos do cérebro que apoia pesquisas colaborativas com pessoas com vivência pessoal de doenças mentais como parceiros em pesquisa. Suas atividades incluem pesquisas científicas formais, séries públicas de fóruns e palestras, *workshops* e outros eventos realizados por meio de parcerias com grupos existentes, como a *Spacecubed*, uma organização dedicada a criar soluções inovadoras para problemas de saúde mental na Austrália.

Global Anti-Stigma Alliance

O *Global Anti-Stigma Alliance* (GASA) é um agrupamento informal que reúne programas nacionais com a ajuda da Divisão de Estigma da WPA. Foi fundado em 2012 na Conferência *Together Against Stigma* em Ottawa, Canadá, e seus membros compartilham aprendizagens, metodologias, melhores práticas, conteúdos e as últimas evidências para atingir os melhores resultados para indivíduos que enfrentam preconceito e discriminação como resultado de viver com uma doença mental. O programa atrai pesquisadores antiestigma e iniciativas programáticas nacionais de todo o mundo e está buscando ativamente membros adicionais. Atualmente, os membros são de mais de 16 países.

Programas nacionais

Os programas a seguir são iniciativas nacionais antiestigma, em 10 países. As descrições abreviadas são apresentadas em ordem alfabética por país.

Austrália

BeyondBlue

A *BeyondBlue* é uma iniciativa governamental cofinanciada em todos os oito governos da Austrália. O programa começou como uma campanha básica de conscientização, com o objetivo de promover a reflexão sobre juventude e depressão. Originalmente estabelecido como um programa de cinco anos, a *BeyondBlue* evoluiu para encapsular saúde mental de qualidade para toda a população da Austrália, com foco na ansiedade, na depressão e na prevenção de suicídio. Desde 2015, o plano estratégico da *BeyondBlue* mudou para um foco baseado em ambientes, isto é, na casa da família, no local de trabalho, nas escolas e na comunidade como um todo. Os objetivos do programa são reduzir o estigma, melhorar a alfabetização em saúde mental e fornecer apoio para as pessoas na hora certa. O *site* da *BeyondBlue* oferece uma riqueza de informações, incluindo pacotes de recursos para baixar, programas *on-line* e vídeos informativos. O *site* recebe cerca de 100 mil visitantes por mês em seus fóruns da comunidade, atingindo até 10 mil postagens mensais. Outras atividades incluem campanhas de mídia social, fornecimento de serviços de suporte *on-line* (ou seja, linha telefônica de informações, suporte ao fórum *on-line* e bate-papo na internet), além de programas e recursos de treinamento *on-line*. Todos os programas e recursos estão incorporados no *site* da *BeyondBlue*.

SANE Austrália

A *SANE* Austrália foi lançada originalmente em 1986 como Schizophrenia Australia Foundation. Nos últimos anos, a organização teve vários focos, mas a redução do estigma sempre se manteve como um elemento comum. Seu principal foco é a redução do estigma em torno de doenças mentais complexas ou pouco compreendidas, incluindo esquizofrenia, transtorno bipolar, transtornos da personalidade, transtornos alimentares, transtorno de estresse pós-traumático (TEPT) e trauma. Além da redução do estigma, o programa se concentra no desenvolvimento e na defesa de políticas, garantindo que as necessidades das pessoas acometidas por doenças mentais complexas se reflitam nas políticas públicas e nos sistemas de saúde e assistência social. O programa pretende alcançar todos os australianos afetados por doenças mentais complexas, incluindo aqueles que vivem com uma doença mental, suas famílias e amigos. A *SANE* trabalha em colaboração com a mídia, grupos comunitários, governos e instituições (ou seja, força policial, serviços jurídicos, etc.), atendendo adultos com 18 anos ou mais. Entre as atividades realizadas estão: *Stigma Watch*, uma iniciativa que envolve responder às preocupações da comunidade sobre a linguagem estigmatizante usada na mídia e produzir materiais de treinamento e diretrizes para profissionais de comunicação; campanhas de conscientização pública, que incluem componentes como elaborar tópicos de conversa, melhorar a compreensão de doenças mentais complexas e eliminar o autoestigma associado a essas doenças; e ajuda *on-line* disponível no *site* do programa (https://www.sane.org/), moderado em tempo contínuo por profissionais da saúde mental.

Canadá

Opening Minds

O *Opening Minds*, lançado em 2009, é o maior esforço sistemático da história canadense focado na redução do estigma relacionado a doenças mentais. Estabelecido pela Comissão de Saúde Mental do Canadá, o programa busca mudar as atitudes e os comportamentos dos canadenses em relação às pessoas que vivem com doenças mentais para garantir que sejam tratadas de maneira justa, como cidadãos plenos com oportunidades iguais de contribuir para a sociedade. O *Opening Minds* adota uma abordagem de base populacional, com a meta de que a mensagem de redução de estigma do programa beneficie todos os canadenses com vivência de uma doença mental. Os objetivos são que esses indivíduos nunca sofram estigma em casa, na escola ou no trabalho; recebam atendimento oportuno e equitativo de prestadores de serviços de saúde; e recebam suporte útil e informações corretas sobre como procurar ajuda e como alcançar a recuperação. Para atingi-los, o *Opening Minds* tem como alvo quatro grupos-chave: 1) os jovens; 2) o local de trabalho (incluindo funcionários e empregadores); 3) prestadores de assistência à saúde (incluindo médicos praticantes, enfermeiros, estudantes de disciplinas relacionadas à saúde, equipe administrativa e de apoio); e 4) a mídia (incluindo estudantes de jornalismo e os atualmente empregados na mídia). O *Opening Minds* se envolve em três atividades principais: 1) avaliação formal dos programas antiestigma existentes no Canadá, para que aqueles que se mostraram eficazes possam ser replicados; 2) entrega e promoção de programas baseados em evidências; e 3) desenvolvimento de *kits* de ferramentas onde não existem programas. A iniciativa do programa orientada aos jovens, *Headstrong*, também foi lançada em 2014, seguindo o modelo dos mais eficazes entre os mais de 25 programas antiestigma juvenil em todo o Canadá avaliados formalmente pelo *Opening Minds*.

Bell Let's Talk

O *Bell Let's Talk* (letstalk.bell.ca) se iniciou em setembro de 2010. Naquela época, a maioria dos canadenses não falava abertamente sobre doenças mentais. Ainda era um assunto repleto de tabu. O objetivo do *Bell Let's Talk* era iniciar um debate nacional sobre a saúde mental dos canadenses. Esse programa nacional tem quatro pilares de ação: antiestigma; assistência e acesso; pesquisa; e saúde mental no local de trabalho. Um dia a cada ano, o *Bell* doa 5 centavos por mensagens de apoio na rede *Bell*. No primeiro dia do *Let's Talk*, os canadenses fizeram 66.079.236 ligações e mensagens, resultando em uma doação de mais de 3 milhões de dólares, a serem acrescidos ao financiamento inicial de 50 milhões de dólares originalmente investidos. Com o tempo, as mensagens superaram a marca de 145.442.699 interações (em 2019). Em setembro de 2015, o *Bell* anunciou um investimento adicional de cinco anos e uma promessa total de 100 milhões de dólares. Uma pesquisa telefônica com 1.007 adultos canadenses selecionados aleatoriamente, realizada pela Nielsen Consumer Insights, mostrou que 57% dos cidadãos acreditavam que o estigma associado à doença mental havia sido reduzido em comparação a cinco anos antes, 70% achavam que as atitudes sobre problemas de saúde mental haviam mudado para melhor, e 81% indicaram que estavam mais conscientes sobre os problemas de saúde mental. Até o momento, mais de 100 milhões de dólares foram doados a uma série de iniciativas comunitárias de saúde mental, 1,4 milhão de dólares a serviços telefônicos de atendimento a crises, 0,5 milhão de dólares a programas para crianças e jovens, 800 mil dólares para treinar funcionários e voluntários, e 300 mil dólares para indivíduos apoiados por programas de saúde mental baseados em tecnologia. Além disso, *Bell* financiou a primeira cadeira de pesquisa em saúde mental e antiestigma na Queen's University, com um compromisso de financiamento de 10 anos. Isso torna o *Bell Let's Talk* o maior patrocínio corporativo para a saúde mental na história do Canadá.

Dinamarca

One of Us

En Af Os, ou *One of Us*, é um programa antiestigma de base populacional na Dinamarca. Uma forte rede de organizações parceiras, incluindo a Autoridade de Saúde Dinamarquesa, a fundação filantrópica TrygFonden, o Danish Regions, o Fundo Dinamarquês de Saúde Mental, o Conselho Nacional de Serviços Sociais, a Rede de Psiquiatria, a KL (Governo Local Dinamarca) e o Comitê Dinamarquês para Educação em Saúde, foi formada em 2010 para ampliar a cobertura do programa. Seu objetivo geral é melhorar a vida de todos os dinamarqueses, promovendo a inclusão e combatendo a discriminação relacionada à doença mental. Mais especificamente, a organização objetiva aumentar o conhecimento sobre doenças mentais, reduzir a estigmatização e promover a inclusão social. De modo semelhante ao *Opening Minds* do Canadá, o programa dinamarquês tem cinco principais grupos-alvo: 1) jovens; 2) o local de trabalho (mercado de trabalho); 3) usuários de serviços e parentes; 4) funcionários em serviços sociais e de saúde; e 5) a mídia. As atividades realizadas pelo programa incluem: treinamento de embaixador para membros da comunidade com vivência de doença mental; atividades de contato social (ou seja, conversas conduzidas por embaixadores); informações e materiais de resposta à mídia para jornalistas que orientam relatórios sobre questões relacionadas à saúde mental; e *kits* de ferramentas de diálogo, que são pacotes de materiais projetados para questionar e promover a reflexão entre profissionais de assistência médica, setores sociais, centros de emprego e ambientes educacionais sobre como falar sobre doenças mentais e com indivíduos com doenças mentais.

Escócia

See Me

O *See Me* é uma iniciativa antiestigma com sede em Glasgow, na Escócia. Desde a sua criação, em 2002, o programa adotou um foco baseado em ambientes, voltado a locais de trabalho, escolas, saúde e assistência social. A comunidade como um todo também é descrita pelo programa como um dos principais ambientes de interesse. A teoria do contato social (isto é, histórias compartilhadas de pessoas com experiência vivida com uma doença mental) é a pedra angular do programa. Mais recentemente, o foco em políticas e práticas em cada um dos ambientes de interesse identificados aumentou significativamente. No passado, o *See Me* se concentrava em realizar campanhas de conscientização ostensivas. Embora o programa continue realizando campanhas públicas, há pouco tempo a alocação de recursos foi ponderada mais fortemente em direção a políticas e práticas (ou seja, implementar treinamento e aumentar o conhecimento na saúde e na assistência social), o que representa uma mudança para um foco mais abrangente. As atividades realizadas pelo *See Me* incluem: fornecer conhecimento e treinamento para professores e alunos em ambientes escolares; criar um programa de ensino eletrônico (*e-learning*) de quatro estágios para locais de trabalho a fim de desenvolver um plano de aperfeiçoamento em relação à política e à prática relacionadas à saúde mental; e oferecer uma variedade de atividades junto à divisão de Movimentos Sociais, incluindo programas de treinamento de vários dias, campanhas de conscientização de tópicos de conversação e palestras sobre experiências vividas, projetadas para capacitar os membros da comunidade a se tornarem defensores de mensagens de saúde mental e antiestigma.

Espanha

1decada4

O *1decada4* (1 em 4) é um programa antiestigma com sede na Andaluzia, na Espanha. O programa é uma estratégia intersetorial compartilhada em três agências do Departamento de Saúde. Cinco instituições estão coletivamente sob a égide do *1decada4*. O programa começou em 2007 com o objetivo geral de combater o preconceito, a discriminação e a violação dos direitos sofridos por pessoas com problemas de saúde mental e defender a recuperação de indivíduos com experiência vivida e suas famílias. Adotou uma abordagem de base populacional, com o intuito de mudar atitudes e comportamentos estigmatizantes na população em geral. Mais especificamente, o programa visa a alcançar os seguintes grupos-alvo: 1) profissionais da saúde; 2) usuários de serviços e famílias; 3) escolas e universidades; 4) mídia; e 5) locais de trabalho. As atividades realizadas pelo *1decada4* incluem campanhas de mídia social, a produção de documentários curtos, o desenvolvimento de um *Guia de Reportagens na Mídia* e vários cursos e *workshops* de treinamento.

Obertament

O *Obertament* (Mente Aberta) é um programa antiestigma com sede em Barcelona, Catalunha, na Espanha. Foi fundado em 2010 e tem como objetivo melhorar a vida de todos os indivíduos que vivem com doenças mentais. O programa adota uma abordagem de base populacional, com o objetivo de alcançar toda a Catalunha. Uma grande pesquisa regional, criada em parceria com o Departamento de Saúde da Catalunha, sugere que as campanhas do *Obertament* atingem entre 9 e 11% da população catalã (a população total da Catalunha é de aproximadamente 7,5 milhões). Os principais grupos-alvo de interesse incluem: 1) mídia; 2) juventude (educação); 3) assistência médica primária; e 4) local de trabalho. As atividades realizadas pelo *Obertament* são o desenvolvimento do *Observatório da Mídia*, que inclui diretrizes para relatar tópicos relacionados à saúde mental e oficinas educacionais para jornalistas; o desenvolvimento de *kits* de ferramentas *on-line*; treinamento de ativismo para a população em geral, que ajudou a criar uma poderosa rede de defensores antiestigma em toda a Catalunha; e o projeto *O que está acontecendo!*, que visa a aumentar a conscientização sobre o estigma e o conhecimento de saúde mental entre jovens em idade escolar.

Estados Unidos

Bring Change to Mind

Fundada pela atriz e ativista Glenn Close em 2010, a *Bring Change to Mind* (BC2M) é uma organização sem fins lucrativos dedicada a incentivar o diálogo sobre saúde mental e aumentar a conscientização, a compreensão e a empatia. Sua missão geral é acabar com o preconceito e a discriminação em torno das doenças mentais. Três objetivos principais (ou pilares) orientam o programa: 1) criar campanhas nacionais de defesa e conscientização; 2) desenvolver um programa nacional de clube do ensino médio conduzido por estudantes; e 3) construir um movimento de contação de histórias que atue para acabar com o estigma nos Estados Unidos. As atividades realizadas pelo programa incluem: fomentar um diálogo nacional sobre saúde mental por meio de anúncios de serviço público; desenvolver programas baseados em evidências e colega a colega do ensino médio e de graduação; e fornecer plataformas para os indivíduos compartilharem, se conectarem e aprenderem sobre saúde mental e doenças mentais.

Carter Center

O Programa de Saúde Mental no Carter Center foi lançado há 35 anos, estabelecido pela ex-primeira-dama Rosalynn Carter. A iniciativa concentra-se em promover a conscientização sobre questões de saúde mental, informar políticas públicas, alcançar a equidade para a assistência de saúde mental comparável a outros tipos de assistência à saúde e reduzir o preconceito e a discriminação contra indivíduos que vivem com doenças mentais. As Bolsas Rosalynn Carter para Jornalismo de Saúde Mental existem há 21 anos. Esse programa fornece bolsas e treinamento aos jornalistas para apoiar relatos responsáveis sobre tópicos relacionados a problemas de saúde mental e uso de substâncias. Atualmente, premia jornalistas dos Estados Unidos, da Colômbia, do Catar e dos Emirados Árabes Unidos e já premiou jornalistas na Romênia, na África do Sul e na Nova Zelândia. Os componentes do programa incluem apoio nas mídias sociais dos beneficiários anteriores, bem como reuniões anuais com grupos consultivos. Embora os jornalistas profissionais sejam o grupo-alvo direto das Bolsas de Jornalismo em Saúde Mental, vários grupos-alvo mais amplos são indiretamente impactados pelo programa, entre eles formuladores de políticas e o público em geral (como consumidores de mídia). As mensagens que esses jornalistas levam de volta às suas comunidades criam um efeito de bola de neve, educando inúmeros indivíduos sobre a linguagem que promove relatos precisos, não estigmatizados e equilibrados sobre questões relacionadas à saúde mental.

Holanda

Samen Sterk

O *Samen Sterk Zonder Stigma* (Juntos Fortes Contra o Estigma) é um programa antiestigma com sede na Holanda. Seu objetivo geral é eliminar o preconceito e a discriminação associados a doenças mentais. Adotando uma abordagem baseada na população, o programa tem como alvo os seguintes grupos: 1) profissionais da saúde mental; 2) o local de trabalho; 3) a mídia; 4) a comunidade e, mais recentemente; 5) os jovens. Entre os profissionais da saúde mental, o *Samen Sterk* pretende aumentar a conscientização em torno da estigmatização das doenças mentais dentro do sistema de saúde mental, além de conscientizar os profissionais sobre o tema. No local de trabalho em geral, o programa pretende incentivar funcionários e empregadores a ter discussões abertas sobre saúde mental e doenças mentais. O *Samen Sterk* incentiva os profissionais de mídia a relatar com responsabilidade, de maneira não estigmatizante, notícias relacionadas à saúde mental. Por fim, o *Samen Sterk* chega aos jovens em ambientes escolares, trabalhando com profissionais da educação, administrações escolares, estudantes e pais. As atividades realizadas pelo programa incluem: curadoria de embaixadores da comunidade (ou seja, indivíduos com experiência vivida de uma doença mental que compartilham suas histórias com outras pessoas por meio de oficinas, palestras, etc.); criação de *kits* de ferramentas e treinamento para profissionais da saúde; desenvolvimento da CORAL, uma ferramenta de tomada de decisão projetada para empregadores e funcionários com relação à revelação de uma doença mental; e criação de diretrizes de reportagem não estigmatizantes para profissionais de mídia.

Nova Zelândia

Like Minds, Like Mine

Like Minds, Like Mine é uma campanha nacional abrangente com sede na Nova Zelândia. Fundado em 1997, o programa surgiu de uma recomendação após uma investigação sobre assistência de saúde mental e discriminação contra aqueles que vivem com doenças mentais (o relatório Mason de 1996). O programa tem como objetivo combater o preconceito e a discriminação relacionados a doenças mentais. Adota uma abordagem baseada na população e tem como alvo pessoas que têm a tendência de excluir, principalmente no local de trabalho e nos ambientes comunitários. O programa visa a enfatizar a remoção de barreiras à inclusão social para os grupos mais excluídos, incluindo: pessoas com doenças mentais graves, maoris e pessoas do Pacífico com maior probabilidade de iniciar sua passagem por uma doença mental em uma posição de desvantagem social e jovens com menos de 25 anos. As mensagens do programa têm como alvo principalmente os seguintes grupos: 1) a mídia; 2) os locais de trabalho; e 3) a comunidade. As atividades realizadas pelo *Like Minds, Like Mine* incluem diretrizes para reportagens responsáveis, campanhas de conscientização pública e uma profusão de recursos *on-line* para minimizar o estigma em qualquer ambiente, acessíveis no *site* do programa.

Portugal

Movimento *Unidos para Ajudar*

Desenvolvido pela Encontras, uma organização não governamental (ONG) portuguesa, o movimento *Unidos para Ajudar* (UPA) se iniciou em 2007. O foco do programa é erradicar o preconceito e a discriminação e melhorar a vida daqueles que vivem com doenças mentais. Visa a alcançar toda a população portuguesa, com esforços especiais direcionados aos jovens e ao local de trabalho. *Uma música pela saúde mental* foi a primeira campanha nacional do movimento UPA. Ao longo de 10 meses, uma nova música foi lançada por um músico popular português de alto nível. Cada canção versava sobre um tema relacionado ao estigma e à doença mental e era exibida na televisão, no rádio e em *outdoors* nas cidades de Portugal. Desde então, o movimento UPA também realiza outras atividades, incluindo o desenvolvimento do programa *Faça Diferença* e intervenções escolares direcionadas a jovens e professores, além de fornecer programas de reabilitação psicossocial baseados na comunidade e serviços para membros da comunidade.

Reino Unido

Time to Change

O *Time to Change* é um programa antiestigma com sede em Londres, estabelecido em outubro de 2007. Em geral, o programa adota uma abordagem baseada na população, com o objetivo de reduzir atitudes e comportamentos estigmatizantes entre todos os indivíduos do Reino Unido, incluindo aqueles com e sem experiências de doença mental. Mais recentemente, o programa começou a adotar uma abordagem global, estendendo seu alcance à programação antiestigma em países de baixa renda na Commonwealth. No centro de todo o trabalho realizado por meio do programa está o conceito de "experiência vivida", com indivíduos compartilhando suas histórias e experiências de viver com uma doença mental e o estigma associado. O *Time to Change* é voltado a quatro principais áreas, nas quais se desenvolvem campeões da comunidade: 1) o local de trabalho; 2) os jovens; 3) a mídia; e 4) a comunidade geral. Dentro da comunidade, a campanha do programa opera em várias frentes, incluindo o trabalho de liderança da comunidade, bem como as redes sociais e as comunicações ao público em geral. As atividades realizadas pelo *Time to Change* incluem: o desenvolvimento de campeões da comunidade, tanto na população em geral quanto, mais especificamente, nos locais de trabalho (incluindo o compartilhamento de experiências vividas em um ambiente formal e manifestações ao testemunhar comportamentos estigmatizantes); atividades escolares, incluindo recursos para baixar e *kits* de ferramentas *on-line* gratuitos disponíveis para alunos e professores; e contestações formais das mensagens relacionadas à saúde mental prejudiciais ou estigmatizantes na mídia.

SANE Reino Unido

A *SANE* é uma instituição de caridade líder em saúde mental que visa a alcançar todos os indivíduos com experiência vivida de uma doença mental no Reino Unido. Em 2003, a *SANE* fundou o Prince of Wales International Centre for SANE Research em Oxford, onde pesquisadores de destaque estão investigando as causas ainda desconhecidas da esquizofrenia e da psicose. A pesquisa em geral desempenha um papel central na programação da *SANE*, nos serviços oferecidos e na abordagem do programa para alcançar os resultados desejados. O programa se propõe a atender a três objetivos abrangentes: 1) reduzir o impacto de doenças mentais (p. ex., reduzir o estigma e o sofrimento, aumentar o suporte); 2) aperfeiçoar o tratamento e a assistência, aumentando o conhecimento sobre doenças mentais; e 3) influenciar as atitudes políticas e do público, aumentando a compreensão das doenças mentais. A *SANE* realiza uma série de atividades, da pesquisa à campanha pelos direitos dos indivíduos que vivem com doenças mentais, fornecimento de apoio emocional, orientação e informações aos acometidos por uma doença mental, incluindo famílias e cuidadores. Tais serviços de apoio à saúde mental são confidenciais e isentos de crítica e prestados por uma equipe de profissionais da saúde mental e voluntários treinados. O programa também oferece a *SANEline*, um disque-ajuda de saúde mental nacional, administrado por voluntários treinados que oferecem apoio e orientação aos indivíduos acometidos por doenças mentais. Funciona durante o ano todo, das 16h30 às 22h30. O programa aborda representações negativas da doença mental na mídia e ajuda pessoas que têm experiência com problemas de saúde mental a falarem com jornalistas, locutores e pesquisadores para compartilharem suas histórias.

Programas antiestigma menores

Além dos programas descritos, há várias atividades antiestigma em andamento em todo o mundo lideradas por defensores, prestadores de saúde, familiares, pessoas com doenças mentais e uma série de outros agentes sociais e políticos locais. Essas atividades são tipicamente inéditas ou publicadas em jornais locais e, portanto, são menos visíveis do que os grandes programas internacionais e nacionais descritos nas seções anteriores. Por exemplo, Beldie e colaboradores[35] catalogaram atividades antiestigma em 14 países europeus de médio porte (Áustria, Bélgica, Croácia, Eslováquia, Eslovênia, Holanda, Noruega, Polônia, Portugal, República Tcheca, Romênia, Suécia, Suíça e Turquia). Oito deles tinham programas nacionais em todo o país, e todos tinham projetos ou campanhas regionais. Com exceção de três países, a programação antiestigma foi financiada pelo governo, embora o nível de financiamento tenha variado consideravelmente. Em muitas nações, o trabalho foi financiado pela indústria farmacêutica, e, em muitos casos, o financiamento veio de uma variedade de fontes. Diferentemente dos programas descritos anteriormente, que realizaram atividades antiestigma prolongadas, as atividades desses países foram de curta duração, às vezes restritas a um dia especial. Mesmo nos lugares em que as campanhas foram de mais longa duração, as atividades ocorreram em breves rajadas. Em geral, as atividades antiestigma não procuraram capacitar pessoas com doenças mentais e suas famílias, e não houve esforço abrangente para incluir indivíduos com doenças mentais ou suas famílias no planejamento ou na implementação dessas atividades. A avaliação do programa não recebeu muita atenção, portanto, a eficácia dessas atividades não está clara. Essa situação provavelmente tipifica grande parte do trabalho antiestigma local que ocorre em todo o mundo.

Intervenções direcionadas às pessoas com doença mental

O desenvolvimento de intervenções para lidar com o autoestigma é uma área relativamente nova, mas que parece ter alguns resultados promissores. Contudo, o campo ainda está em sua infância, e é necessário muito trabalho para solidificar orientações teóricas, ingredientes-chave, eficácia e sustentabilidade.

Em 2016, Tsang e colaboradores[36] conduziram uma revisão sistemática e uma metanálise de 14 programas de redução de autoestigma para pessoas com doenças mentais graves (esquizofrenia, transtorno do espectro da esquizofrenia, transtorno bipolar ou transtorno do humor grave). A maioria dos programas adotou uma abordagem psicoeducacional com uma combinação de outros componentes, como terapia cognitivo-comportamental (TCC), treinamento de habilidades sociais, consecução de objetivos e terapia narrativa. A duração dos programas variou de 10 a 40 sessões, com tamanhos de amostra de 20 a 205 participantes (total de 1.131 participantes; 879 em tratamento e 452 em grupos-controle). Duas intervenções foram lideradas por pares. Nove estudos mostraram melhorias significativas, e dois mostraram efeitos sustentáveis. Os autores concluíram que a maioria dos programas de autoestigma parece ser eficaz; entretanto, mais pesquisas são necessárias. Resultados semelhantes foram relatados em uma revisão crítica anterior da literatura.[37] Dos 14 artigos revisados, as abordagens variaram consideravelmente, oito relataram melhorias significativas no autoestigma.

Em 2014, Yanos e colaboradores[38] ilustraram a variedade de abordagens intervencionistas disponíveis, comparando as semelhanças e as diferenças entre seis programas de autoestigma. O *Healthy Self-Concept* é uma intervenção psicoeducacional baseada em grupo de 12 semanas, com foco em indivíduos que haviam sofrido seu primeiro episódio de psicose. O *Self-Stigma Reduction Program* é uma intervenção prática de 16 semanas que utiliza uma combinação de sessões de grupo e individuais. Psicoeducação, TCC, entrevista motivacional, treinamento de habilidades sociais, estabelecimento de metas e planejamento de ação foram abordados. O *Ending Self-Stigma Program* é um programa psicoeducacional manualizado de nove sessões, as quais combinam informações, reflexões, compartilhamento de experiência, suporte mútuo, discussão, habilidades e práticas de estratégia, exercícios interativos e prática em casa. O programa *Narrative Enhancement and Cognitive Therapy* é uma intervenção em grupo manualizada e estruturada de 20 sessões com compartilhamento pessoal, psicoeducação, técnicas de reestruturação cognitiva e aprimoramento narrativo. O *Coming Out* é uma abordagem que procura incentivar os participantes a explorarem e considerarem a revelação de sua condição como um método principal de superar o autoestigma. Esta é uma intervenção em grupo, manualizada, de três sessões e que é apenas conduzida por pares. Embora vise principalmente à criação de consciência, ela inclui alguns métodos derivados da entrevista motivacional. Por fim, a *Anti-stigma Photovoice Intervention* faz os participantes tirarem fotos e registrarem narrativas relacionadas às suas experiências. É uma intervenção baseada em grupo de 10 semanas, conduzida por pares facilitadores, que inclui psicoeducação sobre estigma, exercícios experimentais para reduzir o endosso de estereótipos sobre doenças mentais, além de narrativas pessoais sobre as fotos tiradas. O *status* da pesquisa sobre essas intervenções é mínimo, mas promissor.

DESAFIOS E RUMOS FUTUROS

Usando a legislação para promover a equidade social

Nesse contexto, entende-se que a equidade fornece aos indivíduos o que eles precisam. Deve ser diferenciada da "igualdade", na qual todos recebem o mesmo, independentemente de sua necessidade subjacente.

Embora a importância dos transtornos mentais na saúde pública seja reconhecida há mais de duas décadas,[39,40] ainda não têm as mesmas prioridades que outras condições igualmente incapacitantes em termos de políticas e programas. A maioria da população mundial ainda tem pouco ou nenhum acesso a tratamentos de saúde mental, e a maioria dos países subfinancia significativamente os programas nessa área. Em muitas partes do mundo, as grandes instituições de custódia ainda são a única fonte disponível de leitos psiquiátricos – instituições que foram amplamente associadas a maus resultados psicossociais e violações significativas dos direitos humanos.[41] As iniquidades do tratamento são exemplos de um processo profundamente arraigado de estigmatização estrutural que resulta em discriminação generalizada e violações dos direitos humanos. À medida que avançamos em direção a uma nova geração de iniciativas de redução de estigma enraizadas no discurso iluminado na Convenção da ONU sobre os direitos das pessoas com deficiência,[24] um desafio importante será identificar as ferramentas legislativas e as alavancas políticas que podem ser usadas para reduzir as iniquidades sociais para pessoas com doenças mentais e promover sua participação social plena e eficaz.

Em seu livro *Mental Illness, Discrimination and The Law*, Callard e colaboradores[42] apresentam 10 princípios centrais que podem focar a ação legislativa projetada para proteger a justiça social e reduzir a discriminação contra pessoas com transtornos mentais. O primeiro é que a reforma da "saúde mental" deve ir além da legislação de saúde e abranger setores como moradia e educação, para criar uma forte rede de ferramentas jurídicas. Segundo, a legislação deve ser acompanhada de fiscalização adequada, para que os direitos e benefícios sejam promulgados, e isso não deve se basear naqueles que foram maltratados para buscar reparação. Em vez disso, devem ser criados mecanismos que estabeleçam deveres executáveis em setores e organismos para proteger e promover os direitos das pessoas com doenças mentais. Terceiro, a reforma legislativa deve acompanhar a participação política daqueles que têm problemas de saúde mental. O envolvimento significativo de pessoas com doenças mentais no desenvolvimento de soluções legais será uma ferramenta importante para garantir que as reformas sejam benéficas, eficazes e acolhidas por aqueles que são afetados por elas. Quarto, as reformas legislativas devem procurar reconhecer e apoiar o exercício da capacidade das pessoas. Quinto, para serem bem-sucedidas, as reformas legislativas exigirão o respaldo das principais partes interessadas em vários círculos eleitorais diferentes. Isso significa que os defensores da saúde mental terão que fazer fortes alianças com representantes em outros setores. Sexto, clareza legislativa na definição de termos usados (como "deficiência", "doença mental" e "discriminação") será fundamental para garantir os direitos e os benefícios das pessoas que têm doenças mentais. Sétimo, a reforma legislativa deve acompanhar o fortalecimento das organizações de usuários de saúde mental. A delegação de poder e a autodefesa de pessoas com problemas de saúde mental e suas organizações representativas devem ser uma prioridade. Oitavo, a reforma legislativa e política não deve exacerbar os problemas de pessoas com doenças mentais. Nono, deve-se promulgar legislação que garanta a participação plena e efetiva de pessoas com problemas de saúde mental, não como uma forma de caridade. Por fim, a ação legislativa deve dar atenção significativa ao aprofundamento da responsabilidade, da transparência e dos padrões de qualidade do governo em relação ao planejamento e à promulgação de serviços e apoios para pessoas com desafios de saúde mental. Subjacente a esses princípios está a ideia de que o pensamento criativo e animado sobre direitos humanos pode nos levar a novas maneiras de usar a lei para promover a justiça social para pessoas com doenças mentais.

Construindo uma base de conhecimento para programas antiestigma

Embora os países estejam cada vez mais ativos nos programas antiestigma, a avaliação dos efeitos desses programas, sua sustentabilidade, a possibilidade de transferi-los para outros contextos (como países de baixa renda) ou sua relação custo-benefício não são bem conhecidas. Os critérios de fidelidade validados (ou teorias de mudança) que identificariam os ingredientes ativos em um programa não foram amplamente abordados. Portanto, a clara articulação dos princípios e procedimentos subjacentes a programas antiestigma que podem ser significativamente testados usando métodos rigorosos continua sendo uma importante prioridade de saúde pública. Na maioria dos países, principalmente nos países de média e baixa rendas, o financiamento para pesquisa e avaliação em saúde mental é escasso ou inexistente. Mesmo em países de alta renda, os fundos disponíveis para avaliação do serviço de saúde mental são mínimos, aleatórios e incomensuráveis com a carga causada por transtornos mentais.[43]

Pelo menos quatro dos grandes programas antiestigma descritos anteriormente construíram laços com os pesquisadores da universidade, em um esforço para realizar avaliações de resultados – o programa global da WPA, *Open the Doors*,[19] *Time to Change* do Reino Unido,[44] *Like Minds, Like Mine* da Nova Zelândia[45] e *Opening Minds* do Canadá.[46] Parcerias como estas demonstram que as alianças universidade-comunidade são uma ferramenta importante para desenvolver e documentar as melhores práticas na redução do estigma. Formam também um nexo de troca de conhecimento entre formuladores de políticas, provedores e pesquisadores. No futuro, parcerias e redes como essas devem se expandir para incluir jovens pesquisadores de países de baixa e média rendas, que requerem oportunidades de treinamento, redes de prática e colaborações de pesquisadores. Isso não apenas amplia nossa compreensão de como os programas desenvolvidos em países de alta renda podem se traduzir em países de baixa ou média rendas como também poderia desempenhar um papel importante no intercâmbio global de conhecimento. O desafio será encontrar financiamento estável para promover esses esforços globais.

RESUMO E CONCLUSÕES

Não há dúvida de que a estigmatização de doenças mentais continua sendo um importante desafio de saúde pública e uma importante questão de direitos humanos para pessoas que têm uma doença mental e para seus familiares. Este capítulo fez um apanhado das atividades de redução do estigma relacionado à saúde mental e revisou algumas das iniciativas internacionais e nacionais atualmente em curso para combater esse problema. Embora a Convenção sobre os Direitos das Pessoas com Deficiência tenha fornecido um importante ponto de convergência para atividades antiestigma, os programas antiestigma nacionais ou internacionais que empregam as melhores práticas ou práticas promissoras ainda não são a norma. Com mais frequência, há várias atividades subfinanciadas que ocorrem muito rapidamente com pouca atenção à eficácia. Iniquidades significativas de tratamento ainda existem no mundo inteiro, e a maioria das pessoas que têm uma doença mental não tem acesso a tratamento e apoio da comunidade. Instituições grandes e mal equipadas ainda são a norma. Portanto, a redução do estigma continua sendo uma necessidade antiga e não atendida na área.

REFERÊNCIAS

1. Mora G. Stigma during the medieval and renaissance periods. In: Tasman A, Fink PJ, editors. Stigma and mental illness. Washington: American Psychiatric Press; 1999. p. 41-52.
2. Dols MW. Insanity and its treatment in Islamic society. Med Hist. 1987;31:1-14.
3. Fabrega H Jr. Psychiatric stigma in non-western societies. Compr Psychiatry. 1991;32(6):534-51.
4. Anderson RD. The history of witchcraft: a review with some psychiatric comments. Am J Psychiatry. 1970;126(12):69-77.
5. Tsang HWH, et al. A cross-cultural study of employers' concerns about hiring people with a psychotic disorder: implications for recovery. Soc Psychiatry Psychiatr Epidemiol. 2007;42:723-33.
6. Goldstein DE. Deranged psychopaths and victims who go insane: visibility and invisibility in the depiction of mental health and illness in contemporary legend. In: Blank TJ, Kitta A, editors. Diagnosing folklore. Jackson: University of Mississippi; 2015.
7. Shortt SED. Victorian lunacy. Cambridge: Cambridge University Press; 1986.
8. Arboleda-Florez J, Stuart H. From sin to science: fighting the stigmatization of mental illnesses. Can J Psychiatry. 2012;57(8):457-63.
9. Stuart H, Arboleda-Florez J, Sartorius N. Paradigms lost: fighting stigma and the lessons learned. Oxford: Oxford University Press; 2012.
10. Human Rights Watch. Living in hell. Abuses against people with psychosocial disabilities in Indonesia. s.l.: Human Rights Watch; 2016.
11. Cumming E, Cumming J. Closed ranks: an experiment in mental health education. Cambridge: Harvard University Press; 1957.
12. Stuart H. Canadian perspectives on stigma because of mental illness. In: Streiner D, Cairney J, editors. Mental disorder in Canada: an epidemiologic perspective. Toronto: University of Toronto Press; 2010. p. 304-30.
13. Dear MJ, Taylor SM. Not on our street. Brondesbury Park: Pion Limited; 1982.
14. Goffman E. Stigma: notes on the management of spoiled identity. Englewood Cliffs: Prentice-Hall; 1963.
15. Link BG, Phelan JC. Conceptualizing stigma. Annu Rev Sociol. 2001;27:363-85.
16. Goffman E. Asylums: essays on the social situation of mental patients and other inmates. Garden City: Anchor Books; 1961.
17. Hindshaw SP, Stier A. Stigma as related to mental disorders. Annu Rev Clin Psychol. 2008;4:367-93.
18. Corrigan P, et al. An attribution model of public discrimination towards persons with mental illness. J Health Soc Behav. 2003;44(2):162-79.
19. Sartorius N, Schulze H. Reducing the stigma of mental illness. Cambridge: Cambridge University Press; 2005.

20. Harpur P. Time to be heard: how advocates can use the convention on the rights of persons with disabilities to drive change. Valparaiso Univ Law Rev. 2011;45:1271–96.
21. Kayees R, French P. Out of the darkness into light? Introducing the convention on the rights of persons with disabilities. Hum Rights Law Rev. 2008;8:1–34.
22. Jongbloed L. Disability policy in Canada: an overview. J Disabil Policy Stud. 2003;13:203–9.
23. Szmukler G. "Capacity", "best interests", "will and preferences" and the UN Convention on the Rights of Persons with Disabilities. World Psychiatry. 2019;18(1):34–41.
24. Stuart H. United Nations convention on the rights of persons with disabilities: a roadmap for change. Curr Opin Psychiatry. 2012;25:365–9. https://doi.org/10.1097/YCO. 0b013e328356b7ed.
25. Caldas de Almeida JM. The CRPD Article 12, the limits of reductionist approaches to complex issues and the necessary search for compromise. World Psychiatry. 2019;18(1):46–7.
26. Corrigan PW, et al. The public stigma of mental illness means a difference between you and me. Psychiatry Res. 2015;226:186–91.
27. Seeman N, et al. World survey of mental illness stigma. J Affect Disord. 2016;190:115–21.
28. Thornicroft G, et al. Global pattern of experienced and anticipated discrimination against people with schizophrenia: a cross sectional survey. Lancet. 2009;373:408–15.
29. Lasalvia A, et al. Cross-national variations in reported discrimination among people treated for a major depression worldwide: the ASPEN/INDIGO international study. Br J Psychiatry. 2015;207:507–14.
30. Stuart H, et al. Stigma in Canada: results from a rapid response survey. Can J Psychiatr. 2014;59 (10 Suppl 1):S27–33.
31. Patten S, et al. Perceived stigma among recipients of mental health care in the general Canadian population. Can J Psychiatry. 2016;61:480–8.
32. Brohan E, et al. Self-stigma, empowerment and perceived discrimination among people with schizophrenia in 14 European countries: the GAMIAN-Europe study. Schizophr Res. 2010;122:232–8.
33. Ritsher JB, Phelan JC. Internalized stigma predicts erosion of morale among psychiatric out-patients. Psychiatry Res. 2004;129:257–65.
34. Corrigan PW, Larson JE, Rusch N. Self-stigma and the "why try" effect: impact on life goals and evidence-based practices. World Psychiatry. 2009;8(2):75–81.
35. Beldi A, et al. Fighting stigma of mental illness in midsize European countries. Soc Psychiatry Psychiatr Epidemiol. 2012;47:1.
36. Tsang HWH, et al. Therapeutic intervention for internalized stigma of severe mental illness: a systematic review and meta-analysis. Schizophr Res. 2016;173:45–53.
37. Mittal D, et al. Empirical studies of self-stigma reduction strategies: a critical review of the literature. Psychiatr Serv. 2012;63(10):974–81.
38. Yanos PT, et al. Interventions targeting mental health self-stigma: a review and comparison. Psychiatr Rehabil J. 2014;38(2):171–8.
39. Murray CJL, Lopez AD. The global burden of disease. Geneva: World Health Organization; 1996.
40. Murray CJL, Lopez AD. Global mortality, disability, and the contribution of risk factors: the global burden of disease study. Lancet. 1997;349:1436–42.
41. World Health Organization. Mental health atlas 2017. Geneva: World Health Organization; 2018.
42. Callard F, et al. Mental illness, discrimination and the law. Fighting for social justice. Chichester: Wiley; 2012.
43. Stuart H. Building an evidence base for anti-stigma programming. In: Arboleda-Florez J, Sartorius N, editors. Understanding the stigma of mental illness: theory and interventions. Chichester: Wiley; 2008. p. 135–46.
44. Hederson C, Thornicroft G. Evaluation of the time to change program in England 2008-2011. Br J Psychiatry. 2013;202:S45–8.

45. Thornicroft C, et al. Impact of the "Like Minds, Like Mine" anti-stigma and discrimination campaign in New Zealand on anticipated and experienced discrimination. Aust N Z J Psychiatry. 2014;48(4): 360–70.
46. Stuart H, et al. Opening minds in Canada: background and rationale. Can J Psychiatry. 2014;59 (10 Suppl 1):S8–S12.